临床诊疗指南

传染病学分册

中华医学会　编著

人 民 卫 生 出 版 社

图书在版编目(CIP)数据

临床诊疗指南·传染病学分册/中华医学会编著. —北京：人民卫生出版社，2006.12

ISBN 978-7-117-08126-9

Ⅰ.临… Ⅱ.中… Ⅲ.①临床医学-指南 ②传染病-诊疗-指南 Ⅳ.①R4-62 ②R51-62

中国版本图书馆 CIP 数据核字（2006）第 129441 号

策划编辑 杜 贤 姚 冰
周春桃 刘 盛

责任编辑 卢 媛

封面设计 郭 淼

版式设计 马 煜

责任校对 宋培茹

临 床 诊 疗 指 南

传染病学分册

编 著：中华医学会

出版发行：人民卫生出版社（中继线 010-59780011）

地 址：北京市朝阳区潘家园南里 19 号

邮 编：100021

E - mail：pmph @ pmph. com

购书热线：010-59787592 010-59787584 010-65264830

印 刷：北京盛通商印快线网络科技有限公司

经 销：新华书店

开 本：787×1092 1/16 印张：15.5

字 数：287 千字

版 次：2006 年 12 月第 1 版 2022 年 12 月第 1 版第 9 次印刷

标准书号：ISBN 978-7-117-08126-9/R·8127

定 价：27.00 元

打击盗版举报电话：010-59787491 E-mail：WQ @ pmph. com

质量问题联系电话：010-59787234 E-mail：zhiliang @ pmph. com

内容提要

卫生部委托中华医学会制订各学科临床诊疗指南，目的是为了提高疾病的诊断和治疗水平，规范诊疗行为和提高医疗质量。中华医学会感染病学分会为此组织全国各地著名的传染病专家，根据国内外有关传染病的理论、知识、临床经验和最新进展，编写了《临床诊疗指南·传染病学分册》。

全书包括国内常见的病毒性疾病、立克次体病、细菌性疾病、螺旋体病、原虫病、蠕虫病，共 7 章，47 种传染病。以甲、乙类法定传染病和部分丙类传染病为主，并收录国内近年来新发传染病，如传染性非典型肺炎、人感染高致病性禽流感、人感染猪链球菌病。每个传染病重点介绍概述（定义、病原学、流行病学和预防）、临床表现、诊断要点、治疗原则及方案。并设有附录，包括：抗菌药物的应用，各种传染病的潜伏期、隔离期与观察期，常用的消毒方法，免疫预防接种和 2004 年颁布的《中华人民共和国传染病防治法》。内容力求明确、精简扼要和重点突出，符合科学性、先进性和实用性的原则。

序

在卫生部的领导和财政部的支持下，由中华医学会、中华口腔医学会、中华护理学会组织50多个专科分会的近千名医学专家编写的《临床诊疗指南》问世了。作为一名卫生管理工作者和医务工作者，我感到由衷的高兴，并热烈祝贺我国《临床诊疗指南》的出版。

随着医学科学技术的飞速发展和人民群众对医疗卫生工作要求的不断提高，无论是卫生管理部门还是广大临床医务人员，都希望能有一部全国权威性的学术著作，指导和规范临床医务工作者的诊断，治疗和护理行为，使各级医疗机构的医务人员在日常医疗、护理工作中有章可循。《临床诊疗指南》第一版的出版，是我国临床医学发展史上的重要里程碑。

中华医学会人才荟萃，汇集了我国卫生界的医学专家和学术权威。多年来，中华医学会在开展学术交流、引导和推动学术发展、培养医学人才方面发挥了积极而重要的作用。由中华医学会牵头组织的数千名来自全国各地的专家中有老一辈的医学专家，有担当医疗、教学、科研重任的医学骨干，也有近年来崭露头角的后起之秀。他们集中了我国医学界老、中、青医务人员的智慧，汇集了广大临床医学工作者的宝贵经验。专家们的广泛参与和认真讨论，保证了《临床诊疗指南》的代表性和可操作性。《临床诊疗指南》的编写，可谓是一项浩大的工程。借此机会，我代表卫生部对中华医学会、中华口腔医学会、中华护理学会以及各位专家为编写《临床诊疗指南》付出的心血和努力表示衷心的感谢！

《临床诊疗指南》的出版必将极大地推进我国医疗工作科学化、规范化、法制化的进程。卫生部要求我国广大医务工作者在临床实践中认真学习、领会、应用《指南》，为人民群众提供更高质量的临床医疗服务。

《临床诊疗指南》作为洋洋数千万字的医学巨著，第一版的问世难免存在不足之处。希望广大医务人员和医疗卫生管理工作者在医疗服务的实践过程中，及时向中华医学会、中华口腔医学会和中华护理学会反映《指南》中存在的不足。随着医学科学技术的发展，我们将对《指南》不断修订再版，使其日臻完善。

2004年9月

序

在国家卫生部的重视和领导下，中华医学会组织编写的《临床诊疗指南》出版了。这是继《临床技术操作规范》出版后，我国医疗卫生管理界的又一项开创性的出版工程。这部旨在指导全国广大医务工作者临床诊疗行为的巨著的成功出版，是全国军地医疗卫生界数千名专家教授精诚合作的成果。我谨代表全军广大卫生人员，向为本书编写和出版工作付出辛勤劳动的军地医学专家、中华医学会和人民卫生出版社，致以崇高的敬意和衷心的感谢！

出版与《临床技术操作规范》相配套的《临床诊疗指南》，是加强军队医院科学化管理、保证正常医疗秩序、提高医疗工作质量的前提。随着我国社会主义市场经济的迅猛发展，信息技术、生物技术和其他高新技术在各领域的广泛应用，临床诊疗新理论、新技术、新方法不断涌现，医学学科之间、医学学科与人文社会学科之间也广泛相互渗透、影响，形成了一大批引人注目的医学新学科。同时，人口的老龄化、疾病谱的变化、全民卫生保健意识的不断增强，对广大医务工作者的临床诊疗技术和执业能力提出了更高的要求。学习新理论，掌握新技术，不断提高诊治水平，是军地广大医务人员所面临的共同任务，更是提高我国医疗事业整体水平的紧迫需要。

中华医学会组织编写的这部《临床诊疗指南》，全面、系统地介绍了医学科学的最新进展，既有科学可靠的临床诊断标准，又有优化先进的临床治疗方案，充分体现了科学性、先进性、权威性的有机统一，这部巨著的出版，对于加强军队医院科学化管理，保证正常医疗秩序，提高医疗工作质量，确保医疗安全，都具有重要的指导意义。我希望，军队各级医疗机构以及全体医疗工作者，在严格执行《临床技术操作规范》的同时，重视抓好《临床诊疗指南》的学习和使用。以一流的业务技术，一流的医疗质量，一流的服务水平，为广大患者提供更优质的服务，为繁荣我国军地卫生事业，不断做出更大的贡献。

总后卫生部部长

2004 年 10 月

前　言

《临床诊疗指南》是由国家财政部支持、卫生部领导、中华医学会组织编写的指导全国临床医务人员诊断治疗行为的第一部医学学术巨著。

现代临床医疗工作随着信息技术、生物技术和其他高新技术的发展和应用，临床新技术不断涌现，各相关学科的专业分化和交叉更加明显，对疾病的预防、诊断、治疗和转归、康复的认识更加深入，推动着临床医疗事业日新月异的向前发展。尤其是近年发展起来的循证医学采用信息技术，经过大样本的分析研究，在取得充分可靠证据的基础上，提出科学可靠的诊疗方案，实现优化的临床诊断治疗。人类疾病纷繁复杂，病人的病情千变万化，探求疾病预防、诊断、治疗、转归、康复的规律，是对广大医务人员的挑战，更是面临着新的发展机遇。

随着我国社会主义市场经济和社会事业的协调发展，人民生活水平的不断提高，对医疗服务的质量和水平提出了愈来愈高的要求。医务人员必须具备全面的医学理论知识、熟练的医疗技术操作能力、丰富的临床实践经验和良好的医德；要不断更新知识和技术，提高临床诊断治疗水平才能胜任临床医疗工作；要在医疗过程中对每一个病人进行连续、严密的观察，及时准确地做出分析、判断和处理，提供规范化服务。

为了满足广大医务人员学习提高业务水平的需要，对医务人员临床诊断、治疗工作进行具体的指导，使诊疗行为有章可循、有据可依，以有利于提高医务人员的综合素质，提高医疗服务的质量，有利于加强医疗工作的管理，有利于提高人民群众的健康水平，制定符合我国国情的临床诊断治疗指南，成为我国医疗事业发展过程中的一件大事。正是基于这样的考虑，在国家财政部的支持下，卫生部委托中华医学会组织专家编写了《临床诊疗指南》。

自2001年开始，《临床诊疗指南》在卫生部的领导下，中华医学会牵头组织了中华口腔医学会和临床专业密切相关的56个专科分会，由数千名专家教授历经4年编写而成。《临床诊疗指南》内容丰富翔实，具有科学性、权威性、先进性、指导性的鲜明特点，供全国各级医疗机构及其医疗专业人员在临床医疗工作中参照使用。大家在实践中如发现有什么问题或意见和建议，希望能及时反馈给中华医学会，以便再版时进行修订。

《临床诊疗指南》按学科以分册的形式将陆续出版发行。

中华医学会

2004年9月

临床诊疗指南

领导小组名单

组　长　王陇德

副组长　蒋作君　佘　靖　黄洁夫　马晓伟　陈啸宏　李建华
　　　　张雁灵　钟南山

成　员（以姓氏笔画为序）

王　羽　王正国　王忠诚　王海燕　王澍寰　巴德年
史轶蘩　白书忠　朱晓东　庄　辉　刘　俊　刘彤华
汤钊猷　祁国明　买买提明·牙生　李兰娟　吴明江
吴孟超　吴咸中　沈倍奋　张震康　张耀华　陆道培
陈可冀　陈洪铎　金连弘　郝希山　胡亚美　顾玉东
高润霖　郭应禄　黄人健　韩济生　韩晓明　戴建平
魏于全

领导小组办公室

主　任　张宗久　韩晓明(兼)

副主任　赵明钢　姜永茂

临床诊疗指南

编辑委员会名单

临床诊疗指南·传染病学分册

编写说明

传染病是严重危害人民健康的重大疾病，具有传染性和流行性，发病率高，尤其是在发展中国家。一些传染病如艾滋病、乙型肝炎、结核病等，由于缺乏切实有效的防治措施，发病率不断上升、病死率高。而近年来，国内不断出现新发的传染病，如传染性非典型肺炎（SARS）、人感染高致病性禽流感和人感染猪链球菌病，向开展公共卫生工作和保障人民健康提出了新的挑战。我国政府一贯十分重视传染病的防治，制订和实施了《中华人民共和国传染病防治法》，并制订了一系列传染病防治法规，保障传染病防治工作的实施，已取得了重大成效。2001年卫生部医政司委托中华医学会制订《临床技术操作规范》，以下简称《规范》，和《临床诊疗指南》，以下简称《指南》，对统一临床技术操作规程和操作规范化及提高疾病的临床诊断和治疗水平，将起到重要作用。

《临床诊疗指南·传染病学分册》在编写过程中，首先召开了感染病学分会（当时为传染病学和寄生虫病学分会）常委会，传达了卫生部和中华医学会对制订《规范》和《指南》的指示和要求。因《规范》与内科分会及肝病分会重叠而且内容相同，经协商由他们编写，我们只写《指南》部分。会上决定《指南》内容以甲、乙类传染病为主，加入一些常见丙类传染病如流行性感冒、流行性腮腺炎等，并添加当时新发传染病——SARS等。编委会以学会常委及委员为主，并聘请传染病专业造诣较深的专家参与。内容要求科学性、先进性和实用性相结合，尤其要结合国内实际情况，根据中华医学会规定的体例进行编写。完成初稿后，首先由编委之间交叉互审，并聘请我国传染病界老前辈，国内颇负盛名的传染病学老专家，前分会主委田庚善和汪俊韬二位教授对全书进行认真、仔细的审阅。经多次修改，由主编和副主编负责最后定稿。我们于2003年完成《指南》全稿后，上交中华医学会。由于各种原因，未能及时出版。2006 年 7 月根据中华医学会的要求，鉴于我国传染病流行情况的变化及专业的进展，编委在短时间内又对全书进行了审阅、修改及补充。并增加最近在国内流行的新发传染病：人感染高致病性禽流感和人感染猪链球菌病。

本书主要是传染病诊断及治疗的指导原则，在应用时必须结合当地实际情况、病人的具体病情及医生的知识和经验，制订正确、合理、实用的诊疗方案。由于传染病的专业进展很快，新发传染病又不断出现，本书将根据需要不断更新，发挥真正的指导作用。

中华医学会感染病学分会

名誉主任委员 斯崇文

2006 年 12 月

临床诊疗指南·传染病学分册

编著者名单

主　　编　斯崇文　　教　授　北京大学第一医院

副主编　王爱霞　　教　授　中国医学科学院北京协和医院

翁心华　　教　授　复旦大学附属华山医院

徐道振　　教　授　北京地坛医院

主　　审　田庚善　　教　授　北京大学第一医院

汪俊韬　　教　授　首都医科大学附属北京佑安医院

编　　委　（以姓氏笔画排序）

石尧忠　　教　授　复旦大学附属华山医院

成　军　　教　授　北京地坛医院

朱传琳　　教　授　解放军 302 医院

朱理珉　　主任医师　天津市传染病医院

乔光彦　　教　授　中国医科大学附属第二医院

任喜民　　教　授　西安交通大学医学院第二附属医院

刘克洲　　教　授　浙江大学医学院附属第一医院

刘德恭　　教　授　首都医科大学附属北京佑安医院

许炽熛　　研究员　北京热带医学研究所

陆志檬　　教　授　上海交通大学医学院附属瑞金医院

罗端德　　教　授　华中科技大学同济医学院附属协和医院

姚集鲁　　教　授　中山大学附属第三医院

雷秉钧　　教　授　四川大学华西医院

谭德明　　教　授　中南大学湘雅医院

编　　者　（以姓氏笔画排序）

干梦九　　教　授　浙江大学医学院附属第一医院

于岩岩　　教　授　北京大学第一医院

王爱霞　　教　授　中国医学科学院北京协和医院

石尧忠　　教　授　复旦大学附属华山医院

	成　军	教　授	北京地坛医院
	朱传琳	教　授	解放军302医院
	朱理珉	主任医师	天津市传染病医院
	乔光彦	教　授	中国医科大学附属第二医院
	任喜民	教　授	西安交通大学医学院第二附属医院
	刘克洲	教　授	浙江大学医学院附属第一医院
	刘德恭	教　授	首都医科大学附属北京佑安医院
	许炽熛	研究员	北京热带医学研究所
	杨绍基	教　授	中山大学附属第三医院
	陆志檬	教　授	上海交通大学医学院附属瑞金医院
	陈志海	主任医师	北京地坛医院
	罗端德	教　授	华中科技大学同济医学院附属协和医院
	赵　敏	主任医师	解放军302医院
	皇甫玉珊	教　授	解放军302医院
	姜素椿	教　授	解放军302医院
	姚集鲁	教　授	中山大学附属第三医院
	徐小元	教　授	北京大学第一医院
	徐道振	教　授	北京地坛医院
	翁心华	教　授	复旦大学附属华山医院
	斯崇文	教　授	北京大学第一医院
	雷秉钧	教　授	四川大学华西医院
	蔡卫民	教　授	浙江大学医学院附属第一医院
	谭德明	教　授	中南大学湘雅医院
学术秘书	成　军		

目　录

第一章　病毒性疾病

第一节　病毒性肝炎

【概述】

病毒性肝炎是由肝炎病毒引起的一种传染病，属于乙类法定传染病，具有传染性较强、传播途径复杂、流行面广泛及发病率高等特点。从病原学上分为甲、乙、丙、丁、戊5个型，其中乙、丙和丁型肝炎由血液和体液传播，部分患者可演变成慢性，并可发展为肝硬化和肝癌。甲、戊型肝炎由消化道传播，临床表现为急性肝炎。现已有甲型和乙型肝炎疫苗，可以有效地预防。

【临床表现】

除甲、戊型肝炎只有急性肝炎和急性、亚急性重型肝炎之外，乙、丙、丁型肝炎有急性、慢性和重型肝炎，根据发病缓急和临床表现不同，可分为以下类型。其临床表现和诊断如下：

（一）急性肝炎

持续几天以上无其他原因可解释的乏力、食欲减退、恶心等症状，病初可伴有发热。肝肿大并有压痛和肝区叩击痛，血清丙氨酸转氨酶（ALT）显著升高。可分为黄疸型和无黄疸型。如血清总胆红素＞17.1μmol/L，或尿胆红素阳性，为急性黄疸型肝炎，否则为急性无黄疸型肝炎。

（二）慢性肝炎

急性肝炎病程超过半年；原有乙型、丙型、丁型肝炎或有HBsAg携带史，本次又以同一病原再次出现肝炎症状、体征和肝功能异常者；发病日期不明或虽无肝炎病史，但根据症状、体征、实验室检查、B超检查，综合分析符合慢性肝炎特征者；肝组织病理学检查符合慢性肝炎者，均可诊断为慢性肝炎。

慢性肝炎按症状轻重又可分为轻度、中度和重度。

1. 轻度　症状、体征轻微或缺如者，肝功能指标仅1或2项轻度异常者。

2. 中度　症状、体征和检查居轻度和重度之间者。

3. 重度　有明显或持续的肝炎症状，如乏力、食欲不振、腹胀、尿黄、便溏等，伴有肝病面容、肝掌、蜘蛛痣、脾大并排除其他病因，但无门脉高压症状，血清ALT和（或）门冬氨酸转氨酶（AST）反复或持续升高，白蛋白降低或A/G比值异常，丙种球蛋白明显升高等；或具备上述重度慢性肝炎的临床症状、体征，而实验室检测白蛋白≤32g/L，胆红素大于5倍正常值上限，凝血酶原活动度为40%～60%，以上3项检测中有1项达上述水平，均可诊断为重度慢性肝炎。

（三）重型肝炎

分为急性、亚急性、慢性重型肝炎。

1. 急性重型肝炎　以急性肝炎起病，2周内有极度乏力，明显消化道症状，迅速出现Ⅱ度（按Ⅳ度划分）或Ⅱ度以上肝性脑病。肝浊音界进行性缩小，黄疸急剧加深，或尚未出现黄疸但有上述表现。凝血酶原活动度低于40%，并排除其他原因者。

2. 亚急性重型肝炎　以急性黄疸型肝炎起病，黄疸迅速加深，15日至24周间有极度乏力及明显消化道症状，出现Ⅱ度或Ⅱ度以上肝性脑病或腹水，血清胆红素大于10倍正常值上限，凝血酶原活动度低于40%并排除其他原因者。

3. 慢性重型肝炎　临床表现同亚急性重型肝炎，但其发病基础有慢性肝炎或肝硬化；或慢性乙型肝炎病毒，或丙型肝炎病毒携带史；或虽无上述病史，但有慢性肝病体征如肝掌、蜘蛛痣、脾肿大等，以及生化检测改变如丙种球蛋白升高、白/球蛋白比值下降或倒置；或肝组织病理学检查符合慢性重型肝炎者。

亚急性、慢性重型肝炎的分期：

（1）早期：有严重乏力及消化道症状，黄疸迅速加深，血清胆红素大于10倍正常值上限，凝血酶原活动度30%～40%，未发生明显肝性脑病，亦未出现腹水。

（2）中期：有Ⅱ度肝性脑病或明显腹水、出血倾向（出血点或淤斑），凝血酶原活动度＜30%～＞20%。

（3）晚期：有难治性并发症，如肝肾综合征、消化道大出血、严重出血倾向，如注射部位有淤斑、严重的继发感染、难以纠正的电解质紊乱，或Ⅱ度以上肝性脑病、脑水肿等，凝血酶原活动度≤20%。

（四）淤胆型肝炎

分为急性、慢性两型。

1. 急性淤胆型肝炎　起病似急性黄疸型肝炎，消化道症状常较轻，但有皮肤瘙痒及大便灰白。常有明显肝肿大。黄疸持续3周以上，并排除其他原因引起的肝内、外梗阻性黄疸。血清胆红素常明显升高，以直接胆红素增高为主，伴有血清胆汁酸、γ谷氨酰胺转肽酶、碱性磷酸酶及胆固醇升高。

2. 慢性淤胆型肝炎　在慢性肝炎基础上发生上述淤胆的临床表现。

（五）肝炎肝硬化

1. 代偿性和失代偿性肝硬化

（1）代偿性肝硬化：一般属 Child-Pugh A 级。可有轻度乏力、食欲减退或腹胀症状，ALT 和 AST 可异常，但尚无明显肝功能失代偿表现。可有门静脉高压症，如脾功能亢进及轻度食管、胃底静脉曲张，但无食管、胃底静脉曲张破裂出血，无腹水和肝性脑病等。

（2）失代偿性肝硬化：一般属 Child-Pugh B、C 级。患者常发生食管、胃底静脉曲张破裂出血、肝性脑病、腹水等严重并发症。多有明显的肝功能失代偿，如血清白蛋白＜35g/L，胆红素＞35μmol/L，ALT 和 AST 不同程度升高，凝血酶原活动度（PTA）＜60%。

2. 按肝脏炎症活动情况分为活动性肝硬化和静止性肝硬化。

（1）活动性肝硬化：有上述肝炎症状。进行性脾脏增大。血清 ALT 及胆红素升高，白蛋白水平下降。

（2）静止性肝硬化：无明显黄疸，ALT 基本正常，血清白蛋白低水平。

【诊断要点】

（一）甲型肝炎

饮食不洁水及食物或肝炎病人密切接触史；临床表现为急性肝炎，血清抗 HAV IgM 阳性。

（二）乙型肝炎

1. 急性乙型肝炎　有输注被肝炎病毒污染的血、血制品和不洁注射史，性传播及母婴传播；临床符合急性肝炎，血清 HBsAg 阳性，恢复期 HBsAg 消失而抗 HBs 阳转；抗 HBcIgM 阳性而抗 HBcIgG 低水平或阴性。

2. 慢性乙型肝炎　临床符合慢性肝炎，并有下列一项以上 HBV 感染标志，如血清 HBsAg 阳性、血清 HBV DNA 阳性、肝内 HBcAg 和（或）HBsAg 或 HBV DNA 阳性。慢性乙型肝炎以 HBeAg 阳性与阴性可分为两类：

（1）HBeAg 阳性慢性乙型肝炎：为 HBV 野生株感染；

（2）HBeAg 阴性慢性乙型肝炎：可能为前 C 或 C 区启动子基因变异株感染。

3. 乙型肝炎肝硬化　可分为：

（1）代偿期肝硬化：活动期或静止期。

（2）失代偿期肝硬化：活动期或静止期。

4. 携带者　可分为：

（1）慢性 HBV 携带者：血清 HBsAg 和 HBV DNA 阳性，HBeAg 阳性或

阴性，但1年内连续随访3次以上，血清ALT和AST均在正常范围，肝组织学检查一般无明显异常。对血清HBV DNA阳性者，应动员其做肝组织学检查，以便进一步确诊和进行相应的治疗。

（2）非活动性HBsAg携带者：血清HBsAg阳性、HBeAg阴性、抗-HBe阳性或阴性，HBV DNA检测不到（PCR法）或低于最低检测限，1年内连续随访3次以上，ALT均在正常范围。肝组织学检查显示：Knodell肝炎活动指数（HAI）<4分或其他半定量计分系统病变轻微。

5. 隐匿性慢性乙型肝炎　血清HBsAg阴性，但血清和（或）肝组织中HBV DNA阳性，并有慢性乙型肝炎的临床表现。患者可伴有血清抗-HBs、抗-HBe和（或）抗-HBc阳性。另约20%隐匿性慢性乙型肝炎患者除HBV DNA阳性外，其余HBV血清学标志均为阴性。诊断需排除其他病毒及非病毒因素引起的肝损伤。

（三）丙型肝炎

1. 急性丙型肝炎

（1）流行病学史：有输血及应用血液制品史或明确的HCV暴露史。输血后急性丙型肝炎的潜伏期为2～16周（平均7周），散发性急性丙型肝炎的潜伏期尚待研究。

（2）临床表现：全身乏力、食欲减退、恶心和右季肋部疼痛等，少数伴低热，轻度肝肿大，部分患者可出现脾肿大，少数患者可出现黄疸。部分患者无明显症状，表现为隐匿性感染。

（3）实验室检查：ALT多呈轻度和中度升高，抗-HCV和HCV RNA阳性。

2. 慢性丙型肝炎　诊断依据：HCV感染超过6个月，或发病日期不明、无肝炎史，但肝脏组织病理学检查符合慢性肝炎，或根据症状、体征、实验室及影像学检查结果可参考急性丙型肝炎，综合分析亦可诊断。

（四）丁型肝炎

HDV是缺陷病毒，只在HBsAg阳性病人中复制HDV，表现为HBV与HDV混合感染。

1. 急性丁型肝炎　流行病学史与乙型肝炎相似；临床表现为急性肝炎，可分为急性HBV、HDV同时感染和HDV、HBV重叠感染。急性HDV、HBV同时感染者，急性HBV感染标志物阳性，血清抗HDV IgM阳性，抗HDV IgG低滴度阳性；或血清和（或）肝内HDVAg或HDV RNA阳性。HDV、HBV重叠感染者，在慢性乙型肝炎或慢性HBsAg携带者基础上再感染HDV，HDV感染标志物检测同上述。

2. 慢性丁型肝炎　临床表现为慢性肝炎，血清抗 HDV IgG 持续高滴度，血清 HDV RNA 持续阳性，和（或）肝内 HDV RNA 和（或）HDVAg 阳性。

（五）戊型肝炎

流行病学史与甲型肝炎相似；急性肝炎症状，血清抗 HEV IgM 阳性；或抗 HEV IgG 阳性或有动态升高；或血清 HEV RNA 阳性。

【治疗原则及方案】

（一）一般治疗

1. 休息　急性肝炎早期应住院或就地隔离治疗，并卧床休息，恢复期逐渐增加活动，但要避免过度劳累以利康复。慢性肝炎活动期应适当休息，病情好转后注意动静结合，不宜过度劳累。慢性肝炎转重者应卧床休息，住院治疗。

2. 营养　宜进食高蛋白、低脂肪、高维生素类食物，适量摄取碳水化合物，不可过多，以免发生脂肪肝。急性期宜进食清淡易消化食物，恢复期避免过食。应绝对禁酒，不饮用含酒精的饮料、食品及药物。

3. 药物治疗　各型肝炎患者有发热、明显食欲不振、频繁呕吐并黄疸时，可静脉滴注10%葡萄糖、维生素 C 等。根据病人情况可采取相应的中医中药治疗。

4. 对各型肝炎的治疗

（1）急性肝炎：多能自愈，除急性丙型肝炎应早期抗病毒治疗外，其他各型均采取支持及对症治疗。患戊型肝炎的孕妇应防止重型肝炎的发生。

（2）慢性肝炎：根据患者的具体情况，采取抗病毒、调节免疫、改善肝功能、抗肝纤维化及心理等治疗措施。其中抗病毒治疗是关键。

（3）重型肝炎：采用综合治疗措施。

1）加强支持疗法：维持水、电解质平衡，补给新鲜血、血浆、白蛋白和其他血制品等。

2）应用抑制炎症、坏死及促肝细胞再生药物。

3）改善微循环，降低内毒素血症。

4）预防和治疗各种并发症，尤其是出血和感染。

5）有条件的单位可根据病情应用人工肝支持系统及肝移植等治疗。

（4）淤胆型肝炎：可用消炎利胆药，如茵栀黄、甘草酸制剂、糖皮质激素和中医中药等。

（二）慢性乙型肝炎的治疗

1. 慢性乙型肝炎治疗的总体目标　最大限度地长期抑制或消除 HBV，减轻肝细胞炎症坏死及肝纤维化，延缓和阻止疾病进展，减少和防止肝脏失代偿、肝硬化、肝细胞癌（HCC）及其并发症的发生，从而改善生活质量和延长存活时间。

慢性乙型肝炎的治疗主要包括抗病毒、免疫调节、抗炎保肝、抗纤维化和对症治疗，其中抗病毒治疗是关键，只要有适应证且条件允许，就应进行规范的抗病毒治疗。

2. 抗病毒治疗的适应证　一般适应证包括：

（1）HBeAg 阳性慢性乙型肝炎患者，HBV DNA ≥10^5 拷贝/ml；HBeAg 阴性慢性乙型肝炎患者，HBV DNA≥10^4拷贝/ml；

（2）ALT ≥2×ULN；

（3）如 ALT ＜2×ULN，但肝组织学显示 Knodell HAI ≥4 分，或≥G2 炎症坏死。

具有（1）并有（2）或（3）的患者应进行抗病毒治疗；对达不到上述治疗标准者，应监测病情变化，如持续 HBV DNA 阳性，且 ALT 异常，也应考虑抗病毒治疗。

3. 抗病毒治疗的应答类型和标准

（1）单项应答：

1）病毒学应答（virological response）：指血清 HBV DNA 检测不到（PCR 法）或低于检测下限，或较基线下降≥2 $\log_{10}$。

2）血清学应答（serological response）：指血清 HBeAg 转阴或 HBeAg 血清学转换或 HBsAg 转阴或 HBsAg 血清学转换。

3）生化学应答（biochemical response）：指血清 ALT 和 AST 恢复正常。

4）组织学应答（histological response）：指肝脏组织学炎症坏死或纤维化程度改善达到某一规定值。

（2）时间顺序应答：

1）初始或早期应答（initial or early response）：治疗 12 周或 24 周时的应答。

2）治疗结束时应答（end-of-treatment response）：治疗结束时应答。

3）持久应答（sustained response）：治疗结束后随访 6 个月或 12 个月以上，疗效维持不变，无复发。

4）维持应答（maintained response）：在抗病毒治疗期间表现为 HBV DNA 检测不到（PCR 法）或低于检测下限，或 ALT 正常。

5）反弹（breakthrough）：达到了初始应答，但在未更改治疗的情况下，HBV DNA 水平重新升高，或一度转阴后又转为阳性，可有或无 ALT 升高。有时也指 ALT 和 AST 复常后，在未更改治疗的情况下再度升高，但应排除由其他因素引起的 ALT 和 AST 升高。

6）复发（relapse）：达到了治疗结束时应答，但停药后HBV DNA重新升高或阳转，有时亦指ALT和AST在停药后再度升高，但应排除由其他因素引起的ALT和AST升高。

（6）联合应答（combined response）：

1）完全应答（complete response，CR）：HBeAg阳性慢性乙型肝炎患者，治疗后ALT恢复正常，HBV DNA检测不到（PCR法）和HBeAg血清学转换；HBeAg阴性慢性乙型肝炎患者，治疗后ALT恢复正常，HBV DNA检测不到（PCR法）。

2）部分应答（partial response，PR）：介于完全应答与无应答之间。如HBeAg阳性慢性乙型肝炎患者，治疗后ALT恢复正常，HBV DNA $<10^5$拷贝/ml，但无HBeAg血清学转换。HBeAg阴性慢性乙型肝炎患者，治疗后ALT恢复正常或HBV DNA检测不到（PCR法）。

3）无应答（non-response，NR）：未达到以上应答者。

4. 不同类型慢性HBV感染的抗病毒治疗

（1）慢性HBV携带者和非活动性HBsAg携带者的治疗：对慢性HBV携带者，应动员其做肝组织学检查，如肝组织学显示Knodell HAI ≥4分，或≥G2炎症坏死者，需进行抗病毒治疗。肝炎病变不明显或未做肝组织学检查者，建议暂不进行治疗。非活动性HBsAg携带者一般不需治疗。上述两类携带者均应每3～6个月进行生化学、病毒学、甲胎蛋白和影像学检查，一旦出现ALT≥2×ULN，且同时HBV DNA阳性，可用IFN α或核苷（酸）类似物治疗。

（2）HBeAg阳性慢性乙型肝炎患者的治疗：对于HBV DNA定量$\geq 1\times 10^5$拷贝/ml，ALT水平≥2×ULN者，或ALT<2×ULN，但肝组织学显示Knodell HAI ≥4，或≥G2炎症坏死者，应进行抗病毒治疗。可根据具体病情和患者的意愿，选用IFNα（ALT水平应<10×ULN）或核苷（酸）类似物治疗。对HBV DNA阳性但低于1×10^5拷贝/ml者，经监测病情3个月，HBV DNA仍未转阴，且ALT异常，则应抗病毒治疗。

1）普通IFNα：5MU /次（可根据患者的耐受情况适当调整剂量），每周3次或隔日1次，皮下或肌内注射，一般疗程为6个月。如有应答，为提高疗效可延长疗程至1年或更长。应注意剂量及疗程的个体化。如治疗6个月无应答者，可改用其他抗病毒药物。

2）PEG-IFNα-2a：180μg/次，每周1次，皮下注射，疗程1年。剂量应根据患者耐受性等因素决定。

3）拉米夫定：100mg，每日1次口服。治疗1年时，如HBV DNA检测不到（PCR 法）或低于检测下限，ALT 复常，HBeAg 转阴但未出现抗-HBe 者，建议继续用药，直至 HBeAg 血清学转换，经监测 2 次（每次至少间隔 6 个月）仍保持不变者可以停药，但停药后需密切监测肝脏生化学和病毒学指标。

4）阿德福韦酯：10mg，每日 1 次口服。疗程可参照拉米夫定。

5）恩替卡韦：0.5mg（对拉米夫定耐药患者为 1mg），每日 1 次口服。疗程可参照拉米夫定。

（3）HBeAg 阴性慢性乙型肝炎患者的治疗：HBV DNA 定量$\geqslant 1\times 10^4$拷贝/ml，ALT 水平$\geqslant$2×ULN 者，或 ALT＜2×ULN，但肝组织学检查显示 Knodell HAI$\geqslant$4 分，或 G2 炎症坏死者，应进行抗病毒治疗。由于难以确定治疗终点，因此，应治疗至检测不到 HBV DNA（PCR 法），ALT 复常。此类患者复发率高，疗程宜长，至少为 1 年。因需要较长期治疗，最好选用 IFN α（ALT 水平应＜10×ULN）或阿德福韦酯或恩替卡韦等耐药发生率低的核苷（酸）类似物治疗。对达不到上述推荐治疗标准者，则应监测病情变化，如持续 HBV DNA 阳性，且 ALT 异常，也应考虑抗病毒治疗。

1）普通 IFNα：5MU/次，每周 3 次或隔日 1 次，皮下或肌内注射，疗程至少 1 年。

2）PEG-IFNα-2a：180μg/次，每周 1 次，皮下注射，疗程至少 1 年。

3）阿德福韦酯：10mg，每日 1 次口服，疗程至少 1 年至 HBV DNA 检测不到（PCR 法）或低于检测下限和 ALT 正常时。应继续用药，经监测 3 次（每次至少间隔 6 个月）仍保持不变者可以停药。

4）拉米夫定：100mg，每日 1 次口服，疗程至少 1 年。治疗终点同阿德福韦酯。

5）恩替卡韦：0.5mg（对拉米夫定耐药患者为 1mg），每日 1 次口服。疗程可参照阿德福韦酯。

（4）代偿期乙型肝炎肝硬化患者的治疗：HBeAg 阳性者的治疗指征为 HBV DNA $\geqslant 10^5$ 拷贝/ml，HBeAg 阴性者为 HBV DNA $\geqslant 10^4$ 拷贝/ml，ALT 正常或升高。治疗目标是延缓和降低肝功能失代偿和 HCC 的发生。

1）拉米夫定：100mg，每日 1 次口服。无固定疗程，需长期应用。

2）阿德福韦酯：10mg，每日 1 次口服。无固定疗程，需长期应用。

3）干扰素：因其有导致肝功能失代偿等并发症的可能，应十分慎重。如认为有必要，宜从小剂量开始，根据患者的耐受情况逐渐增加到预定的治疗剂量。

（5）失代偿期乙型肝炎肝硬化患者的治疗：治疗指征为 HBV DNA 阳性，

ALT正常或升高。治疗目标是通过抑制病毒复制以改善肝功能，以延缓或减少肝移植的需求，抗病毒治疗只能延缓疾病进展，但本身不能改变终末期肝硬化的最终结局。干扰素治疗可导致肝衰竭，因此属禁忌证。

对于病毒复制活跃和炎症活动的失代偿期肝硬化患者，在其知情同意的基础上，可给予拉米夫定以改善肝功能，但不可随意停药。一旦发生耐药变异，应及时加用其他已批准的能治疗耐药变异的核苷（酸）类似物。

(6) 应用化疗和免疫抑制剂治疗的患者的治疗：对于因其他疾病而接受化疗、免疫抑制剂（特别是肾上腺糖皮质激素）治疗的 HBsAg 阳性者，即使 HBV DNA 阴性和 ALT 正常，也应在治疗前 1 周开始服用拉米夫定，100mg/d 口服，化疗和免疫抑制剂治疗停止后，应根据患者病情决定拉米夫定的停药时间。对拉米夫定耐药者，可改用其他已批准的能治疗耐药变异的核苷（酸）类似物。核苷（酸）类似物停用后可出现复发，甚至病情恶化，应十分注意。

(7) 肝移植患者的治疗：对于拟接受肝移植手术的 HBV 感染相关疾病患者，应于肝移植术前 1～3 个月开始服用拉米夫定，100mg/d 口服，术中无肝期加用乙肝免疫球蛋白（HBIG），术后长期使用拉米夫定和小剂量 HBIG（第 1 周每日 800IU，以后每周 800IU），并根据血清抗-HBs 水平调整 HBIG 剂量和用药间隔（一般抗-HBs 谷值浓度至少大于 100～150mIU/ml，术后半年内最好大于 500mIU/ml），但理想的疗程有待进一步确定。对于发生拉米夫定耐药者，可选用其他已批准的能治疗耐药变异的核苷（酸）类似物。

(8) 普通 IFNα 治疗无应答患者的治疗：经过规范的普通 IFNα 治疗无应答的患者，再次应用普通 IFNα 治疗的疗效很低。可试用 PEG-IFNα-2a 或核苷（酸）类似物治疗。

(9) 应用核苷（酸）类似物发生耐药突变后的治疗：拉米夫定治疗期间可发生耐药突变，出现 HBV DNA 或（和）ALT“反弹”，建议加用其他已批准的能治疗耐药变异的核苷（酸）类似物，并重叠 1～3 个月或根据 HBV DNA 检测阴性后撤换拉米夫定；也可使用 IFNα（建议重叠用药 1～3 个月）。

(10) 停用核苷（酸）类似物后复发者的治疗：如停药前无拉米夫定耐药，可再用拉米夫定治疗，或其他核苷（酸）类似物治疗。如无禁忌证，亦可用 IFNα 治疗。

5. 免疫调节治疗　免疫调节治疗是慢性乙型肝炎治疗的重要手段之一，但目前尚缺乏乙型肝炎特异性免疫治疗方法。胸腺肽 α_1 可增强非特异性免疫功能，不良反应小，使用安全，对于有抗病毒适应证，但不能耐受或不愿接受干扰素和核苷（酸）类似物治疗的患者，有条件可用胸腺肽 α_1 1.6mg，每周 2 次，皮下注射，疗程 6 个月。

6. 其他抗病毒药物及中药治疗 苦参素（氧化苦参碱）系我国学者从中药苦豆子中提取，已制成静脉内和肌内注射剂及口服制剂。我国的临床研究表明，本药具有改善肝脏生化学指标及一定的抗 HBV 作用。但其抗 HBV 的确切疗效尚需进一步扩大病例数，进行严格的多中心、随机对照临床试验加以验证。

中医中药治疗慢性乙型肝炎在我国应用广泛，但多数药物缺乏严格随机对照研究，其抗病毒疗效尚需进一步验证。

7. 抗炎保肝治疗 肝脏炎症坏死及其所致的肝纤维化是疾病进展的主要病理学基础，因而如能有效地抑制肝组织炎症，有可能减少肝细胞破坏和延缓肝纤维化的发展。甘草酸制剂、水飞蓟素类等制剂的活性成分比较明确，有不同程度的抗炎、抗氧化、保护肝细胞膜及细胞器等作用，临床应用这些制剂可改善肝脏生化学指标。联苯双酯和双环醇等也可降低血清氨基转移酶特别是 ALT 水平。

抗炎保肝治疗只是综合治疗的一部分，并不能取代抗病毒治疗。对于 ALT 明显升高者或肝组织学明显炎症坏死者，在抗病毒治疗的基础上可适当选用抗炎保肝药物。不宜同时应用多种抗炎保肝药物，以免加重肝脏负担及因药物间相互作用而引起不良反应。

8. 抗纤维化治疗 经 IFNα 或核苷（酸）类似物抗病毒治疗后，肝组织病理学可见纤维化甚至肝硬化有所减轻，因此，抗病毒治疗是抗纤维化治疗的基础。

根据中医学理论和临床经验，肝纤维化和肝硬化属正虚血瘀证范畴，因此，对慢性乙型肝炎肝纤维化及早期肝硬化的治疗，多以益气养阴、活血化瘀为主，兼以养血柔肝或滋补肝肾。据报道，国内多家单位所拟定的多个抗肝纤维化中药方剂均有一定疗效。今后应根据循证医学原理，按照新药临床研究管理规范（GCP）进行大样本、随机、双盲临床试验，并重视肝组织学检查结果，以进一步验证各种中药方剂的抗肝纤维化疗效。

9. 患者随访观察 治疗结束后，不论有无治疗应答，停药后半年内至少每 2 个月检测 1 次 ALT、AST、血清胆红素（必要时）、HBV 血清学标志和 HBV DNA，以后每 3～6 个月检测 1 次，至少随访 12 个月。随访中如有病情变化，应缩短随访间隔。

对于慢性乙型肝炎、肝硬化患者，特别是 HCC 高危患者（>40 岁，男性、嗜酒、肝功能不全或已有 AFP 增高），应每 3～6 个月检测 AFP 和腹部 B 超（必要时作 CT 或 MRI），以早期发现 HCC。对肝硬化患者还应每 1～2 年进行胃镜检查或上消化道 X 线造影，以观察有无食管、胃底静脉曲张及其进展情况。

（三）丙型肝炎的治疗

1. 抗病毒治疗

(1) 抗病毒治疗的目的：抗病毒治疗的目的是清除或持续抑制体内的HCV，以改善或减轻肝损害，阻止进展为肝硬化、肝功能衰竭或HCC，并提高患者的生活质量。

(2) 抗病毒治疗的有效药物：IFNα是抗-HCV的最有效药物，包括普通α干扰素（IFNα）、复合干扰素（consensus interferon）和聚乙二醇（PEG）化α干扰素（PEG-IFNα）。复合IFN 9μg相当于普通IFNα 3MU。PEG-IFNα与利巴韦林联合应用是目前最有效的抗HCV治疗方案，其次是普通IFNα或复合IFN与利巴韦林联合疗法，均优于单用IFNα。

(3) 抗病毒治疗的适应证：只有确诊为血清HCV RNA阳性的丙型肝炎患者才需要抗病毒治疗。

(4) 各型丙型肝炎的抗病毒治疗：

1）急性丙型肝炎的抗病毒治疗：IFNα治疗能显著降低急性丙型肝炎的慢性化率，因此，如检测到HCV RNA阳性，即应开始抗病毒治疗。目前对急性丙型肝炎的治疗尚无统一方案，建议给予普通IFNα 3MU，隔日1次肌内或皮下注射，疗程为24周，应同时服用利巴韦林800～1 000mg/d。

2）慢性丙型肝炎的抗病毒治疗：①血清HCV RNA阳性，ALT或AST持续或反复升高，或肝组织学有明显炎症坏死（G≥2）或中度以上纤维化(S≥2)者，易进展为肝硬化，应给予积极治疗。②血清HCV RNA阳性，ALT持续正常者大多数肝脏病变较轻，应根据肝活检病理学结果决定是否治疗。对已有明显纤维化（S2、S3）者，无论炎症坏死程度如何，均应给予抗病毒治疗；对轻微炎症坏死且无明显纤维化（S0、S1）者，可暂不治疗，但每隔3～6个月应检测肝功能。与慢性乙型肝炎不同，ALT水平并不是预测患者对IFNα应答的重要指标。

3）慢性丙型肝炎的治疗方案：治疗前应进行HCV RNA基因分型（1型和非1型）和血中HCV RNA定量，以决定抗病毒治疗的疗程和利巴韦林的剂量。

HCV RNA基因为1型，或（和）HCV RNA定量≥2×10^6拷贝/ml者，可选用下列方案：①PEG-IFNα联合利巴韦林治疗方案：目前为疗效最佳的治疗方案。PEG-IFNα-2a 180μg，或PEG-IFNα-2b 1.5μg/kg，每周1次，皮下注射，联合口服利巴韦林1 000mg/d，至12周时检测HCV RNA，如果HCV RNA定性检测为阴转，或低于PCR定量法的最低检测限，继续治疗至48周；

HCV RNA 未转阴，但下降≥2 $\log_{10}$，则继续治疗到 24 周。24 周时 HCV RNA 转阴，可继续治疗到 48 周；如果 24 周时仍未转阴，则停药观察；如果 HCV RNA 下降幅度<2 $\log_{10}$，则考虑停药。②普通 IFNα 联合利巴韦林治疗方案：IFNα 3～5MU，隔日 1 次肌内或皮下注射，联合口服利巴韦林1 000 mg/d，建议治疗 48 周。③不能耐受利巴韦林者的治疗方案：可单用普通 IFNα、复合 IFN 或 PEG-IFN 治疗，方法同上。

HCV RNA基因为非 1 型，或（和）HCV RNA 定量<2×10^6 拷贝/ml 者，可采用以下治疗方案：①PEG-IFNα 联合利巴韦林治疗方案：此治疗方案疗效最佳。PEG-IFNα-2a 180μg，或 PEG-IFNα-2b 1.5μg/kg，每周 1 次，皮下注射，联合应用利巴韦林 800mg/d，治疗 24 周。②普通 IFNα 联合利巴韦林治疗方案：IFNα 3MU 每周 3 次，肌内或皮下注射，联合应用利巴韦林 800～1 000mg/d，治疗 24～48 周。③不能耐受利巴韦林者的治疗方案：可单用普通 IFNα 或 PEG-IFNα 治疗。

4）对于治疗后复发或无应答患者的治疗：对于初次单用 IFNα 治疗后复发的患者，采用 PEG-IFNα-2a 或普通 IFNα 联合利巴韦林再次治疗，可获得较高的 SVR 率（47%，60%）；对于初次单用 IFNα 无应答的患者，采用普通 IFNα 或 PEG -IFNα-2a 联合利巴韦林再次治疗，其 SVR 率较低（分别为 12%～15%和 34%～40%）。对于初次应用普通 IFNα 和利巴韦林联合疗法无应答或复发的患者，可试用 PEG-IFNα-2a 与利巴韦林联合疗法。

5）丙型肝炎肝硬化的治疗：①代偿期肝硬化（Child-Pugh A 级）患者，尽管对治疗的耐受性和效果有所降低，但为使病情稳定、延缓或阻止失代偿期肝硬化、肝功能衰竭和 HCC 等并发症的发生，建议在严密观察下给予抗病毒治疗。②失代偿期肝硬化患者，多难以耐受 IFNα 治疗的不良反应，有条件者应行肝脏移植术。

6）肝移植后丙型肝炎复发的治疗：HCV 相关的肝硬化或 HCC 患者经肝移植后，HCV 感染复发率很高。IFNα 治疗对此类患者有一定效果，但有促进对移植肝排斥反应的可能，可在有经验的专科医生指导和严密观察下进行抗病毒治疗。

7）儿童和老年丙型肝炎患者的治疗：有关儿童慢性丙型肝炎患者的治疗经验尚不充分。初步临床研究结果显示，IFNα 单一治疗的持久病毒学应答（SVR）率似高于成人，对药物的耐受性也较好。65 岁或 70 岁以上的老年患者原则上也应进行抗病毒治疗，但一般对治疗的疗效和耐受性较差。因此，应根据患者的年龄、对药物的耐受性、并发症（如高血压、冠心病等）及患者的意愿等因素全面衡量，以决定是否给予抗病毒治疗。

8）酗酒及吸毒丙型肝炎患者的治疗：慢性酒精中毒及吸毒可能促进 HCV 复制，加剧肝损害，从而加速发展为肝硬化甚至 HCC。由于酗酒及吸毒患者对于抗病毒治疗的依从性、耐受性和 SVR 率均较低，因此，治疗丙型肝炎必须同时戒酒及戒毒。

9）丙型肝炎合并 HBV 或 HIV 感染者的治疗：合并 HBV 感染会加速慢性丙型肝炎向肝硬化或 HCC 的进展。对于 HCV RNA 阳性及 HBV DNA 阴性者，先给予抗-HCV 治疗；对于两种病毒均呈活动性复制者，建议首先以 IFNα 加利巴韦林清除 HCV，对于治疗后 HBV DNA 仍持续阳性者可再给予抗 HBV 治疗。对此类患者的治疗尚需进行深入研究，以确定最佳治疗方案。合并 HIV 感染也可加速慢性丙型肝炎的进展，抗 HCV 治疗主要取决于患者的 $CD4^+$ 细胞计数和肝组织的纤维化分期。$CD4^+$ 淋巴细胞 $\geqslant 2\times10^8/L$、尚无即刻进行高效抗逆转录病毒治疗（HAART）指征者，应首先治疗 HCV 感染；正在接受 HAART 治疗、肝纤维化呈 S2 或 S3 的患者，需同时给予抗 HCV 治疗；但要特别注意观察利巴韦林与抗 HIV 核苷类似物相互作用引起毒性的可能性，包括乳酸酸中毒等。对于严重免疫抑制者（$CD4^+$ 淋巴细胞 $<2\times10^8/L$），应首先给予抗 HIV 治疗，待免疫功能重建后，再考虑抗 HCV 治疗。

10）慢性丙型肝炎伴有慢性肾衰竭患者的治疗：对于慢性丙型肝炎伴有肾衰竭且未接受透析者，不应进行抗病毒治疗。已接受透析且组织病理学尚无肝硬化的患者（特别是准备行肾移植的患者），可单用 IFNα 治疗（应注意在透析后给药）。由于肾功能不全的患者可发生严重溶血，因此，一般不用利巴韦林联合治疗。

（5）干扰素和利巴韦林的禁忌证：干扰素治疗的绝对禁忌证包括：妊娠、精神病史（如严重抑郁症）、未能控制的癫痫、未戒断的酗酒或吸毒者、未经控制的自身免疫性疾病、失代偿期肝硬化、有症状的心脏病、治疗前中性粒细胞计数 $<1.0\times10^9/L$ 和治疗前血小板计数 $<50\times10^9/L$。干扰素治疗的相对禁忌证包括：甲状腺疾病、视网膜病、银屑病、既往抑郁症史、未控制的糖尿病、未控制的高血压、总胆红素 $>51\mu mol/L$。利巴韦林治疗的绝对禁忌证包括：妊娠、严重心脏病、肾功能不全、血红蛋白病。利巴韦林治疗的相对禁忌证包括：未控制的高血压、未控制的冠心病、血红蛋白 $<100g/L$。

（6）抗病毒治疗应答的类型和标准：可分为生化学应答、病毒学应答及组织学应答。

1）生化学应答：ALT 和 AST 恢复正常。

2）病毒学应答：①早期病毒学应答（EVR）：指治疗 12 周时血清 HCV RNA 定性检测阴性（或定量检测小于最低检测限），或定量检测降低 2 $\log_{10}$ 以上。有早期 EVR 者易获得持久病毒学应答（SVR），无 EVR 者不易获得 SVR，因此 EVR 可作为预测 SVR 的指标。②治疗结束时病毒学应答（ETVR）：即治疗结束时定性检测 HCV RNA 为阴性（或定量检测小于最低检测限）。③ 持久病毒学应答（SVR）：即治疗结束至少随访 24 周时，定性检测 HCV RNA 阴性（或定量检测小于最低检测限）。④无应答（NR）：指从未获得 EVR、ETVR 及 SVR 者。⑤复发（relapse）：指治疗结束时定性检测 HCV RNA 为阴性（或定量检测小于最低检测限），但停药后 HCV RNA 又变为阳性。⑥治疗中反弹（breakthrough）：治疗期间曾有 HCV RNA 载量降低或阴转，但尚未停药即出现 HCV RNA 载量上升或阳转。

3）组织学应答：是指肝组织炎症坏死和纤维化的改善情况，可采用国内外通用的肝组织分级（炎症坏死程度）、分期（纤维化程度）或半定量计分系统来评价。

（7）抗病毒治疗应答的影响因素：慢性丙型肝炎的抗病毒治疗应答受多种因素的影响。下列因素有利于取得 SVR：

1）HCV 基因型 2、3 型；

2）病毒水平$<2\times10^6$ 拷贝/ml；

3）年龄$<$40 岁；

4）女性；

5）感染 HCV 时间短；

6）肝脏纤维化程度轻；

7）对治疗的依从性好；

8）无明显肥胖者；

9）无合并 HBV 及 HIV 感染者；

10）治疗方法：以 PEG-IFNα 与利巴韦林联合治疗为最佳。

（8）抗病毒治疗的不良反应及处理方法：

1）干扰素的主要不良反应及其处理：①流感样症候群：表现为发热、寒战、头痛、肌肉酸痛和乏力等，可在睡前注射 IFNα，或在注射干扰素同时服用解热镇痛药，以减轻流感样症状。随疗程进展，此类症状可逐渐减轻或消失。②一过性骨髓抑制：主要表现为外周血白细胞（中性粒细胞）和血小板减少。如中性粒细胞绝对计数 $\leqslant1.0\times10^9$/L，血小板 $<50\times10^9$/L，应降低 IFNα 剂量；1～2 周后复查，如恢复则逐渐增加至原量。如中性粒细胞绝对计数 $\leqslant0.75\times10^9$/L 和/或血小板 $<30\times10^9$/L，则应停药。对中性粒细胞明显降低者，可试用粒细胞集落刺激因子（G-CSF）或粒-巨噬细胞集落刺激因子（GM-CSF）治疗。③精神异常：可表现为抑郁、妄想症、重度焦虑等精神病

症状。因此，使用干扰素前应评估患者的精神状况，治疗过程中也应密切观察。抗抑郁药可缓解此类不良反应，但对症状严重者，应及时停用 IFNα。④干扰素可诱导产生自身抗体和自身免疫性疾病：包括抗甲状腺抗体、抗核抗体和抗胰岛素抗体。多数情况下无明显临床表现，部分患者可出现甲状腺疾病（甲状腺功能减退或亢进）、糖尿病、血小板减少、银屑病、白斑、类风湿性关节炎和系统性红斑狼疮样综合征等，严重者应停药。⑤其他少见的不良反应：包括肾脏损害（间质性肾炎、肾病综合征和急性肾衰竭等）、心血管并发症（心律失常、缺血性心脏病和心肌病等）、视网膜病变、听力下降和间质性肺炎等，发生上述反应时，应停止干扰素治疗。

2）利巴韦林的主要不良反应及处理方法：①溶血：及时发现溶血性贫血：需定期做血液学检测，包括血红蛋白、红细胞计数和网织红细胞计数。在肾功能不全者可引起严重溶血，应禁用利巴韦林。当血红蛋白降至≤100g/L 时应减量，血红蛋白≤80g/L 时应停药。②致畸作用：男女患者在治疗期间及停药后 6 个月内均应采取避孕措施。③其他不良反应：利巴韦林还可引起恶心、皮肤干燥、瘙痒、咳嗽和高尿酸血症等。

（9）丙型肝炎患者的监测和随访：

1）对接受抗病毒治疗患者的随访监测：①治疗前监测项目：治疗前应检测肝肾功能、血常规、甲状腺功能、血糖及尿常规。开始治疗后的第 1 个月应每周检查 1 次血常规，以后每个月检查 1 次直至 6 个月，然后每 3 个月检查 1 次。② 生化学检测：治疗期间每个月检查 ALT，治疗结束后 6 个月内每 2 个月检测 1 次。即使患者 HCV 未能清除，也应定期复查 ALT。③ 病毒学检查：治疗 3 个月时测定 HCV RNA；在治疗结束时及结束后 6 个月也应检测 HCV RNA。④ 不良反应的监测：所有患者在治疗过程中每 6 个月、治疗结束后每 3～6 个月检测甲状腺功能，如治疗前就已存在甲状腺功能异常，则应每月检查甲状腺功能。对于老年患者，治疗前应做心电图检查和心功能判断。应定期评估精神状态，尤其是对表现有明显抑郁症和有自杀倾向的患者，应停药并密切防护。

2）对于无治疗指征或存在禁忌证及不愿接受抗病毒治疗患者的随访：①肝脏活检显示无或仅为轻微损害者，肝病进展的可能性小，但仍应每 24 周进行 1 次体检并检测 ALT。必要时可再做肝活检。②对 ALT 持续正常且未进行肝活检者，每 24 周进行 1 次体检并检测 ALT。③如已发展为肝硬化，应每 3～6 个月检测甲胎蛋白（AFP）和腹部 B 超（必要时 CT 或 MRI），以早期发现 HCC。对于 HCC 高危患者（＞50 岁、男性、嗜酒、肝功能不全或已有 AFP 增高），更应加强随访。另外，对肝硬化患者还应每 1～2 年行上消化道内镜或食管X线造影检查，以观察有无食管、胃底静脉曲张。

（10）提高丙型肝炎患者对治疗的依从性：患者的依从性是影响疗效的一个重要因素。医生应在治疗开始前向患者详细解释本病的自然病程，并说明抗病毒治疗的必要性、现有抗病毒治疗的疗程、疗效及所需的费用等。还应向患者详细介绍药物可能发生的不良反应和表现及其预防和处理的方法，按计划、按时治疗以及定期来医院检查的重要性，并多给患者关心、安慰和鼓励，以取得患者的积极配合，从而提高疗效。

第二节 艾 滋 病

【概述】

艾滋病（AIDS）是由人类免疫缺陷病毒（human immunodeficiency virus, HIV）引起的全身传播性疾病，主要通过性接触、注射吸毒、输血与血制品和母婴传播途径引起传播。临床表现本身无特殊症状，主要是各种机会性感染，常见有口腔念珠菌感染、卡氏肺孢子虫病（pneumocystis carinii pneumonia, PCP）、肺结核、隐球菌脑膜炎、巨细胞病毒感染等。亦可见青年型痴呆和各种肿瘤，如淋巴瘤、卡波济肉瘤（Kaposi's sarcoma）等。根据联合国报道全世界已有4 200多万人感染了HIV/AIDS，多为中青年，儿童占10%。其中非洲最多，未来数年中亚洲由于人口密集，如不开展有计划的控制，感染人数将突飞猛进。中国自1985年发现第一例AIDS至今，加上因单采血浆污染导致的感染人数，已呈明显上升，据专家估计我国现存活HIV感染病人总数约84万，其中艾滋病患者约8万人。形势严峻。因为至今尚无特效治疗药物，一旦感染，将是终身带病毒；亦无可靠的预防疫苗。为此宣传教育就显得很重要，要使所有年轻人了解HIV感染的传播途径和预防措施。HIV感染者和艾滋病患者是本病唯一的传染源。主要通过性接触（同性、异性和双性接触）、血液及血制品和母婴传播三种途径传播。人群普遍易感。

【临床表现】

潜伏期和进入体内的病毒量呈负相关，进入体内的病毒量愈多，潜伏期愈短，反之则长。通过性传播常经8～9年才发病，而经输血感染的则仅需2～4年。

根据临床表现和合并症，可分以下三期：

（一）急性期

通常发生在初次感染HIV后1～2周，临床表现有发热、头痛、乏力、咽痛、全身不适等症状，脑膜脑炎或急性多发性神经炎，颈、腋及枕部有肿大淋巴结，类似传染性单核细胞增多症表现，皮疹、肝脾肿大。持续1～2周后缓解。部分患者有白细胞和血小板减少。

（二）无症状HIV感染期

常无任何症状。亦可有全身淋巴结肿大，一般只是在性伴侣发现后检查而确诊。此期持续时间一般为6～8年，时间的长短与感染病毒的数量、型别、感染途径、个体差异有关。

（三）AIDS期

此期为感染最终阶段，$CD4^+$T淋巴细胞明显下降<200/mm^3，血浆病毒载量显著增高。临床表现常无突出症状，如有原因不明的持续不规则低热>1个月；原因不明的持续全身淋巴结肿大（淋巴结直径≥1cm）；慢性腹泻>3～5次/日；3个月内体重下降>10%。

艾滋病期的临床表现无特征，呈多样化，主要有各种合并症，如口腔、食管或支气管白色念珠菌感染、卡氏肺孢子虫病、巨细胞病毒（CMV）感染、弓形虫脑病、隐球菌脑膜炎、青霉菌感染、败血症、反复发生的细菌和真菌性肺炎、皮肤带状疱疹、皮肤黏膜或内脏的Kaposi肉瘤、尖锐湿疣、淋巴瘤、活动性结核病或非结核分枝杆菌病、反复发作的疱疹病毒感染、CMV视网膜炎等。中青年患者可出现痴呆症。

【诊断要点】

（一）流行病学资料

有同性恋或其他婚外异性接触史；静脉药瘾者；输入未经抗HIV抗体检测的血液和血液制品；去过HIV/AIDS高危发病地区；配偶或父母有抗HIV（+）。其他各种性病患者。

（二）临床表现

急性期患者一般很少见到，只有在随访同性恋、吸毒患者时才发现，临床症状不多；无症状HIV感染期一般无特殊症状；而AIDS患者有各种合并症的症状，常以发热为首发症状来院就医。

（三）实验室检查

抗HIV（+）、HIV RNA（+）、P24抗原（+）三者中的一项阳性，加上临床症状即可诊断。但不同期有些区别。

1. 急性期　外周血$CD4^+$淋巴细胞数可有一过性减少，但总数可在正常或0.5×10^9/L左右。抗HIV抗体可由阴性转阳性，并经确认试验证实，感染早期HIV抗体阴性，但多在2～6周内出现抗体阳转，极少数可达6个月才出现抗体。

2. 无症状HIV感染期　$CD4^+$淋巴细胞总数正常或减少，但大于0.2×

10^9/L，临床尚无合并症。

3. 艾滋病期 $CD4^+$淋巴细胞数＜0.2×10^9/L，有各种合并症，临床常从合并症进而发现为艾滋病，特别是口腔念珠菌感染、CMV视网膜脉络膜炎、卡氏肺孢子虫病、进展性肺结核、隐球菌脑膜炎等。这些合并症的检测如下：

（1）口腔念珠菌病：涂片找菌丝或取口腔白膜作培养。

（2）CMV视网膜脉络膜炎：查眼底可见视网膜脉络膜炎病变，血清测CMV IgM和IgG抗体，测血浆PP65抗原，抗原特异性高，但并非绝对。

（3）卡氏肺孢子虫病：取深部咳出的痰涂片找卡氏肺孢子虫，用吉姆萨染色找肺孢子虫。

（4）肺结核：取带血丝的痰涂片找抗酸杆菌。

（5）隐球菌性脑膜炎：脑脊液涂片找隐球菌及培养获阳性结果。

（四）鉴别诊断

急性期应与上呼吸道感染鉴别。无症状HIV感染期常在体检或献血查体时发现。AIDS期常有合并症，临床以合并症的症状突出，且经治疗后有所好转，常忽视了原发病，因此遇上有合并症时，应同时查抗HIV抗体。值得提出的是在急诊室如遇中青年患者突发呼吸困难，血氧分压低而胸片不能解释者；或CMV视网膜脉络膜炎进展迅速者；或肺结核在治疗过程中加重者；或隐球菌脑膜炎治疗效果不理想者；或发热原因不明伴消瘦者，应即查抗HIV抗体，有助于发现HIV感染。

【治疗原则及方案】

（一）抗病毒治疗

目前已规定必须联合用药，因单用一种药物容易出现耐药性。对急性期HIV感染者和无症状期HIV感染者，不建议用抗病毒治疗，应定期随访及观察，但应积极处理治疗各种并发症。开始抗病毒治疗的指征是：①$CD4^+$细胞计数＜0.2×10^9/L；②$CD4^+$细胞计数（0.2～0.35）$\times10^9$/L，但快速减少者；③不管$CD4^+$细胞计数的多少，只要血浆HIV RNA载量＞55 000拷贝/ml；④艾滋病病人。

抗HIV药物：分为三大类（我国共有17种）。

1. 核苷类逆转录酶抑制剂（NRTI）

（1）齐多夫定（zidovudine，ZDV）：100～200mg，每日3次。

（2）二脱氧肌苷（dideoxyinosine，DDI）：200～250mg，每日2～3次。

（3）二脱氧胞苷（dideoxycytidine，DDC）：0.75mg，每日3次。

（4）拉米夫定（lamivudine，3TC）：150mg，每日2次。

（5）司坦夫定（stavudine，D4T）：40mg，每日2次。

（6）阿巴卡韦（abacavir，ABC）：300mg，每日2次。

（7）双汰芝［combivir（ZDV 300mg＋3TC 150mg/片）］1片，每日2次。

（8）trizivir（ZDV 300mg＋3TC 150mg＋ABC 300mg/片）1片，每日2次。

2. 非核苷类逆转录酶抑制剂（NNRTI）

（1）维乐命（nevirapine，NVP）：200mg，每日2次。

（2）施多宁（efavirenz，EFV）：600mg，每日1次（睡前服）。

（3）地拉韦定（delavirdine）：400mg，每日3次（将药片溶于水中后服）。

3. 蛋白酶抑制剂（PI）

（1）沙奎那韦（saquinavir）：600mg，每日3次。

（2）利托那韦（ritonavir）：600mg，每日2次。

（3）印地那韦（indinavir）：800mg，每日3次（空腹服）。

（4）奈非那韦（nelfinavir）：750mg，每日3次。

（5）阿巴那韦（aprenavir）：1200mg，每日2次。

（6）卡利塔拉［kaletra（lopinavir 400mg＋ritonavir 100mg/片）］。

上述三类药可以取2～3种联合应用，经典的是2种NRTI＋1种PI或＋1种NNRTI，如ZDV＋3TC＋IDV或D4T＋3TC＋NVP；或2种PI＋2种NRTI等治疗方案。称为“高效抗逆转录病毒治疗（HAART）”，亦称“鸡尾酒疗法”。

最近刊出的指南推荐基本用药方案有：ZDV＋3TC，D4T＋3TC，DDI＋D4T；推荐强化用药方案有：ZDV＋3TC＋IDV（首选），基本用药方案＋EFV（耐PI），基本用药方案＋ABC。

（二）合并症治疗

如病情严重应先治疗合并症，稳定后再开始抗HIV治疗。

1. 口腔念珠菌感染　局部涂抹制霉菌素糊（用2片制霉菌素研碎加蜂蜜调成糊），每日2次。

2. 卡氏肺孢子虫病（PCP）　可口服复方新诺明2片，每日3～4次，病情稳定后可用维持量2片，每日2次。严重者可用戊烷脒或卡泊芬净静滴。

3. 结核病　用三联或四联抗结核药，最好加上喹诺酮类。疗程6个月～1年。

4. 隐球菌脑膜炎　用两性霉素B加氟康唑和5氟胞嘧啶。前两者静脉点滴，5氟胞嘧啶无静脉注射剂只能口服。根据两性霉素B的总量，一般在3g左右。由小剂量开始，静脉点滴两性霉素B时，要缓慢静滴，须长达6~8小时，输入过快容易有不良反应。

5. CMV视网膜脉络膜炎 应用更昔洛韦（ganciclovir）静滴5mg/kg，每日2次，病情稳定后改为口服。

（三）感染艾滋病毒孕妇的治疗

为感染艾滋病毒的孕妇提供抗病毒治疗阻断母婴传播（早期妊娠应建议其进行人工流产），现有2种方法：一种是分娩中服用维乐命（nevirapine）200mg一次，婴儿出生后72小时口服2mg/kg一次，可使母婴传播降至最低程度。另一种方法是妊娠26周开始口服ZDV 300mg每日2次（或从NRTI、NNRTI中取其2种口服）直至分娩，婴儿出生后服用ZDV 2mg/kg每6小时1次，共6周，后者费用比前者高。

（四）医护人员意外受伤后用药

医护人员在给HIV/AIDS患者治疗时，被针或刀误伤后，可服用ZDV 200mg，每日3次+3TC 150mg，每日2次（或DDC 0.75mg，每日3次），加印地那韦共4周，作为阻断用药。

第三节 流行性感冒

【概述】

流行性感冒（influenza）简称流感，是由流感病毒引起的急性呼吸道传染病。流感病毒具有较强的传染性，主要经空气飞沫传播，并易于发生抗原变异，使人群重新易感而导致新的大流行。临床表现以高热、畏寒、头痛、全身疼痛等中毒症状明显，而上呼吸道症状相对较轻。幼儿及老年患者常因并发肺炎而预后较差。

【临床表现】

潜伏期1～3天。

根据临床症状的严重程度，分为两种类型：

（一）典型流感

本型是流感的主要临床类型。临床表现：急起高热、畏寒、头痛、肌痛、极度乏力等全身毒血症状。而上呼吸道症状较轻，可有鼻塞、流涕、咳嗽，以及胸骨后烧灼感。发病后体温可达39～40℃，颜面潮红，咽及眼结合膜明显充血。第3～4天热退，呈自限性过程。

（二）流感病毒性肺炎

此型为流感的严重临床类型。主要发生于幼儿及老年患者，亦可发生于有严重基础疾病的慢性病病人。起病时与一般典型流感相似，但1～2天后患者症状迅速加重，除高热不退外，表现为烦躁、咳嗽、咳血痰，继而出现呼吸困难、发绀。体检发现肺部广泛湿啰音。X线胸片可见双肺有散在絮状阴影。病人迅速出现全身衰竭，常在5～10天内死于呼吸循环衰竭，病死率很高。此外，应注意流感亦可继发细菌性肺炎，可通过痰培养加以证实。

【诊断要点】

（一）流行病学史

流感具有很强的传染性，可出现暴发流行。如在短期内出现较多症状相似的急性呼吸道感染病例，应考虑流感流行的可能。对散在的首发或轻型病例，易误诊为普通感冒。

（二）临床表现

流感除具有短期内集中出现较多类似病例的特点外，临床表现特点为全身中毒症状较重，而上呼吸道症状相对较轻。

（三）实验室诊断

1. 早期快速诊断　取疑诊患者的鼻黏膜洗液涂片或直接印片，可染色检查包涵体；或用免疫荧光法或酶联免疫吸附试验检测抗原，有助于早期诊断。

2. 血清学诊断　取患者起病早期及恢复期双份血清，作血凝抑制、补体结合试验或ELISA，如抗体效价升高4倍以上，有助于回顾性诊断。

3. 病毒分离　可取患者起病3天内的咽部含漱液或咽拭子接种鸡胚或组织培养分离流感病毒。因检测费时较长，此种诊断方法仅有助于回顾性确诊及流行病学监测。

（四）鉴别诊断

流感主要应与普通感冒、钩端螺旋体病、支原体肺炎等鉴别。

【治疗原则及方案】

主要包括以下治疗措施：

（一）一般治疗

对疑诊或确诊为流感的病人，应进行呼吸道隔离，在热退2日后可解除隔离。应临床休息，多饮水，食易消化饮食，预防并发症，特别是儿童及老年患者。

（二）对症治疗

可给予解热止痛药物，亦可酌情采用物理降温方法。咳嗽剧烈而影响患者休息时，可适当给予镇咳药物。

（三）并发症治疗

主要为流感病毒性肺炎或继发细菌性肺炎患者。如病情严重者应加强监护治疗，保持呼吸道通畅、给氧，加强支持治疗。如初步判定有继发细菌感染者，除应重视查清病原菌外，应及时给予有效的抗菌治疗。并作细菌培养，可根据药敏试验结果选用抗菌药物。

（四）抗病毒治疗

1. 金刚脘胺（amantadine）和金刚乙胺（rimantadine）可阻断流感病毒 M2 蛋白的功能。剂量为200mg/d，连服5日；老年患者剂量减半，即100mg/d。只对甲型流感病毒有效。近年来已有耐药毒株出现，使其疗效降低。

2. 神经氨酸酶抑制剂　有扎那米韦（zanamivir）、奥司他韦（oseltamivir，达菲），能有效地抑制甲、乙型流感病毒的神经氨酸酶活性。起病后30～36h内给药，能减轻症状、缩短病程。扎那米韦口服无效，须用专用吸入器，经口吸入呼吸通，成人和≥12岁儿童，每次两吸，每吸约5mg（10mg/次），每日2次。奥司他韦成人剂量为75mg/次，每日2次，连用5日。对甲、乙型流感病毒均有效。

附：人感染高致病性禽流感

【概述】

人感染高致病性禽流感是甲型（A型）流感病毒某些亚型 H_5N_1、H_5N_2、H_7N_7、H_9N_2 等引起的一种人禽共患的急性传染病，又称“禽流感（avian influenza）”。人感染后可引起呼吸系统症状，人类对上述禽流感病毒普遍缺乏免疫力，尤其是 H_5N_1 亚型禽流感病毒感染人体后病情较重、进展较快，可引起全身多脏器功能衰竭，病死率较高。

【临床表现】

潜伏期：3天左右（1～7天），任何年龄均可发病。

1. 临床症状与体征　急性起病，早期表现类似普通流感，发热畏寒，体温以稽留热和不规则热型多见，大多在39℃以上，伴有头痛、腹泻，为稀水便，部分病人可有咽痛、肌肉酸痛、全身不适、恶心、腹痛等症状，约半数患者肺部有实变体征，可闻及干、湿啰音。

重症患者可持续高热，病情进展快，有明显的出血征象，咳嗽痰中带血，血压明显下降、休克，肺部炎症进行性加重，血氧饱和度、氧分压下降，血氧指数异常，可出现肺出血、胸腔积液、急性呼吸窘迫综合征（ARDS）、全血细胞减少、肾衰、败血症、休克、Reye综合征及多脏器功能衰竭等。

2. 实验室和影像学检查　血白细胞、淋巴细胞计数降低，有出血征象者血小板降低，ALT、AST可异常。胸部X线片可显示单侧或双侧多肺段阴影，少数可有胸腔积液。

【诊断要点】

结合流行病学史、临床表现、实验室、影像学和病原学检查，可作出人感染高致病性禽流感的诊断。

1. 医学观察病例　曾到过疫点，或与家禽及人感染高致病性禽流感患者有密切接触史，1 周内出现流感临床表现者应警惕人感染高致病性禽流感的可能。

对于医学观察病例，应及时报告当地疾病预防控制机构，并对其进行 7 天的医学观察。

2. 疑似病例　有流行病学接触史和临床表现，患者呼吸道分泌物、血清甲型流感病毒和血清 H 亚型病毒抗原阳性。

3. 确诊病例　从呼吸道标本（咽拭子、鼻咽或气管吸出物，痰或肺组织）或血清中分离到特定病毒；RT-PCR 对上述标本进行检测，有禽流感病毒 RNA 存在，经测序证实；发病初期和恢复期，双份血清抗禽流感病毒特异性亚型抗体滴度 4 倍或以上升高。

应注意有些患者可无流行病学接触史，诊断主要依靠病原学检查。

人感染高致病性禽流感应注意与流感、上感、肺炎、传染性非典型肺炎、传染性单核细胞增多症、巨细胞病毒感染、军团菌肺炎、衣原体、支原体肺炎等鉴别。

【治疗原则及方案】

1. 对症支持治疗　对人感染高致病性禽流感目前无特异治疗方法，主要是综合性对症支持治疗。注意休息、多饮水、注意营养，密切观察病情变化；对高热、体温超过 39℃者，应每日拍胸片，查血气。重症病例可给予糖皮质激素治疗，甲基泼尼松龙成人 160～320mg/d，儿童 5mg/(kg·d)；面罩吸氧、无创和有创呼吸机辅助通气治疗，注意加强支持治疗。

2. 抗病毒治疗　对疑似人感染高致病性禽流感病人，应及早应用抗病毒药物，可试用奥司他韦（oseltamivir，达菲），达菲是一种神经氨酸酶抑制剂，对禽流感病毒可能有抑制作用，剂量 75mg/d，疗程 5 天，儿童慎用。也可试用金刚烷胺（amantadine）和金刚乙胺（rimantadine），金刚烷胺和金刚乙胺可抑制禽流感病毒株的复制，早期应用可阻止病情发展、减轻病情、改善预后。金刚烷胺剂量 100～200mg/d，疗程 5 天，儿童 5mg/(kg·d)，肾功能受损者酌减剂量，有癫痫病史者禁用。

3. 抗生素　可选用氟喹诺酮类或大环内酯类抗生素预防及治疗继发感染。

第四节　传染性非典型肺炎

【概述】

传染性非典型肺炎（infectious atypical pneumonia，IAP）是由新型人冠状病毒（coronavirus）感染引起的一种以肺部病变为主、侵袭多脏器的新型传染病，又称“严重急性呼吸综合征（severe acute respiratory syndrome，SARS）”。临床特征是起病急、发热、干咳、气促、肺实变体征、外周血白细胞（WBC）不高或降低、胸片有炎症性改变等。传染性非典型肺炎具有较强的传染性和较高的病死率，我国已将传染性非典型肺炎定为乙类法定传染病。

传染性非典型肺炎是最近发现的新的传染病。2001年11月首先在我国广东佛山发现第一例病人，以后在短短数个月中，迅速蔓延至世界各地32个国家和地区，除中国大陆外，还有中国香港、台湾、加拿大、新加坡、美国及欧洲等地。我国除广东外，北京疫情最重，其次为山西、内蒙、河北、天津等24个省、市。截至2003年5月14日为止，根据WHO报告，全球累计报告病例为7628例，死亡病例587例，病死率为7.7%。其中，中国大陆报告病例为5124例，死亡病例267例，病死率为5.2%。成为席卷全球的严重疫情风暴，受到全世界各个国家和人民的深切关注。本病传染性强，因其为新的传染病，对其防治认识不足，发病有医务人员和家庭聚集现象，并有病死率较高等特点。通过全球和全国防治协作和研究，疫情已经得到有效的控制。

【临床表现】

潜伏期5～14天。

临床表现为起病急，以发热为首发症状，多为高热、畏寒，伴或不伴头痛、关节肌肉酸痛、食欲不振、乏力、胸痛、腹泻；中、后期可出现咳嗽、呼吸急促、呼吸困难或发展为急性呼吸窘迫综合征（ARDS）等，部分患者可闻及少许干、湿啰音或有肺实变体征。

【诊断要点】

（一）诊断条件

1. 流行病学史　传染性非典型肺炎患者为传染源。主要通过空气飞沫传播为主，其次是黏膜接触感染。人群对于新型人冠状病毒普遍易感，儿童病例较少，可能与免疫预防接种的交叉免疫保护有关。传染性非典型肺炎通过近距离飞沫传播，传染性强，有明显的家庭内传播和医务人员接触传染。

2. 典型临床表现　多数患者以发热为首发症状，极少数患者不发热。头痛、肌肉酸痛、乏力、食欲不振。后期出现咳嗽，轻、中度患者出现呼吸急促和困难、低氧血症，少数患者发展为ARDS。部分患者可闻及干、湿啰音，肺部表现有不同程度的片状、斑片状浸润阴影或间质性改变；少数病例进展迅速，呈大片状阴影，常为双侧。

3. 实验室检查

（1）血象：外周血白细胞多为正常或降低，血淋巴细胞、$CD4^+$和$CD8^+$细胞减少。

（2）血清学检查：可应用酶免疫法（EIA）、间接免疫荧光法（IFA）检测SARS冠状病毒的抗原和抗体，抗体出现较晚，一般在10～21天后才出现阳性，不能作为早期诊断。

（3）聚合酶链反应（PCR）法：采取口咽分泌物、痰、血、大便标本，应用RT-PCR技术检测新型人冠状病毒的RNA。但是目前检测结果的敏感度与特异性均较差。

4. 肺部影像学检查　有不同程度的片状、斑片状浸润阴影或间质性改变；少数病例进展迅速，呈大片状阴影，常为双侧。

（二）临床诊断标准

根据卫生部于2003年5月修订的临床诊断标准：

1. 流行病学史

（1）与发病者有密切接触史，或属受传染的群体发病者之一，或有明确传染他人的证据。

（2）发病前2周内曾到过或居住于报告有传染性非典型肺炎患者并出现继发感染病人的地区。

2. 症状与体征　起病急，以发热为首发症状，体温一般超过38℃，偶有畏寒；可伴有头痛、关节和肌肉酸痛、食欲不振、乏力、腹泻；常无上呼吸道卡他症状；可有咳嗽，多为干咳、少痰，偶有血丝痰；可有胸闷，严重者出现呼吸加速、气促，或明显呼吸窘迫。部分患者可闻及少许湿啰音，或有肺实变体征。

3. 实验室检查　外周血白细胞一般不升高或降低，常有淋巴细胞计数减少。

4. 胸部X线检查　肺部有不同程度的片状、斑片状浸润性阴影或网状改变，部分病人进展迅速，呈大片状阴影；常为多叶或双侧改变；肺部阴影与症状、体征可不一致（症状轻，阴影较明显）；肺部阴影吸收、消退较慢。

5. 抗菌药物治疗无明显效果。

疑似诊断标准：符合上述1（1）+2+3条，或1（2）+3+4条，或2+3+4条。

临床诊断标准：符合上述1（1）+2+4条及以上，或1（2）+2+4+5条，或1（2）+2+3+4条。

医学观察病例：符合上述1（2）+2+3条。医学观察病例可在指定地点或在家中进行医学观察，在家中隔离观察时，避免与家人密切接触，应注意通风，并由疾病防治部门进行医学观察，每天测体温及其他检查，当病情符合疑似或临床诊断标准时，应送至传染性非典型肺炎定点医院隔离治疗。

（三）重症诊断标准

在上述诊断基础上，符合下列标准中任何一项，可诊断为重症病例。

1. 肺多叶病变或X线胸片48小时内病灶进展＞50%；

2. 呼吸困难 呼吸频率＞30次/分；

3. 低氧血症 吸氧3～5L/min条件下，血氧饱和度（SaO_2）＜93%，或氧合指数＜300mmHg；

4. 休克、ARDS或多器官功能不全综合征（MODS）。

（四）鉴别诊断

注意排除其他病原体引起的肺炎、肺结核、肺部肿瘤、非感染性肺间质性疾病、肺水肿、肺不张、肺栓塞、肺嗜酸性粒细胞浸润症、肺血管炎等临床表现类似的肺部疾病，并与上感、流行性感冒等进行鉴别诊断。

【治疗原则及方案】

（一）一般治疗

住院隔离；卧床休息；注意水、电解质平衡，适当补充液体和维生素。密切观察病情变化（多数患者在发病14天内都有可能属于进展期），应定期复查胸片（病情未稳定时1～2天复查1次，稳定后2～4天1次）、心、肝、肾功能等。给予氧疗，一般给予持续鼻导管或面罩给氧，流量为3～5L/min；对伴有胸闷、呼吸困难或达到重症诊断标准者，应进行末梢血SaO_2监测。

（二）心理治疗

鉴于传染性非典型肺炎是一种新型传染病，患者有恐惧心理，应加强SARS患者的心理疏导，建立良好的医患关系。

（三）肾上腺糖皮质激素

肾上腺糖皮质激素应用不当可引起严重后果，包括抑制机体免疫功能，引起病情加重和严重的继发性感染。重症患者可考虑使用肾上腺糖皮质激素，减轻肺的渗出、损伤和后期的肺纤维化。应用指征为：

1. 有严重中毒症状，高热不退。

2. 达到重症病例诊断标准者。可根据病情选择相当于甲基泼尼松龙80～320mg/d的剂量，待病情缓解或胸片有吸收后逐渐减量停用，切忌减量过快，易引起病情反复。儿童患者慎用。

（四）抗病毒治疗

目前尚无肯定疗效的抗新型人冠状病毒的药物，根据具体病情可选用利巴韦林、α干扰素等。体外研究发现甘草甜素具有很强的抗新型人冠状病毒的作用。

（五）对症治疗

1. 体温＞38.5℃时，应使用解热镇痛药；

2. 咳嗽患者在干咳频繁的情况下，应给予镇咳药；

3. 腹泻为水泻时，应给予思密达口服止泻。

（六）继发感染治疗

传染性非典型肺炎病程中可发生继发感染，如衣原体、支原体、细菌等，可采用大环内酯类、喹诺酮类药物治疗，并可根据获得的细菌和药敏试验结果调整用药。

（七）免疫制剂的应用

因为传染性非典型肺炎的发病机制不清楚，目前没有明确证据表明免疫调节剂在传染性非典型肺炎患者的治疗中具有肯定作用。恢复期病人血清可能有助于病情的恢复。

（八）防治真菌及二重感染

1. 合理应用抗生素及肾上腺糖皮质激素；

2. 定期监测尿常规和痰、粪培养及真菌涂片，加强口腔护理。

（九）无创、有创呼吸机的应用

无创、有创正压通气呼吸机的应用，应在呼吸科或监护病房（ICU）专科医生的指导下，或者经过严格培训的医生指导下使用。高度重视不规范使用呼吸机可能带来的严重后果。气管插管或气管切开需请专科人员操作。临床研究发现一氧化氮（NO）吸入具有一定的治疗效果。

1. 无创正压人工通气　无创正压人工通气（NIPPV）可以改善呼吸困难症状，改善肺的氧合功能，有利于患者渡过危险期，减少患者气管插管通气的需要。

（1）应用指征：

1）有明显的胸闷和呼吸困难；

2）呼吸次数＞30 次/分；

3）吸氧 3～5L/min 条件下 SaO_2＜93%。

（2）禁忌证：

1）有危及生命而需要紧急气管插管的情况；

2）气道分泌物多和排痰能力障碍；

3）不配合和不耐受 NIPPV 治疗；

4）血流动力学不稳定和有 MODS。

2. 有创人工通气　临床经验表明，适时进行有创人工通气是减少 SARS 病死率的重要措施。

（1）应用指征：

1）严重呼吸困难；

2）吸氧 5L/min 条件下 SaO_2＜90％或氧合指数＜200mmHg；

3）使用无创正压通气，病人不能耐受，或呼吸困难无改善，或病情显示恶化趋势；

4）有危及生命的临床症状或出现 MODS。

(2) 人工气道建立的途径、方法：应根据每个医院的经验和具体情况来选择鼻气管插管、经口气管插管或气管切开。

（十）中医治疗

可根据不同时期及病人的主证采用不同的治疗方案，在综合治疗基础上应用中西医结合治疗，可能提高疗效。

（十一）出院标准

具备以下 3 个条件者，可以考虑出院：

1. 在停用肾上腺糖皮质激素和退热药后，体温正常 7 天以上；

2. 呼吸道症状明显改善；

3. 胸部影像学病变有明显吸收。

第五节 肾综合征出血热

【概述】

肾综合征出血热（hemorrhagic fever with renal syndrome，HFRS）在我国又称为流行性出血热（epidemic hemorrhagic fever，EHF）。是由汉坦病毒引起的自然疫源性疾病，有多种血清型的汉坦病毒能引起 HFRS。在我国，主要是汉坦病毒（Hantaan Virus）和汉城病毒（Seoul Virus）。鼠类为本病的主要传染源。临床上以发热、休克、充血、出血和急性肾衰竭为主要表现。休克、出血和急性肾衰竭均能导致患者死亡。我国是 HFRS 的重疫区，目前已有疫苗可以进行预防。

【临床表现】

潜伏期 4～46 天，一般为 7～14 天。典型病例有发热、出血和肾损害三大主症及发热期、低血压休克期、少尿期、多尿期和恢复期的五期经过，非典型和轻型病例可出现越期，而重型病例则出现发热期、休克期和少尿期之间的互相重叠。

(一) 临床表现

1. 发热期　除发热外尚伴有其他全身中毒症状、毛细血管损害和肾损害。起病多急骤，发热在 39～40℃之间，热程多数为 3～7 天，少数达 10 天以上。一般体温越高，热程越长，则病情越重。重症患者热退后病情反而加重。

除发热外有全身酸痛、头痛和腰痛，少数患者出现眼眶痛。多数患者有食欲减退、恶心、呕吐或腹痛、腹泻。腹痛剧烈者，易误诊为急腹症。腹泻时粪便可有黏液和血，易误诊为痢疾或肠炎。部分中毒症状重的患者可出现嗜睡、烦躁、谵妄或抽搐等神经症状。

毛细血管损害主要表现为充血、出血和渗出水肿征。皮肤充血主要见于颜面、颈、胸等部位，皮肤潮红，重者呈醉酒貌。黏膜充血见于眼结膜、软腭和咽部。皮肤出血多见于腋下和胸、背部，常呈条索点状或搔抓样淤点。黏膜出血常见于软腭，呈针尖样出血点，眼结膜则呈片状出血，少数患者有鼻出血、咯血、黑便或血尿。如病程 4～6 天在腰、臀部或注射部位出现大片淤斑或腔道大出血，可能为 DIC 所致。渗出水肿征表现有球结膜水肿，轻者眼球转动时结膜有涟漪波，重者球结膜呈水泡样，甚至突出睑裂。部分患者出现腹水，渗出水肿征越重，病情也越重。肾损害主要表现为蛋白尿和尿镜检出现管型等。

2. 低血压休克期　一般发生于病程的 4～6 天，迟者 8～9 天。多数患者在发热末期或热退同时出现血压下降，少数热退后发生。轻型患者可以不发生低血压或休克。本期持续时间短者数小时，长者可达 6 天以上。一般为 1～3 天。休克持续长短与病情轻重、治疗措施是否及时和正确有关。休克严重者出现脸色苍白、四肢厥冷、脉搏细弱或不能触及，尿量少。当脑供血不足时可出现烦躁、谵妄。少数顽固性休克患者，由于长期组织灌注不良而出现发绀，并促进 DIC、脑水肿、急性呼吸窘迫综合征（ARDS）和急性肾衰竭的发生。

3. 少尿期　常继低血压休克期而出现。亦可与低血压休克期重叠或由发热期直接进入此期。与休克期重叠的少尿应与肾前性少尿相区别。亦有少数患者无明显少尿而存在氮质血症，称为无少尿型肾衰竭。一般 24 小时尿量少于 500ml 为少尿，少于 50ml 为无尿。

少尿期一般发生在病程第 5～8 天。持续时间短者 1 天，长者十余日，一般为 2～5 天。少尿期主要表现为尿毒症、酸中毒和水、电解质紊乱。严重者可出现高血容量综合征和肺水肿。临床表现为厌食、恶心、呕吐、腹胀、腹泻。常有顽固性呃逆，并有头晕、头痛、烦躁、嗜睡甚至昏迷、抽搐。此期由于 DIC、血小板功能障碍或肝素类物质增加而加重出血。表现为皮肤淤斑增加，鼻出血、便血、呕血、血尿或阴道出血。少数患者出现颅内出血或其他内脏出血。酸中毒表现为呼吸增快和深大呼吸。水钠潴留则组织水肿加重，可出现腹水和高血容量综合征，后者表现为体表静脉充盈、脉搏洪大、脉压增大、脸部胀满和心率增快。电解质紊乱如低血钠和高血钾时，可出现心律失常或脑水肿。

4. 多尿期 多数患者少尿期后进入此期，亦有从发热期或低血压期转入此期者。多尿期一般出现在病程9～14天，持续时间短者1天，长者可达数月，根据尿量和氮质血症情况可以分为三期：

（1）移行期：每日尿量由500ml增加至2 000ml。但血尿素氮及肌酐反而上升，症状加重，不少患者因并发症而死于此期。应特别注意观察病情。

（2）多尿早期：每日尿量超过2 000ml，氮质血症未见改善，病情仍重。

（3）多尿后期：每日尿量超过3 000ml，并逐日增加，氮质血症逐步下降，精神食欲逐日好转。一般每日尿量可达4 000～8 000ml，少数可达15 000ml以上。此期若水和电解质补充不足或继发感染，可发生继发性休克或出现低钠、低钾等症状。

5. 恢复期 尿量逐步恢复为2 000ml以下，精神、食欲基本恢复。一般尚需1～3个月体力才能完全恢复。少数患者可遗留高血压、肾功能障碍、心肌劳损和垂体前叶功能减退等症状。

（二）临床类型

根据发热、中毒症状、出血、休克和肾功能损害等严重程度，可分为轻、中、重、危重和非典型五型：

1. 轻型 体温39℃以下，中毒症状轻，无休克及少尿，除皮肤有淤点外，无其他出血现象。

2. 中型 即普通型，最常见。体温39～40℃，有明显中毒症状，并有渗出、水肿、出血、休克、少尿及多量尿蛋白。

3. 重型 体温40℃以上，有严重中毒症状，并有渗出、水肿、出血、休克，可有腔道出血，少尿或无尿。

4. 危重型 在重型表现的基础上，出现以下病变之一者：难治性休克，重要脏器出血，少尿超过5天或无尿超过2天，血尿素氮大于42.8mmol/L，有心力衰竭、肺水肿或中枢神经系统并发症，如脑出血、脑水肿或脑疝，或有严重继发感染。

5. 非典型型 体温低于38℃，皮肤有散在淤点，微量尿蛋白，特异性血清学反应阳性。

【诊断要点】

（一）典型临床表现

早期有发热中毒症状，充血、出血、外渗征和肾损害。其中软腭弥漫充血和针尖样出血点，对早期诊断很有价值。此外有五期经过的病程，即发热期、低血压休克期、少尿期、多尿期和恢复期，不典型患者可以越期或前三期重叠。

（二）实验室检查

1. 血象和尿检查 外周血白细胞总数升高，一般为（10～20）$\times 10^9$/L，亦可高达 50×10^9/L。出现异型淋巴细胞，可达 10%～20%以上。血小板减少，有血红蛋白和血细胞比容升高等血液浓缩现象。尿蛋白大量出现，均有助于诊断。

2. 特异性抗原检测 血清、白细胞和尿沉渣细胞中可以检出汉坦病毒抗原。

3. 血清特异性抗体检测 血清中可检出特异性 IgM 抗体，或 IgG 抗体在 1 周内上升 4 倍以上。

4. 逆转录聚合酶链反应（RT-PCR）检测 血中可检出汉坦病毒 RNA，有助于早期和非典型患者的快速诊断。

（三）流行病学史

来自疫区或发病前 1 个月内有到过疫区史，可作参考。

（四）鉴别诊断

发热期应与上呼吸道感染、败血症、急性胃肠炎和菌痢相鉴别。休克期应与其他感染性休克相鉴别。少尿期应与急性肾炎及其他原因引起的急性肾衰竭相鉴别。腹痛明显者应与外科急腹症相鉴别。

【治疗原则及方案】

本病的治疗以综合疗法为主，早期应用抗病毒治疗，中晚期则针对每期的病理生理进行对症治疗。早期发现、早期休息、早期治疗和就近治疗的“三早一就”仍是本病的治疗原则。

（一）发热期

应早期卧床休息，发病 4 日内应用利巴韦林（ribavirin）1.0g 静脉滴注，持续 3～5 天。每日补液 1 000ml 左右，高热时以物理降温为主，忌用发汗退热药，中毒症状严重者可给予地塞米松 5～10mg 静滴。

（二）低血压休克期

补充血容量以平衡盐液为主，亦可应用胶体溶液，如低分子右旋糖酐、甘露醇、血浆和白蛋白。有休克者应给予 5%碳酸氢钠纠正酸中毒，血压正常后，输液仍应维持 24 小时以上。经补液和纠正酸中毒后，血红蛋白已恢复正常，但血压仍不稳定者，可应用血管活性药物，如多巴胺，并可加用地塞米松静脉滴注。

（三）少尿期

此期应严格控制输液量，每日补液量为前一日尿量和呕吐量加 500～700ml。液体成分除纠正酸中毒所需的 5%碳酸氢钠外，主要输入高渗葡萄糖液（含糖 200～300g），以减少体内蛋白质分解，以及促进利尿药物，如呋塞米（速尿），可逐步加大剂量至 100～300mg/次，直接静脉注射，4～6 小时可以重复一次。

有明显氮质血症、高血钾或高血容量综合征者，应进行血液透析。

（四）多尿期

移行期和多尿早期的治疗同少尿期。多尿后期主要是维持水、电解质平衡，给予半流质和含钾食物，水分补充以口服为主，不能进食者可静脉补液。若发生继发感染应及时诊断和治疗。

（五）恢复期

补充营养，逐步恢复工作，出院后应休息 1～2 个月，定期复查肾功能、血压和垂体功能，如有异常应及时治疗。

（六）并发症治疗

1. 消化道出血　注意病因治疗，若为 DIC 消耗性低凝血期，宜补充凝血因子和血小板。DIC 纤溶亢进期，则应用 6-氨基己酸或对羧基苄胺静脉滴注。肝素类物质增加所致出血，可应用鱼精蛋白或甲苯胺蓝静脉注射。尿毒症所致出血则需透析治疗。局部治疗可应用凝血酶 4 000U，用生理盐水 100ml 稀释后口服，每日 2～3 次。

2. 中枢神经系统并发症　出现抽搐时应用安定或异戊巴比妥钠静脉注射。脑水肿或颅压增高则应用甘露醇静脉注射，无尿时考虑在透析治疗中脱水。

3. 心力衰竭、肺水肿　应停止或控制输液，应用西地兰强心，安定镇静，以及扩张血管和利尿药物，若为少尿或无尿期，则应考虑导泻或透析脱水治疗。

4. 急性呼吸窘迫综合征（ARDS）可应用大剂量肾上腺皮质激素静脉注射，进行高频通气或应用呼吸机进行人工终末正压呼吸（PEEP）。有条件时可进行体外膜氧合治疗。

5. 自发性肾破裂　进行外科手术治疗。

第六节　麻　疹

【概述】

麻疹（measles，rubeola）是麻疹病毒引起的急性呼吸道传染病。发病季节以冬春季为多，6 个月至 5 岁小儿发病率最高。但近年来成人麻疹也时有发生。麻疹病毒经飞沫进入人体后，病毒直接侵入细胞引起病变，也可由病毒感染诱发超敏性细胞免疫反应而引起病变。目前认为麻疹的皮疹、巨细胞肺炎、亚急性硬化性全脑炎（SSPE）和异型麻疹，与其免疫致病机制密切相关。麻疹的临床特征有发热、咳嗽、流涕、眼结膜充血、口腔黏膜麻疹黏膜斑（Kopliks' spots）及皮肤出现斑丘疹。单纯麻疹预后良好。若患儿免疫力低下或有并发症及重型麻疹患儿病死率较高。接种麻疹减毒活疫苗是预防麻疹的有效方法。我国计划免疫规定于8月龄以上时初种，7岁时复种。每次接种皮下注射0.2ml。未患过麻疹的儿童与成人易感者也可接种疹疫苗。在麻疹流行期间，对体弱、患病、年幼而且与麻疹患者有密切接触的易感者，应采取被动免疫注射，即肌内注射人血丙种球蛋白，0.2～0.6ml/(kg·次)。

【临床表现】

潜伏期约10日（6～18日），曾接受被动或主动免疫者，可延至3～4周。

（一）典型麻疹

临床表现可分为三期：

1. 前驱期　从发热到出疹一般3～4日。起病急，主要表现为：

（1）发热：一般逐渐升高，小儿也可有骤发高热伴惊厥者。

（2）上呼吸道卡他症状：在发热同时出现咳嗽、喷嚏、流涕、咽部充血等卡他症状。

（3）眼结膜充血、畏光、流泪、眼睑浮肿。

（4）麻疹黏膜斑：见于90%以上的病人，具早期诊断价值，在病程2～3日出现，于双侧近第一臼齿旁颊黏膜上，可见约0.5～1mm针尖大小的白色小点，周围有红晕，逐渐增多，互相融合，最初可只有数个，在1～2天内迅速增多，有时融合扩大成片。黏膜疹在2～3日内消失，黏膜斑也可见于下唇内侧及牙龈黏膜。除上述主要症状外，可同时伴全身不适、食欲减退，幼儿常有呕吐、腹泻。

2. 出疹期　于发热第3～4日开始出现皮疹。皮疹先见于耳后、发际，渐及额、面、颈，自上而下蔓延到胸、背、腹及四肢，最后达手掌与足底，2～5日出齐。皮疹初为淡红色斑丘疹，大小不等，高出皮肤，呈充血性皮疹，少数病例可呈现出血性皮疹，疹间皮肤正常。皮疹高峰时，全身毒血症状加重，高热可达40℃，嗜睡，重者有谵妄、抽搐，咳嗽频繁。结膜红肿，畏光，舌乳头红肿，全身浅表淋巴结及肝、脾轻度肿大。肺部可闻及湿啰音，X线胸片可有轻重不等的弥漫性肺部浸润改变或肺纹理增多。出疹期约为3～5日。

3. 恢复期　出疹3～5日后发热开始减退，全身症状明显减轻，皮疹随之按出疹的先后顺序消退，留浅褐色色素斑，伴糠麸样脱屑，历时约1～2周完全消失。无并发症者的病程为10～14日。成人麻疹的全身症状多较小儿重，但并发症较少。

（二）非典型麻疹

1. 轻型麻疹 发热低，多在39℃以下或热程短（2～5日），出疹期1～2日，皮疹稀疏或无，黏膜斑无或不明显，上呼吸道症状轻，无并发症，全病程多在1周左右。

2. 重型麻疹 此型多见于并发严重继发感染或免疫力低下者，如营养不良或已患有其他疾病的儿童，病死率高。表现有：

（1）中毒性麻疹：中毒症状重，突起高热，持续在40～41℃，早期出现大片紫蓝色融合性皮疹，伴气促、心率快、发绀，常有谵妄、昏迷、抽搐。

（2）休克性麻疹：出现循环衰竭或心力衰竭，有高热、面色苍白、肢端发绀、四肢厥冷、心音变弱、心率快、血压下降等。患儿皮疹色暗淡、稀少，出疹不透或皮疹刚出又突然隐退。

（3）出血性麻疹：皮疹为出血性，压之不褪色，伴高热等全身严重中毒症状，可有黏膜及消化道出血。

（4）疱疹性麻疹：疱疹样皮疹，可融合成大疱。

3. 异型麻疹 多发生在接种麻疹灭活疫苗后6个月至6年，当再接触麻疹病人或再接种麻疹灭活疫苗时，出现急起高热、头痛、肌痛、多形性皮疹。出疹从四肢远端开始，逐渐波及躯干和面部。常伴手、足背水肿与肺炎。

（三）并发症

1. 支气管肺炎 以出疹期1周内常见，占麻疹患儿死因的90%以上。多见于5岁以下小儿，由麻疹病毒引起的肺炎多不严重，严重者多为继发细菌性肺炎。病原体有金黄色葡萄球菌、肺炎链球菌、流感嗜血杆菌等。也可为多种细菌混合感染。

2. 心肌炎 多见于2岁以下患重型麻疹或并发肺炎和营养不良的小儿，可致心力衰竭。

3. 喉炎 发生率为1%～4%。2～3岁小儿多见，因小儿喉腔狭小，并发喉炎时有组织水肿、分泌物增多，极易造成喉梗阻。如不及时抢救可因窒息致死。

4. 脑炎 麻疹脑炎的发生率为0.1%～0.2%，多发生于出疹后2～6日，也可发生于出疹后3周内。与麻疹的病情轻重无关。临床表现与其他病毒性脑炎相似。病死率约15%，多数经1～5周恢复。部分患者有智力减退、强直性瘫痪、癫痫等后遗症。

5. 亚急性硬化性全脑炎 是麻疹病毒所致远期并发症，属亚急性进行性脑炎，少见，发病率约1～4/100万。病理变化主要为脑组织渐进性病变。患者多患过麻疹，其潜伏期约2～17年。表现为进行性智力减退、性格改变、肌痉挛、视觉及听力障碍，脑脊液麻疹抗体持续强阳性，最后因昏迷、强直性瘫痪死亡。

【诊断要点】

（一）流行病学史

当时当地有麻疹病例发生，病人未患过麻疹或未接种过麻疹疫苗而有麻疹病人接触史。

（二）临床特点

急起发热，伴上呼吸道卡他症状，结膜充血、畏光，早期口腔内有麻疹黏膜斑，随后出现典型皮疹和出疹后有色素沉着斑等表现。

（三）实验室检查

1. 血象　白细胞总数减低，为（4～6）$\times 10^9$/L，淋巴细胞相对增高。

2. 病原学检查

（1）病毒分离：取前驱期或出疹初期病人的眼、鼻咽分泌物，血和尿接种原代人胚肾或羊膜细胞，分离麻疹病毒，再用免疫荧光法鉴定。

（2）病毒抗原检测：取初期病人鼻咽分泌物、痰和尿沉渣涂片，用荧光标记特异性抗体，特别是单克隆抗体，通过间接免疫荧光法检测涂片中细胞内麻疹病毒抗原。

（3）病毒核酸检测：采用核酸杂交法或PCR法测定病人细胞内麻疹病毒RNA。

（4）多核巨细胞检查：取初期病人鼻咽部分泌物、痰和尿沉渣涂片，用瑞氏染色查多核巨细胞，也可通过电镜找多核巨细胞核内、外包涵体中麻疹病毒颗粒。

（5）血清抗体测定：于病程早期及恢复期各采血一次作血凝抑制试验、中和试验或补体结合试验。抗体效价增高4倍以上，有诊断意义。也可用ELISA法测血中特异性IgM和IgG抗体。

根据流行病学史和临床特点，典型病例即可临床确诊。非典型病人难以诊断者，可根据病原学及血清抗体检查结果确诊。

（四）鉴别诊断

本病应与风疹、幼儿急疹、药物疹、猩红热、肠道病毒感染等出疹性疾病相鉴别。

【治疗原则及方案】

主要为支持和对症治疗，加强护理和防治并发症。

（一）一般治疗

卧床休息，保持室内安静、通风，温度适宜。保持眼、鼻、口腔清洁，鼓励多饮水，给易消化和营养丰富饮食。

（二）对症治疗

高热以物理降温为主，可酌用小量退热剂，应避免急骤退热而致虚脱。咳嗽用祛痰止咳药。体弱病重患儿可早期肌注丙种球蛋白，0.2～0.6ml/kg，肌内注射，1次/天，共2～3次。

（三）并发症治疗

1. 支气管肺炎 主要为抗菌治疗，常选用青霉素G 3万～5万U/(kg·d)治疗，肌内或静脉注射，也可根据痰菌药敏试验结果选用抗菌药物。高热中毒症状严重者，可短期应用氢化可的松5～10mg/(kg·d)静滴，2～3日好转后即可停用。

2. 心肌炎 有心衰者，宜及早静注毒毛旋花子苷K或西地兰。重症者同时用肾上腺皮质激素治疗。有循环衰竭按休克处理。注意水、电解质平衡。

3. 脑炎 可参考流行性乙型脑炎治疗。

4. 急性喉炎 应尽量使患儿安静，蒸气吸入稀释痰液，选用抗菌药物，重症者用肾上腺皮质激素以缓解喉部水肿。出现喉梗阻者应及早行气管切开术或气管插管。

第七节 风 疹

【概述】

风疹（rubella）是由风疹病毒引起的急性传染病。临床表现以发热、皮疹、耳后及枕部淋巴结肿大为特点。孕妇感染风疹后可严重损害胎儿，导致多种先天性缺陷及畸形，因而明显增加了对本病的重视。

【临床表现】

潜伏期14～21天，平均18天。主要经呼吸道飞沫传播，亦可由人与人间密切接触而感染。风疹的临床表现分为获得性风疹及先天性风疹综合征两种类型：

（一）获得性风疹

此种类型即为自然感染获得的风疹。临床表现主要为低到中度发热，轻微上呼吸道感染症状。于发热1～2天后全身出现散在细点状淡红色斑丘疹。皮疹特点为躯干较多，面部有皮疹，而手掌足底无皮疹。同时伴全身浅表淋巴结肿大，以耳后及枕部明显。皮疹约3天后消退，病程一般3～5天。重型感染可并发脑炎、血小板减少等症状。轻型感染病例可无皮疹或呈隐性感染。

（二）先天性风疹综合征

此型为孕妇感染风疹，经胎盘再感染胎儿所致。重者可直接引起死胎、早产、流产，轻者常导致胎儿发育障碍，引起生后多种先天性缺陷及畸形，有白内障及视网膜病变、先天性心脏病、智力障碍等。症状可于出生时即有，亦可生后数年再相继出现。

【诊断要点】

主要依据流行病学史，如风疹病人接触史结合临床表现，即可作出临床诊断。

（一）临床表现

有发热、特征性分布的皮疹及浅表淋巴肿大等特点。新生儿出现先天性缺陷及畸形时，应注意考虑先天性风疹感染的可能。

（二）实验室检查

1. 病毒分离　可取患者鼻咽部分泌物，或先天性风疹患儿的血液及体液标本作组织分离培养、免疫荧光法鉴定。结果有助于确诊及流行病学调查。

2. 血清抗体测定　无论采用何种血清免疫试验，均要求双份血清抗体效价增高 4 倍以上，可判定为阳性。如检测特异性 IgM 抗体阳性亦有诊断价值，尤其是对疑诊为先天性风疹的婴儿意义较大。

【治疗原则及方案】

风疹尚无特效药物治疗。

（一）一般治疗

患者应注意休息，对高热、头痛或咳嗽可予对症治疗。

（二）并发症治疗

风疹感染的主要并发症为脑炎及出血倾向。前者可按高热、昏迷、惊厥等症状给予对症处理（可参阅“流行性乙型脑炎的治疗”）。有明显出血倾向者可试用肾上腺皮质激素治疗，或必要时输新鲜血或血小板控制出血。先天性风疹引起的缺陷及畸形，应给予必要的关怀和护理，尽可能采取手术及矫治畸形的方法处理。

第八节　流行性腮腺炎

【概述】

流行性腮腺炎（mumps）是由腮腺炎病毒引起的急性呼吸道传染病，通过飞沫传播。主要发生在儿童和青少年。腮腺炎病毒除侵犯腮腺外，尚能引起脑膜炎、脑膜脑炎、睾丸炎、卵巢炎、胰腺炎和心肌炎等。发生脑膜脑炎或脑炎的重症患者可致死亡，亦可遗留耳聋、视力障碍等后遗症。预防可采用腮腺炎疫苗。

【临床表现】

潜伏期15～25天，平均18天。

（一）症状和体征

发病时可有发热、头痛、无力和食欲不振等症状，发病1～2天后出现耳部疼痛，然后出现腮腺肿大，体温呈轻、中度升高，亦可达40℃，腮腺肿大由一侧开始，2～4天后可累及对侧。腮腺肿大以耳垂为中心，向前、后、下发展，因腮腺管的阻塞，当进食酸性食物时疼痛加剧。颌下腺或舌下腺可同时或单独受累，颌下腺受累时颈前下颌处明显肿胀，可触及椭圆形腺体。舌下腺肿大时，可见舌下肿胀。有时可出现吞咽困难。

（二）脑膜炎

一般发生在腮腺炎发病后4～5天，少数患者脑膜炎先于腮腺炎或无腮腺炎。多见于儿童。可出现头痛、嗜睡和脑膜刺激征。症状一般在1周内消失。脑炎或脑膜脑炎患者常有高热、谵妄，重症者可有抽搐、昏迷甚至死亡。但较少见。

（三）睾丸炎

发生于青春期后的青年病人，常见于腮腺肿大开始消退时，病人又出现发热、睾丸明显肿胀和疼痛，可并发附睾炎、鞘膜积液和阴囊水肿。睾丸炎多为单侧，1/3病例为双侧受累，10天内逐渐好转。部分患者睾丸炎后发生不同程度的睾丸萎缩，但很少引起不育症。

（四）卵巢炎

发生于成年妇女，可出现下腹疼痛，右侧卵巢炎患者酷似阑尾炎，须与之鉴别。

（五）胰腺炎

常于腮腺肿大数日后发生，可有恶心、呕吐，中上腹疼痛和压痛。由于单纯腮腺炎即可引起血、尿淀粉酶增高，因此需作脂肪酶检查，若升高则有助于诊断。

（六）其他

如心肌炎、乳腺炎和甲状腺炎均可在腮腺炎发生前后发生。

【诊断要点】

（一）临床表现及流行病学史

主要根据有发热和腮腺或颌下腺肿大，结合当地和单位有流行性腮腺炎流行或发病前2～3周有流行性腮腺炎病人接触史，即可作出临床诊断。

（二）实验室检查

90%的患者发病早期有血清和尿淀粉酶升高。应用ELISA方法检测血清中腮腺炎病毒的 IgM 抗体，可作出近期感染的诊断。亦可采用补体结合试验和血凝抑制试验检测抗体，如恢复期抗体效价较急性期增高 4 倍或 4 倍以上，亦可诊断。此外，应用特异性抗体或单克隆抗体检测腮腺炎病毒抗原或 RT-PCR 法检测腮腺炎病毒 RNA，可大大提高诊断的阳性率，并可用作早期诊断。

（三）鉴别诊断

需与化脓性腮腺炎、慢性病引起的非特异性腮腺肿大，以及流感病毒、副流感病毒、柯萨奇 A 组病毒和淋巴细胞脉络丛脑膜炎病毒等引起的腮腺炎、其他病因引起的胰腺炎、病毒性脑膜炎和脑炎等相鉴别。

【治疗原则及方案】

（一）一般治疗及对症治疗

卧床休息，避免进食酸性饮料，注意口腔卫生。头痛及腮腺胀痛可用镇痛药。

（二）并发症治疗

并发脑膜脑炎、心肌炎患者，可应用地塞米松 5～10mg，静脉滴注 5～7 天。出现剧烈头痛、呕吐、疑为颅压增高患者，可应用 20%甘露醇 1～2g/kg，静脉推注，每 4～6 小时 1 次。直至症状好转。对并发睾丸炎者，可托起肿大睾丸，早期可冷敷，以减轻疼痛。症状较重及两例睾丸炎者，亦可用肾上腺皮质激素治疗。

（三）预防睾丸炎

男性成年患者为预防睾丸炎的发生，早期可应用己烯雌酚 1mg，每日 3 次口服。

第九节 水痘和带状疱疹

【概述】

水痘（varicella，chickenpox）和带状疱疹（herpes zoster）是由水痘-带状疱疹病毒（VZV）引起的急性传染病。原发感染为水痘，感染后 VZV 潜伏在感觉神经节内，如果受到某些刺激，如受寒、疲劳、创伤、X 线照射、HIV 感染、免疫抑制剂的应用等，机体免疫功能下降，潜伏病毒被激活，沿感觉神经轴索下行，形成带状分布的疱疹，即为带状疱疹。其特征为沿身体单侧感觉神经相应皮肤节段出现簇状疱疹，常伴有局部神经痛。水痘多见于儿童，而带状疱疹多见于成人。

【临床表现】

（一）水痘

潜伏期 12～21 天，平均 14 天。出疹前常有数小时至 2 天的前驱期表现，如低烧或中度发热、头痛、全身不适、咳嗽、食欲减退等。

皮疹初为红斑疹，数小时后变为深红色丘疹，再经数小时迅速变为疱疹，皮疹位置表浅，卵圆形，直径3～5mm，水疱呈单房，壁薄易破，形似露水滴，周围绕以红晕，有痒感，疱疹液初为透明，后渐混浊，1～2天后疱疹从中心开始干枯，红晕消失结痂，数日后痂皮脱落，一般不留瘢痕。皮疹呈向心性分布，同一部位可见到不同阶段的皮疹，从红斑疹、丘疹、疱疹至结痂。病程一般为1～2周，成人和婴儿感染水痘病情较重，皮疹多而密，病程可达数周。

（二）带状疱疹

潜伏期难以确定，任何年龄均可发病，发病年龄多在50岁以上。

皮损前数天常先有局部皮肤感觉异常：感觉过敏，灼烧痛，针刺感，神经痛等。1～3天后开始发疹，初为红斑，数小时后为丘疹、水疱，水疱表面光滑，类似珍珠，皮厚而紧张，周围有红晕，数个或十数个形成簇状，数簇可连成片，簇间皮肤正常，疱疹常于病程5天后变浊或部分破溃、糜烂、渗液，最后干燥结痂，病程2～4周。两周后脱落，不留瘢痕。

簇状皮疹沿周围神经走行、排列成带状为临床上最重要的特征，且多限于身体一侧，不越过正中线。根据受累神经的不同而表现不同，其中以肋间神经受累较多，所以胸部带状疱疹最为多见，约占60%。面神经及三叉神经受累则表现为面部、眼部、头部带状疱疹。如膝状神经节受侵犯而影响面神经的感觉和运动纤维，可出现面瘫、耳痛和疱疹三种症状，称为Ramsay-Hunt综合征。免疫缺陷时，VZV可侵犯脊髓而出现肢体瘫痪、排尿困难等。

神经痛为带状疱疹的又一特征。本病轻者可不出现皮肤损害，仅有节段性神经痛。儿童症状较轻，50岁以上患者15%～75%可见有带状疱疹后神经痛，持续1年以上。

【诊断要点】

（一）临床诊断

1. 水痘　冬春季发病，既往未患过水痘，近2～3周内接触过水痘病人，并有典型的临床表现即可诊断。

2. 带状疱疹　根据典型的沿周围神经排列成带状的疱疹，及发疹部位有相应的神经痛即可诊断。

（二）病原诊断

对临床诊断有困难的可选用以下方法协助诊断：

1. 疱疹组织刮片　刮取新鲜疱疹基底组织涂片，用瑞氏染色可检查到多核巨细胞，核内有包涵体。

2. 有条件的可作免疫学检查　取疱疹基底组织刮片或疱疹液，直接荧光染色查病毒抗原；取血清作补体结合试验、中和抗体试验、ELISA法检测抗体，双份血清抗体效价4倍升高可作诊断；用聚合酶链反应（PCR）检查患者呼吸道上皮细胞和外周血白细胞中VZV DNA，方法敏感、简便可靠。

（三）鉴别诊断

水痘须与天花、丘疹样荨麻疹等鉴别，带状疱疹出疹前注意与胸膜炎、胆囊炎、肋软骨炎、流行性肌痛等相鉴别。

【治疗原则及方案】

（一）水痘治疗

本病传染性强，要加强隔离至全部疱疹结痂为止。对一般水痘治疗主要是对症治疗，如止痒和防止继发细菌感染。止痒局部可用0.25%冰片炉甘石洗剂涂擦，保持皮肤清洁，避免搔抓，防止继发细菌感染。疱疹破后，可用1%～2%龙胆紫液涂抹。已发生继发感染者，及早应用敏感抗生素治疗。一般禁用肾上腺皮质激素。

对病情严重及有并发症的水痘，如新生儿水痘、水痘性肺炎、水痘性脑炎等则应用抗病毒治疗，首选阿昔洛韦5～10mg/(kg·次)，每8小时一次，静脉点滴，疗程7～10日；或用单磷酸阿糖腺苷（Ara-AMP）5～10mg/(kg·d)，静滴或肌注，疗程7～10日。

（二）带状疱疹治疗

注意早期卧床休息，避免病变部位摩擦使疱疹溃破，防止继发感染。局部可用5%疱疹净溶于50%二甲基亚砜（dimethyl sulphoxide）溶液外涂，或阿昔洛韦液外敷，每日数次。带状疱疹后神经痛可口服止痛剂及镇静剂止痛。重症患者特别是眼部带状疱疹应采用全身及局部抗病毒治疗（抗病毒治疗同水痘）。可用阿昔洛韦眼药水滴眼，并用阿托品散瞳，以防虹膜粘连造成视力障碍等。

第十节　流行性乙型脑炎

【概述】

流行性乙型脑炎（epidemic encephalitis B）也称日本脑炎（Japanese encephalitis），简称乙脑，是由乙型脑炎病毒引起的以脑实质炎症为主要病变的急性传染病。本病经蚊虫传播。主要分布在亚洲地区，多为夏秋季流行。临床上以高热、意识障碍、抽搐、病理反射及脑膜刺激征为特征。重症者伴中枢性呼吸衰竭，是死亡的主要原因。病死率高达20%～50%，可有后遗症。预防措施主要为灭蚊、防蚊及接种乙脑疫苗。

【临床表现】

潜伏期4～21日，一般为10～14日。

（一）临床表现

1. 初期 为病初的1～3日。起病急，体温在1～2日内高达39～40℃，伴头痛、恶心和呕吐，多有嗜睡或精神倦怠。

2. 极期 病程第4～10日，初期症状逐渐加重，主要表现有：

（1）高热：体温常高达40℃以上，一般持续7～10日，重者可达3周。

（2）意识障碍：程度不等，包括嗜睡、谵妄、昏迷、定向力障碍等。昏迷越深，持续时间越长，病情越严重。神志不清最早可见于病程第1～2日，但多见于第3～8日，通常持续1周左右，重者可长达4周以上。

（3）惊厥或抽搐：多于病程第2～5日，患者先见面部、眼肌、口唇小抽搐，随后呈肢体阵挛性抽搐，可为单肢或双肢，重者出现全身抽搐、强直性痉挛，历时数分钟至数十分钟不等，均伴有意识障碍。严重抽搐可导致发绀，甚至呼吸暂停。

（4）呼吸衰竭：主要为中枢性呼吸衰竭，多见于重症患者，表现为呼吸节律不规则及幅度不均，如呼吸表浅、双吸气、叹息样呼吸、潮式呼吸、抽泣样呼吸等，最后呼吸停止。如出现脑疝，患者早期表现除上述呼吸异常外，尚有脑疝的其他临床表现，包括：

1）面色苍白，喷射性呕吐，反复或持续惊厥，抽搐，肌张力增高，脉搏转慢，过高热。

2）昏迷加重或烦躁不安。

3）瞳孔不等大、忽大忽小，对光反射迟钝。小儿可有前囟膨隆、视乳头水肿。也可发生外周性呼吸衰竭，表现为呼吸先增快后变慢，胸式或腹式呼吸减弱，发绀，但呼吸节律整齐。

（5）神经系统症状和体征：乙脑的神经系统表现多在病程10日内出现，第2周后就较少出现新的神经症状和体征。常有浅反射消失或减弱，膝腱及跟腱反射等深反射先亢进后消失，病理性锥体束征如巴氏征等可呈阳性，常出现脑膜刺激征。深昏迷者可有膀胱和直肠麻痹（大、小便失禁或尿潴留）。昏迷时，除浅反射消失外，尚可有肢体强直性瘫痪，偏瘫较单瘫多见，或全瘫，伴肌张力增高。此外，乙脑因病变损害部位不同，还可有其他神经受损的相应临床表现。

3. 恢复期 极期过后，体温逐渐下降，精神神经症状逐日好转，一般于2周左右可完全恢复。但重症病人可有神志迟钝、痴呆、失语、多汗、吞咽困难、颜面瘫痪、四肢强直性瘫痪或扭转痉挛等恢复期症状。经积极治疗后病人大多于6个月内恢复。

4. 后遗症期　患病6个月后如仍有精神神经症状，称后遗症。后遗症发生率约5%～20%，重症患者近半数可有后遗症。主要有意识障碍、痴呆、失语和肢体瘫痪、扭转痉挛和精神失常等，经积极治疗可有不同程度的恢复。癫痫发作后遗症可持续终生。

（二）临床类型

1. 轻型　发热在38～39℃，神志清楚，无抽搐，脑膜刺激征不明显。病程5～7日。

2. 普通型　发热在39～40℃，嗜睡或浅昏迷，偶有抽搐及病理反射阳性，脑膜刺激征较明显。病程约7～10日，多无恢复期症状。

3. 重型　发热在40℃以上，昏迷，反复或持续抽搐，浅反射消失，深反射先亢进后消失，病理反射阳性。常有神经定位症状和体征。可有肢体瘫痪或呼吸衰竭。病程多在2周以上，恢复期常有精神异常、瘫痪、失语等症状，少数病人留有后遗症。

4. 极重型（暴发型）　起病急骤，体温于1～2日内升至40℃以上，反复或持续性强烈抽搐，伴深度昏迷，迅速出现中枢性呼吸衰竭及脑疝等。多在极期中死亡，幸存者常有严重后遗症。

（三）并发症

发生率约10%，以支气管肺炎最常见，多因昏迷患者呼吸道分泌物不易咳出或应用人工呼吸器后而引起。次为肺不张、败血症、尿路感染、褥疮等。重型病人要警惕应激性溃疡致上消化道大出血。

【诊断要点】

（一）流行病学史

明显的季节性（夏秋季），当地有乙脑流行，10岁以下儿童多见。流行病学史对诊断有参考价值。

（二）症状和体征

包括起病急、高热、头痛、呕吐、意识障碍、抽搐，病理反射及脑膜刺激征阳性等。

（三）实验室检查

1. 血象　白细胞总数常在（10～20）$\times 10^9$/L，病初中性粒细胞在80%以上，随后以淋巴细胞占优势，部分患者血象始终正常。

2. 脑脊液　压力增高，外观无色透明或微混，白细胞计数多在（50～500）$\times 10^6$/L，个别可高达1 000$\times 10^6$/L以上，分类早期以多核细胞占多数，以后为单核细胞占多数，氯化物正常，糖正常或偏高。少数病例于病初脑脊液检查正常。

3. 影像学检查　X线计算机体层摄影术（X-ray computed tomography，CT）和磁共振成像（magnetic resonance image，MRI）检查可见脑实质散在炎症病灶。

4. 血清学检查

（1）特异性IgM抗体测定：通常采用IgM抗体捕获酶联免疫法（ELISA法）检测血清和脑脊液中特异性IgM抗体。特异性IgM抗体一般在病后3～4天即可出现，两周达到高峰，可作早期及现症病人的诊断。

（2）补体结合试验和血凝抑制试验：均可用于检测血清特异性抗体，因其检测的是IgG抗体，只有在疾病早期和恢复期分别采集血标本，双份血清抗体效价4倍或4倍以上增加时才有临床诊断意义。

（3）乙脑病毒抗原测定：采用单克隆抗体反向被动血凝法检测患者血清和脑脊液中的乙脑病毒抗原，是目前较好的快速诊断方法。

（4）病毒分离：病程第1周内死亡病例的脑组织中可分离到病毒，但脑脊液和血中不易分离到病毒。

根据流行病学史、临床特点和血常规及脑脊液检查结果，即可得出临床诊断。血清或脑脊液中特异性IgM抗体阳性可以确诊。

（四）鉴别诊断

乙脑应与中毒性菌痢、结核性脑膜炎、化脓性脑膜炎及其他病毒性脑炎进行鉴别诊断。

【治疗原则及方案】

目前尚无特效的抗病毒药物。重点处理好高热、抽搐和呼吸衰竭等危重症状。

（一）一般治疗

病人应住院隔离，病室应有防蚊和降温设备，控制室温在30℃以下。昏迷病人要注意口腔清洁。定期翻身、侧卧、拍背、吸痰，以保持呼吸道通畅和防止继发性肺部感染。保持皮肤清洁，防止褥疮发生。注意保护角膜。昏迷抽搐病人应设床栏以防坠床，并防止抽搐时舌头被咬伤。注意水及电解质平衡。重症者应输液，成人每日1 500～2 000ml，小儿50～80ml/(kg·d)，并酌情补充钾盐，纠正酸中毒，但输液量不宜过多，以防止脑水肿。昏迷者可予鼻饲。

（二）对症治疗

高热、抽搐及呼吸衰竭是危及病人生命的三种主要症状，且可互为因果，形成恶性循环。必须及时给予处理。

1. 高热 采用物理降温为主、药物降温为辅，同时降低室温，使肛温控制在38℃左右，包括冰袋敷额、枕部和体表大血管部位（腋下、颈部及腹股沟等）、酒精擦浴、冷盐水灌肠等。幼儿或年老体弱者，可用50%安乃近滴鼻。高热伴抽搐者，可用亚冬眠疗法，以氯丙嗪和异丙嗪每次各0.5～1mg/kg肌注，或用乙酰丙嗪代替氯丙嗪，剂量为每次0.3～0.5mg/kg，每4～6小时1次，配合物理降温。疗程约3～5日，用药过程中注意呼吸道通畅。

2. 惊厥或抽搐 处理包括去除病因及镇静止痉。

（1）如脑水肿所致者以脱水为主，可用20%甘露醇静脉滴注或推注（20～30分钟内），每次1～2g/kg，根据病情每4～6小时重复应用。同时可合用肾上腺皮质激素、呋塞米（速尿）、50%高渗葡萄糖液注射。也可采用其他降低高颅压的药物。

（2）如因呼吸道分泌物堵塞致脑细胞缺氧者，应以吸痰、给氧为主，保持呼吸道通畅，必要时行气管切开及人工呼吸。

（3）如因高热所致者，则以降温为主。

（4）若因脑实质病变引起的抽搐，可使用镇静剂。常用的镇静剂有：首选安定，成人每次10～20mg，小儿每次0.1～0.3mg/kg（每次不超过10mg），肌注或缓慢静注。或水合氯醛鼻饲或灌肠，成人每次1～2g，小儿每次100mg/岁（每次不超过1g），必要时可用阿米妥钠，成人每次0.2～0.5g，小儿每次5～10mg/kg，稀释后肌注或缓慢静注，该药作用快而强，排泄亦快，但有抑制呼吸中枢的副作用，故慎用。也可用亚冬眠疗法（用法见前述）。也可肌注巴比妥钠预防抽搐，成人每次0.1～0.2g，小儿每次5～8mg/kg，因有蓄积作用，不宜久用。

3. 呼吸衰竭 依引起的原因给予及时治疗，措施有：

（1）呼吸道分泌物梗阻所致者，吸痰和加强翻身及拍背引流呼吸道分泌物等，若痰液黏稠可雾化吸入α-糜蛋白酶，伴有支气管痉挛可用0.25%～0.5%异丙肾上腺素雾化吸入。并适当应用抗菌药物防治细菌感染等。

（2）由脑水肿所致者用脱水剂治疗。

（3）气管插管。

（4）气管切开：呼吸道阻塞短期内无法解除，或需用人工呼吸通气者。如脑干型呼吸衰竭或呼吸肌麻痹；深昏迷者经一般吸痰、雾化吸入等不能改善通气状态者；假性延髓麻痹、吞咽功能不全、唾液不能排出者；年老体弱患者，有心血管功能不全，病情发展快，或有肺不张和缺氧时，应适当放宽气管切开的指征。

（5）中枢性呼吸衰竭有呼吸表浅、节律不整或发绀时，可用呼吸兴奋剂，如首选洛贝林，成人每次 3～6mg，小儿每次 0.15～0.2mg/kg，静注或静滴，亦可用尼可刹米、利他林、回苏灵等，可交替使用。若明显缺氧时，可经鼻导管使用高频呼吸器治疗（送氧压力 0.4～0.8kg/cm²，频率 80～120 次/分）。

（6）改善微循环，减轻脑水肿，可用血管扩张剂如东莨菪碱，成人每次 0.3～0.5mg，小儿每次 0.02～0.03mg/kg，稀释于葡萄糖液静注或静滴，能改善微循环，并有兴奋呼吸中枢和解痉作用，15～30 分钟重复使用，疗程 1～5 日。此外尚有酚妥拉明、山莨菪碱等。

4. 循环衰竭　重症乙型脑炎患者的后期循环衰竭常与呼吸衰竭同时出现，可根据病情选用强心剂、升压药，补充血容量，注意水、电解质平衡。

（三）恢复期及后遗症处理

要注意进行功能训练（包括吞咽、语言和肢体功能锻炼），可用理疗、针灸、按摩、体疗、高压氧治疗等，对智力、语言和运动功能的恢复有较好疗效。

第十一节　登革热和登革出血热

【概述】

登革热（dengue fever）是由登革病毒感染所致的急性传染病。本病的传播媒介是伊蚊。登革病毒属黄病毒科，含单股线状核糖核酸（RNA），根据包膜抗原不同，可分为 4 个血清型，登革出血热（dengue hemorrhagic fever）多由Ⅱ型登革病毒感染所致。主要临床表现为急性发病、高热、疼痛、皮疹和淋巴结肿大。严重病例可发生大出血和休克，病死率较高。最常见的并发症是急性血管内溶血，多发生于 6-磷酸葡萄糖脱氢酶（G-6PD）缺陷的患者。其他并发症有精神异常，心、肝、肾损害，脑膜脑炎，急性脊髓炎，吉兰-巴雷（Guillain-Barre）综合征和眼部病变等。主要的预防措施是灭蚊和防蚊。暂无可供现场应用的疫苗。

【临床表现】

（一）登革热

1. 典型登革热　有如下临床表现：潜伏期为 3～14 天，一般为 4～8 天。

（1）发热：常急骤起病，头痛、发热和眼球后痛，24 小时内体温可达 40℃，多呈弛张热型或稽留热型。常同时伴有背痛，全身骨、肌肉及关节痛，胃纳减退，恶心、呕吐等。颜面潮红，结合膜充血及浅表淋巴结肿大。发热持续 2～7 天。部分病例于病后第 3～5 天体温降至正常，1 日后又再上升，呈双峰热型或马鞍热型。

(2) 皮疹：于病程第 3～6 天出现，可为斑丘疹、麻疹样皮疹、猩红热样疹、红斑疹或皮下出血点等。同一患者可同时存在不同形态的皮疹，分布于四肢、躯干和头面部，常持续 3～4 天后逐渐消退。

(3) 出血：约半数病例出现不同程度的出血，如牙龈出血、鼻出血、皮下出血、消化道出血、咯血、血尿、阴道出血、腹腔或胸腔出血等。出血多发生在病程的第 5～8 天。

典型登革热的病程约为 2 周。

2. 非典型登革热　临床类型包括轻型登革热、重型登革热和登革出血热。

登革出血热是登革热的一种严重临床类型，其特征为发热 2～5 天后突然加重，多个器官发生出血和/或休克，血液浓缩，血小板减少，病死率高。

(二) 并发症

以急性血管内溶血最为常见，多发生于 6-磷酸葡萄糖脱氢酶缺陷的患者。其他并发症有精神异常，心、肝、肾损害，脑膜脑炎，急性脊髓炎，急性多发性神经根炎（吉兰-巴雷综合征）和眼部病变等。

【诊断要点】

(一) 流行病学史

注意患者发病的季节（夏秋季），于发病前 3 天至 2 周内是否曾到登革热流行区、曾被伊蚊叮咬等。

(二) 典型临床表现

急性起病、高热、全身疼痛、皮疹、出血和淋巴结肿大。若有典型的登革热临床表现，有明显的大出血现象，血小板在 $100\times10^9/L$ 以下，血细胞比容增加 20%以上者，可诊断为登革出血热。若同时伴有休克者，则可诊断为登革休克综合征。

(三) 实验室检查

1. 血常规检查　外周血白细胞总数、血小板常显著减少。

2. 血清学检测　血清特异性 IgM 抗体阳性或双份血清中恢复期特异性 IgG 抗体阳性，滴度比急性期升高 4 倍或 4 倍以上者，可以确诊。

3. 分子生物学检测　用逆转录-聚合酶链反应（RT-PCR）检测登革病毒 RNA，阳性者有助于诊断。

4. 登革病毒分离　于发病早期，将患者的血清接种于白纹伊蚊胸肌 C6/36 细胞株作组织培养、分离登革病毒，阳性者可确诊。

(四) 鉴别诊断

登革热应与流行性感冒、麻疹、猩红热、恙虫病等相鉴别。登革出血热应与钩端螺旋体病、败血症、肾综合征出血热、流行性脑脊髓膜炎等相鉴别。

【治疗原则及方案】

（一）一般治疗

做防蚊隔离，急性期应卧床休息，给予易消化及吸收的流质或半流质食物，加强护理，补充维生素，维持水、电解质、酸碱平衡。注意口腔及皮肤清洁，保持大便通畅。

（二）对症治疗

高热时应作物理降温，慎用止痛退热药。对严重毒血症者，可短期应用小剂量肾上腺皮质激素，如泼尼松 5mg，每日口服 3 次。对有出血倾向的患者，可选用安络血、止血敏、维生素 K 等药物。当出现颅压增高征时，应及时应用 20%甘露醇注射液 250～500ml，快速静脉滴注。同时应用呋塞米（速尿）可提高脱水效果。静脉滴注地塞米松亦有助于减轻颅压增高。当发生大出血时，除用止血药外，应及时输入新鲜全血或血小板。当发生休克时，应快速输液以扩充血容量、纠正酸中毒，并应用血管活性药物，如多巴胺、间羟胺等抗休克治疗。

（三）并发症治疗

1. 急性血管内溶血的治疗　严重病例可发生急性肾衰竭，宜应用肾上腺皮质激素、碳酸氢钠，并作血液透析治疗。

2. 脑膜脑炎的治疗　应及时降低颅压，应用 20%甘露醇脱水和肾上腺皮质激素治疗。

3. 吉兰-巴雷综合征的治疗　除加强对症治疗、应用肾上腺皮质激素外，有呼吸衰竭者，还需应用人工呼吸机治疗。

第十二节　脊髓灰质炎

【概述】

脊髓灰质炎（poliomyelitis）是由脊髓灰质炎病毒引起的急性传染病，通过粪便和咽部分泌物传播。感染后绝大多数为隐性感染。部分病人可出现发热、上呼吸道感染、肢体疼痛、头痛或无菌性脑膜炎，少数出现肢体瘫痪。严重者可因呼吸麻痹而死亡。本病多发生于小儿，故又称为“小儿麻痹症”。自采取疫苗预防本病以来，发病率显著下降。

【临床表现】

潜伏期为 5～35 天，一般为 9～12 天。

根据临床表现，可分为无症状型、顿挫型、无瘫痪型及瘫痪型。

（一）无症状型（即隐性感染）

最为常见，占全部感染者的90%～95%。感染后不显现症状，但血清中可检出特异性抗体，从咽部和粪便中可分离出病毒。

（二）顿挫型

约占全部感染者的4%～8%。表现为发热、疲乏、头痛、嗜睡、咽痛、恶心、呕吐、便秘等，无中枢神经系统受累的症状。本型临床表现缺乏特异性，可有下列三种临床表现：

1. 上呼吸道感染症状　有不同程度的发热，可有感冒症状，咽部不适，咽部淋巴组织充血、水肿。

2. 消化道症状　表现为恶心、呕吐、腹泻或便秘，腹部不适，可有中度发热。

3. 流感样症状　有发热及类似流感的症状。上述症状持续约1～3天，即行恢复。

（三）无瘫痪型

临床上具有前驱期症状、脑膜刺激征和脑脊液改变。前驱期症状与顿挫型临床表现相似，数天后出现脑膜刺激征。患者可呈现头痛、颈痛、背痛、呕吐、颈部和背部强直，克氏（Kernig）和布氏（Brudzinski）征阳性。三脚架征（患者在床上起坐时两臂向后伸直支撑身体）和Hoyne征（患者在仰卧位时，将其肩部抬高可见头向后倾）亦可呈阳性，但无神经和肌肉功能的改变。脑脊液检查符合无菌性脑膜炎的改变。患者一般在3～5天内退热，但脑膜刺激征可持续2周。

（四）瘫痪型

约占全部感染病例的1%～2%。患者具有无瘫痪型的临床表现，且病损累及脊髓前角灰质、脑或脑神经。按病变部分可分为脊髓型、脑干型和脑炎型三型，以脊髓型最为常见。本型分为以下5期：

1. 前驱期　本期临床症状与顿挫型相似，在儿童中以上呼吸道感染表现为主，在成人则为全身肌肉、骨骼酸痛及皮肤感觉过敏。经1～2天发热期，再经4～7天无热期，然后再度发热，进入瘫痪前期。双相热型主要见于儿童中的10%～30%病例。大多数病例，包括成年病例皆缺乏前驱期而进入瘫痪前期。

2. 瘫痪前期　本期表现为发热、头痛、呕吐和肌肉疼痛、痉挛。体温常不很高，头痛波及颈部和背部，并可放射到两大腿。由于肌肉疼痛使运动受限制，加之肌肉痉挛，造成瘫痪错觉。偶有皮肤感觉异常、过敏。检查三角架征和Hoyne征以及Lasegue征（膝关节伸直时，屈曲髋关节引起疼痛）亦常阳性。约半数患者颈部强直和克氏征阳性。患者可有短暂的意识丧失和嗜睡。可有腹痛、便秘、鼓肠和尿潴留。本期一般持续3～4天，偶可短至36小时或长至14天。极少数病例无本期表现而直接进入瘫痪期。

3. 瘫痪期 多在发热和肌痛处于高峰时，突然发生瘫痪，或从轻瘫开始，逐渐加重，与此同时脑膜刺激征逐渐消退。瘫痪呈不对称性，可累及任何一组肌群。因病毒侵犯的部位不同，临床上瘫痪可分为以下类型：

（1）脊髓型：本型最多见，脊髓的颈、胸、腰椎部位均可受侵犯，前角运动神经受损引起相应的肌肉瘫痪。瘫痪多不对称，常见的为四肢瘫痪，尤以下肢瘫痪多见，多数为单肢瘫痪，其次为双肢，三肢及四肢同时瘫痪者少见。特点为下运动神经元性瘫痪，呈弛缓性，肌张力减退，腱反射减弱或消失。患者有肌肉疼痛及感觉过敏，但检查感觉并不消失。任何肌肉及肌群均可发生瘫痪，颈背肌瘫痪时患者不能抬头、起坐及翻身，呼吸肌（膈肌及肋间肌）瘫痪时，可出现呼吸运动障碍、呼吸浅促、咳嗽无力、发音障碍及胸廓扩张受限，严重者可缺氧甚至呼吸衰竭。膀胱肌瘫痪时，发生尿潴留或尿失禁，肠肌和腹肌瘫痪时，可出现顽固性便秘，腹肌瘫痪时可见腹壁局部突出和腹壁反射消失。

在瘫痪的第5～6天，随着体温的逐渐消退，瘫痪即停止发展，但约有10%的病例，退热后瘫痪仍继续进展约1周。

（2）脑干型：病变主要在延髓及脑桥。主要表现为：

1）脑神经瘫痪：第10和第7对脑神经损害常见，但其他脑神经如第9、11、12、3、4、6对等也可受累。脑神经瘫痪多为单侧性，第10对脑神经瘫痪时出现鼻音，流质饮食由鼻反流，口咽分泌物和饮食积聚咽头，呼吸困难、发音困难等。第7对脑神经受损时出现面瘫。第9对脑神经瘫痪时吞咽困难、进食呛咳。第11对脑神经瘫痪时，除吞咽困难外，尚有抬肩无力、肩下垂、头向前后倾倒等表现。第12对脑神经被侵时，亦可发生吞咽困难，此外，尚有舌外伸偏向患侧，以及咀嚼、发音等障碍。第3和6对脑神经受累时，可引起眼肌瘫痪、眼睑下垂等。

2）呼吸中枢损害：当延髓腹外侧网状组织受损时，可出现中枢性呼吸障碍，如呼吸浅弱而不规则、双吸气、呼吸间歇加长、呼吸变慢、呼吸暂停等。严重者出现呼吸衰竭。

3）血管运动中枢损害：当延髓内侧网状组织受损时，可出现脉细弱不规则、心律失常、血压下降、四肢厥冷、发绀等循环衰竭表现。

（3）混合型：兼有脊髓型和脑干型瘫痪的表现，可出现肢体瘫痪、脑神经瘫痪、呼吸中枢损害、血管运动中枢损害等各种不同组合的临床症状。

（4）脑炎型：患者可单纯表现为脑炎，也可与脑干型或脊髓型同时存在。弥漫性脑炎表现为意识障碍、过高热、谵妄、震颤、惊厥、昏迷、强直性瘫痪等。局灶性脑炎表现为大脑定位症状，恢复期可出现阅读不能症、阵挛或癫痫样大发作等。

4. 恢复期　急性期后 1～2 周瘫痪肢体逐渐恢复，肌力也逐步加强。恢复从肢体远端开始，如下肢常以趾为起点，继达胫部和股部。腱反射随自主运动的恢复而渐趋正常。病肢在头 3～6 个月内恢复较快，此后则进步减慢。轻症者经 1～3 个月即明显恢复，重症者常需 6～18 个月甚或更久的时间才能恢复。

5. 后遗症期　某些肌群由于神经损伤过甚而致功能难以恢复，出现持久性瘫痪和肌肉挛缩，并可导致肢体或躯干畸形，如脊柱前凸或侧凸、马蹄足内翻或外翻等。骨骼发育也受阻碍，小儿的生长和发育可受严重影响。

（五）并发症

多见于脑干型患者，可发生吸入性肺炎及肺不张。尿潴留患者易发生泌尿系感染。长期卧床患者可因骨质脱钙而发生高钙血症及泌尿系结石。此外，尚可见心肌炎、高血压、消化道应激性溃疡穿孔与出血等并发症。

【诊断要点】

（一）流行病学史

当地有脊髓灰质炎流行；多见于小儿；是否服过脊髓灰质炎疫苗史可作为本病临床诊断的参考。

（二）临床表现

发热、多汗、烦躁、肌肉疼痛及肢体感觉过敏者，应考虑本病的诊断，如出现分布不对称的肢体弛缓性麻痹，则本病的临床诊断可成立。确诊则须做病毒分离或血清特异性抗体检测。对无症状型、顿挫型及无瘫痪型患者，则须依据流行病学史。实验室病毒分离或血清特异性抗体检测可以确诊。

（三）实验室检查

1. 血常规　多正常，急性期血沉可增快。

2. 脑脊液检查　前驱期脑脊液一般正常，瘫痪前期即可有异常改变：压力增高，白细胞轻度增多，在（50～500）$\times10^6$/L 之间，早期中性粒细胞可增多，以后以淋巴细胞为主。蛋白轻度增加，细胞数于瘫痪后 3 周时多恢复正常，蛋白量则在 4～10 周后才恢复正常，呈现蛋白质-细胞分离现象，糖和氯化物基本正常，培养无菌生长。

3. 病毒分离　在病程第 1 周内，可从咽部、血液及粪便中分离出病毒，瘫痪前期可从脑脊液中分离。可将标本接种到猴肾、人胚肾或 HeLa 细胞中，组织培养可获得病毒，再用特异性抗血清做中和试验鉴定其型别。

4. 血清免疫学检查 中和试验可检测血清中特异抗体，恢复期比急性期抗体效价4倍以上增高有诊断意义。补体结合试验亦可采用，但特异性较低。用ELISA法检测血和脑脊液中特异性IgM抗体，阳性率高，第1～2周即可出现阳性，4周内阳性率为93.5%，可作早期及现症病人的诊断。RT-PCR检测病毒RNA可快速诊断，且特异性及敏感性高。

（四）鉴别诊断

瘫痪前期应与其他病毒性脑膜炎、结核性脑膜炎等鉴别。瘫痪期应与急性多发性神经根炎（吉兰-巴雷综合征）、其他肠道病毒如柯萨奇病毒、埃可病毒引起的瘫痪、家族性周期性麻痹等病鉴别。脑炎型脊髓灰质炎应与其他病毒性脑炎（流行性乙型脑炎、其他病毒引起的脑炎、散发性病毒性脑炎）等鉴别。

【治疗原则及方案】

（一）前驱期与瘫痪前期治疗

目前尚无特效抗病毒治疗，以对症处理为主。消化道隔离，卧床休息，尽量避免肌内注射、手术等刺激及损伤，以减少瘫痪的发生。发热较高、病情进展迅速者，可短期应用肾上腺皮质激素治疗，如泼尼松或地塞米松等。烦躁不安、发热、肌肉剧烈疼痛者，可用镇静、解热及止痛药，以缓解症状。

（二）瘫痪期治疗

应将瘫痪肢体置于功能位置，避免刺激及受压。可应用维生素C及能量合剂，有助于肌肉功能的恢复。此外还可应用一些促进神经细胞传导功能的药物，如：

1. 地巴唑 成人10mg/次，儿童为每次0.1～0.2mg/kg，每日1次，疗程10天。

2. 新斯的明 成人：每次0.5～1mg，儿童：每次0.02～0.04mg/kg，每日皮下或肌内注射1次，疗程7～10天。

3. 加兰他敏 成人：每次2.5～5mg，儿童：每次0.05～0.1mg/kg，每日肌注1次，从小剂量开始，逐渐加大，20～30天为一疗程。维生素B_1、B_{12}等可促进神经细胞的代谢，可适当选用。对脑干型麻痹患者，应注意清除咽喉部分泌物，保持呼吸道通畅，必要时可做气管切开。呼吸肌麻痹或有中枢性呼吸衰竭者，应使用人工呼吸机。继发细菌感染时，采用有效抗菌药物。

（三）恢复期治疗

体温恢复正常、瘫痪停止进展后，即采用按摩、推拿、针灸及理疗等，以促进瘫痪肌肉的恢复。如因严重后遗症造成畸形，可采用矫形手术治疗。

第十三节 狂 犬 病

【概述】

狂犬病（rabies）又名恐水症（hydrophobia），是由狂犬病毒所致，是以侵犯中枢神经系统为主的急性人兽共患传染病。人狂犬病通常由病兽以咬伤方式传给人。临床表现为特有的恐水、怕风、恐惧不安、咽喉肌痉挛、进行性瘫痪等。病死率几乎达100%。预防措施主要包括犬的管理、人被咬伤后伤口的正确处理和及时预防注射。

【临床表现】

潜伏期长短不一，5日至10年或更长，一般1～3个月。1年内发病者占全部病例的99%。临床可分为狂躁型（脑炎型）及麻痹型。我国常见为狂躁型，临床经过分为3期。

（一）前驱期

常有低热、倦怠、头痛、恶心、全身不适，继而出现恐惧不安、烦躁、失眠，对声、光、风等刺激敏感而有喉头紧缩感。在愈合的伤口及其神经支配区有痒、痛、麻及蚁走感等异样感觉，是最有意义的早期症状。本期持续2～4日。

（二）兴奋期

表现为高度兴奋，突出为极度恐怖表情、恐水、怕风、发作性咽喉肌痉挛。体温常升高（38～40℃）。恐水为本病的特征，典型表现为虽渴极而不敢饮水，见水、闻流水声、饮水或仅提及饮水时，均可引起咽喉肌严重痉挛。外界多种刺激如风、光、声也可引起咽肌痉挛。常因声带痉挛伴声嘶、说话吐词不清，严重发作时可出现全身肌肉阵发性抽搐，因咽喉肌和呼吸肌痉挛致呼吸困难和发绀。还可表现为大量流涎、乱吐唾液，大汗淋漓，心率加快，血压上升。病人神志多清晰，可出现精神失常、幻视幻听等。本期约1～3日。

（三）麻痹期

患者肌肉痉挛停止，进入全身弛缓性瘫痪，患者由安静进入昏迷状态。最后因呼吸、循环衰竭死亡。该期持续时间较短，一般仅为6～18小时。

本病全病程一般不超过6日。除狂躁型外，尚有以脊髓或延髓受损为主的麻痹型。该型患者无兴奋期和典型的恐水表现，常见高热、头痛、呕吐、腱反射消失、肢体软弱无力、共济失调和大小便失禁，呈横断性脊髓炎或上行性麻痹等症状，最终因肌肉瘫痪而死亡。

【诊断要点】

（一）流行病学史

有被狂犬或病兽如狼、猫等咬伤或抓伤史。

（二）临床特点

出现典型症状如恐水、怕风、咽喉痉挛，或怕光、怕声、多汗、流涎和咬伤处出现麻木、感觉异常等。

（三）实验室检查

1. 周围血象及脑脊液检查　外周血白细胞总数轻至中度增多，中性粒细胞占80%以上。脑脊液细胞数及蛋白质可稍增多，糖及氯化物正常。

2. 病毒抗原抗体检测

（1）检测狂犬病毒抗原：可取角膜印片、髪根皮肤活检组织或脑组织，通过免疫荧光抗体技术检测抗原，阳性率可达98%。

（2）应用ELISA检测血清中特异性抗体，阳性时有助狂犬病的诊断。

3. 病毒分离　取病人的唾液、脑脊液、泪液接种鼠脑分离病毒。至少需1周才有结果。

4. 内基小体检查　均于死后进行，取动物或死者的脑组织作切片染色，镜检找内基小体，阳性时可确诊。

5. 病毒核酸检测　可取脑组织应用逆转录-聚合酶链反应（RT-PCR）检测狂犬病毒核酸，阳性时可确诊。

根据流行病学史和临床特点作出临床诊断。确诊有赖病原学实验室检查的阳性结果（包括病毒分离、内基小体检查、病毒核酸和抗原检测）。

（四）鉴别诊断

本病尚需与破伤风、病毒性脑膜脑炎、脊髓灰质炎、疫苗接种后脑炎或急性多发性神经根炎（吉兰-巴雷综合征）等疾病进行鉴别。

【治疗原则及方案】

本病发病后无特效治疗，而且病死率极高。故重点在于预防发病。

（一）狂犬病的治疗

以对症和支持治疗为主。

1. 单室严格隔离病人，防止唾液污染，尽量保持病人安静，减少光、风、声等刺激。

2. 狂躁时用镇静剂，如安定、鲁米那等。

3. 加强监护治疗，包括给氧，必要时气管切开，纠正酸中毒，维持水、电解质平衡。有心动过速、心律失常、高血压等，可用β受体阻滞剂或强心剂。有脑水肿时给予脱水剂。

（二）犬咬伤后的处理

1. 伤口处理　挤出污血，伤口应尽快用20%肥皂水或0.1%新洁尔灭

（季胺类消毒液）反复冲洗至少半小时，力求去除带有狂犬病毒的狗涎。季胺类与肥皂水不可合用。冲洗后用70%酒精擦洗及浓碘酒反复涂拭，伤口一般不予缝合或包扎，以便排血引流。如有抗狂犬病免疫球蛋白或免疫血清，则应在伤口底部和周围行局部浸润注射。

2. 预防接种

（1）疫苗接种：国内主要采用狂犬病毒的地鼠肾细胞疫苗，咬伤后应尽早进行狂犬病毒地鼠肾细胞疫苗的预防注射。疫苗共接种5次，每次2ml，于0、3、7、14和30日完成。如严重咬伤，可全程注射10针，于当日至第6日每日1针，随后于10、14、30、90日各注射1针。

（2）免疫球蛋白注射：有马或人源性抗狂犬病毒免疫球蛋白和免疫血清，以人抗狂犬病毒免疫球蛋白（HRIG）最佳，HRIG用量为20 IU/kg；马抗狂犬病毒免疫血清（简称马抗血清）为40 IU/kg，总量一半在伤口进行局部浸润注射，剩余剂量作臀部肌内注射。为避免马血清的过敏反应，注射前应作皮肤过敏试验，过敏者可用脱敏注射。

3. 预防破伤风及细菌感染。

第十四节 巨细胞病毒感染

【概述】

巨细胞病毒（cytomegalovirus，CMV）感染又称巨细胞包涵体病。感染的巨细胞病毒主要有两种类型，即先天性宫内感染和后天获得性感染。前者可导致胎儿先天缺陷，而后者多发生在有免疫功能缺陷如艾滋病患者，可引起严重的临床后果。

本病可经胎盘直接感染胎儿。儿童及成人主要通过密切接触，经受染体液而传染。此外，输血及血制品、器官移植亦为重要的传播途径。

【临床表现】

本病潜伏期不详，临床类型分为：

（一）先天性感染

胎儿受染后可直接导致死胎、流产、早产。出生后相继出现各种先天性缺陷或器官受损表现，以肝及中枢神经系统受损最明显。如新生儿肝炎、肝硬化、脑积水、癫痫及智力障碍等。

（二）后天获得性感染

儿童感染后几乎多无症状，亦可发生CMV肝炎，有肝肿大伴肝功能损害。正常成人多表现为隐性感染或呈单核细胞增多症表现。在免疫缺陷者中，如长期应用免疫抑制剂、艾滋病患者及接受器官移植者等，CMV 感染颇为常见，表现为间质性肺炎、CMV 视网膜炎、肝炎、胃肠道溃疡等。

【诊断要点】

（一）临床表现

婴幼儿及儿童出现发热、皮疹及肝炎症状表现，或有先天性畸形者，接受输血及血制品、艾滋病患者或器官移植病人，临床出现发热、肝功能异常、间质性肺炎、视网膜炎等表现时，应考虑本病的存在。

（二）实验室检查

从患者尿液或唾液分离培养出巨细胞病毒可以确诊，但一般不作为常规检查。血清 IgM 抗体阳性或双份血清 IgG 抗体滴度增高 4 倍或 4 倍以上，结合临床均可作出活动性感染的诊断。

（三）鉴别诊断

先天性巨细胞病毒感染在临床上无法与先天性风疹综合征区别，获得性巨细胞病毒感染在临床上酷似传染性单核细胞增多症。两种情况的鉴别诊断均依靠特异的实验室检查。

【治疗原则及方案】

（一）抗病毒治疗

对免疫功能受损者的巨细胞病毒感染，可用更昔洛韦（ganciclovir）治疗，剂量为每次 5mg/kg，静注，每日 2 次，疗程 14 天。亦可采用膦甲酸钠（foscarnet）治疗艾滋病并发 CMV 视网膜炎，剂量为 60mg/kg，静脉滴注，每日 3 次，疗程 3 周。

（二）对症治疗

对先天性感染引起的各种畸形及发育不良，应予特殊护理及相应的矫正手术治疗。

第十五节　EB 病毒感染

【概述】

EB 病毒（Epstein-Barr virus，EBV）属于人类疱疹病毒，全世界广泛分布，主要通过唾液传播。感染多发生于幼儿，常无明显症状。成人 90% 可测出抗体。原发感染时，可引起传染性单核细胞增多症。EBV 感染与鼻咽癌及非洲儿童淋巴瘤的发生密切相关。近年发现口腔腺体肿瘤、胸腺瘤、器官移植后肿瘤，以及艾滋病病人所患的 B 类淋巴瘤与 EBV 感染有关。

【临床表现】

潜伏期4～7周。感染可累及全身各系统，临床表现复杂多样。一般有发热、食欲减退、恶心、呕吐、腹泻、全身淋巴结肿大、肝脾肿大、皮疹等。有的还可出现神经系统症状。本病恢复期较长，通常需2～4周。本节临床表现主要介绍原发性EB病毒感染-传染性单核细胞增多症。与EBV感染密切相关的人类肿瘤（鼻咽癌、儿童淋巴瘤等）可参见《肿瘤诊疗指南》。

传染性单核细胞增多症（infectious mononucleosis，IM）是EB病毒原发感染的临床类型。

（一）临床表现

潜伏期5～15天，一般为10天。起病缓急不一，近半数有前驱症状，如全身不适、头痛、头昏、畏寒、鼻塞、恶心、呕吐、食欲不振、稀便等。病程自数日至6个月不等，但多数为1～3周。偶有复发，复发时病程较短，病情也较轻。少数病例病程可迁延数月，甚至数年，称为慢性活动性EB病毒感染。本病主要临床表现如下：

1. 发热　除极轻型病例外，均有发热，体温38.5～40℃，伴畏寒，热型可呈稽留热、弛张热或不规则热型，热程自数日至数周，甚至2～4个月者。病程早期可有相对缓脉。

2. 淋巴结肿大　70%以上患者有淋巴结肿大，大小0.5～4cm，质地中等，无明显压痛或轻压痛，不化脓，双侧不对称为其特点。以枕后、颈部淋巴结肿大最为常见，腋下、腹股沟次之，胸廓、纵隔、肠系膜淋巴结亦偶可累及。肿大淋巴结消退缓慢，可于急性症状消退后持续数周至数月。

3. 咽峡炎　约半数病人有咽痛。咽、悬雍垂和扁桃体充血或水肿。少数患者咽部黏膜及扁桃体上有溃疡或假膜形成。软腭及咽弓处可有出血点，齿龈也可肿胀或有溃疡。喉、气管水肿及阻塞罕见。

4. 皮疹　约10%病例于病程1～2周时出现皮疹，多见于躯干部，皮疹为多形性，可呈斑丘疹、猩红热样皮疹、结节性红斑、荨麻疹等，偶呈出血性皮疹。皮疹于3～7天消退，不留痕迹，亦未见脱屑。软腭淤斑可先于或伴同皮疹出现。

5. 肝、脾肿大　肝肿大可见于10%的患者，可伴有轻度压痛，肝功能异常者可达2/3的病例，黄疸少见（在某些流行地区中，黄疸病例可高达15%）。50%～70%的病例有脾肿大，大多在肋缘下2～3cm，偶可发生脾破裂。

6. 其他症状　有眼结膜充血、发绀、鼻出血等。

（二）并发症

1. 神经系统　可表现为病毒性脑膜炎、脑膜脑炎、脊神经根炎、脑干脑炎、周围神经炎、急性多发性神经根炎等。

2. 呼吸系统　可表现为病毒性肺炎。

3. 心血管系统　可表现为病毒性心肌炎。

4. 肾脏　受累时可发生类似肾炎变化。

5. 其他　少数病例可发生腮腺肿大。

【诊断要点】

传染性单核细胞增多症的诊断，以临床症状、典型血象改变和阳性血清学为主要依据，流行病学史有重要的参考价值。

（一）血象

外周血白细胞总数在正常范围内或稍增多，最高可达（30～50）$\times 10^9$/L，分类中淋巴细胞和单核细胞明显增多，可占50%以上。异常淋巴细胞的百分比可达10%～30%以上。在10%以上或绝对值在1×10^9/L以上时具有重要的诊断意义。异常淋巴细胞依其形态可分为泡沫型、不规则型和幼稚型。异常淋巴细胞一般自病起数日内即可出现，但大多于病程第1周末明显增多，1～2个月后逐渐减少。

（二）嗜异性凝集试验

方法简便，适用于临床常规应用。在病程第1周阳性率约为40%，第2周及第3周各可达60%及80%以上，恢复期内迅速下降，抗体持续时间平均2～5个月。约10%的病例呈阴性反应，主要为轻型病例。

（三）EB病毒抗体测定

人感染EB病毒后，病毒膜壳抗原（VCA）、早期抗原（EA）和EB核抗原（EBNA）可诱导产生相应抗体，根据抗体对相应抗原的应答类型，可以确诊EB病毒感染的相关疾病，见表1-1。

表1-1　EB病毒特异性抗体及意义

特异性抗体	在IM中出现的时间	持续时间	阳性率（%）	意　义
VCA：				
IgM抗体	临床症状出现时	4～8周	100	原发感染的最佳标志物；再度激活时无IgM
IgG抗体	临床症状出现时	终身存在	100	既往和新近感染的标志物
EA：				
EA-D抗体	起病后3～4周	3～6个月	70	重症IM病人和NPC病人出现
EA-R抗体	起病后2周至数月	2个月～>3年	低	见于Burkitt淋巴瘤患者
EBNA抗体	起病后3～4周	终身存在	100	较迟出现，有助于嗜异性抗体阴性病人的诊断
补体结合抗体	起病后3～4周	终身存在	100	同上
中和抗体	起病后3～4周	终身存在	100	技术难度高，不作常规检测方法

IM：传染性单核细胞增多症；NPC：鼻咽癌；EA-D：弥漫性早期抗原；EA-R：限制性早期抗原

（四）鉴别诊断

本病须与巨细胞病毒感染和甲型病毒性肝炎鉴别。

【治疗原则及方案】

EB病毒感染目前尚无特效治疗，主要为对症治疗，疾病大多能自愈。急性期特别是并发肝炎时应卧床休息、护肝治疗。继发细菌感染时可酌情选用抗菌药物治疗。

肾上腺皮质激素对传染性单核细胞增多症合并咽喉部有严重病变或水肿者有应用指征，可使炎症迅速消退，其剂量如泼尼松30～60mg/d，分次口服，4天后快速递减剂量，直至停药。对于中枢神经系统并发症、血小板减少性紫癜、自身溶血性贫血、心肌炎、心包炎等可用肾上腺皮质激素治疗。但肾上腺皮质激素治疗仅能改善症状，但不能缩短病程。少数病例有血小板减少伴严重出血倾向，而对肾上腺皮质激素疗效不良者，可给予免疫球蛋白静脉滴注。

对脾肿大的病例应限制其活动（特别是体育活动），以避免创伤性脾破裂。确诊有脾破裂者应紧急外科处理。

阿昔洛韦（acyclovir）、α干扰素、更昔洛韦（ganciclovir）在体外能有效抑制EB病毒的复制，但对临床症状的改善并无明显作用。

第二章 立克次体病

第一节 斑疹伤寒

一、流行性斑疹伤寒

【概述】

流行性斑疹伤寒（epidemic typhus）又称虱传斑疹伤寒（Louse-Borne typhus），是由普氏立克次体（*Rickettsia prowazeki*）通过体虱传播的急性传染病。其临床特点为持续性高热、头痛、斑点样皮疹（或斑丘疹）和中枢神经系统症状，自然病程为3周左右。患流行性斑疹伤寒后数月至数年可复发，称为复发型斑疹伤寒，又称Brill-Zinsser病。

【临床表现】

潜伏期1～3周（平均2周）。一般临床上可分为三型。

（一）典型斑疹伤寒

此型最常见，其症状有：

1. 发热　起病急骤，体温快速上升，1～3天即升至39～40℃，持续2周左右，然后体温下降，3～4日即降至正常，整个病程约3周。随体温的升高，可有乏力、全身肌肉疼痛、面部潮红及眼结膜充血等，随着体温的下降，症状可逐渐减轻。

2. 皮疹　80％的病人有皮疹，于病程第4～6天出现，最初见于胸部、背部、上臂，迅速遍及全身，但面部无皮疹，皮疹不规则，直径2～4mm不等的斑丘疹，由早期鲜红色至恢复期转为暗红色，可呈出血性皮疹，热退后皮疹消退，可留下色素沉着。

3. 中枢神经系统症状　有剧烈头痛、头晕、谵妄和狂躁等，个别有脑膜刺激征，但脑脊液检查正常。

4. 心血管系统症状　心率增快与体温升高成正比，有中毒性心肌炎时可出现心音低钝、心律失常、奔马律等。严重者有休克等表现。

5. 消化系统症状　有恶心、呕吐、便秘或腹泻等，90％的病人有脾肿大，部分病人有肝肿大。

6．呼吸系统症状　病人有咳嗽、呼吸急促等症状，肺部可有支气管炎和支气管肺炎表现。

（二）轻型斑疹伤寒

临床表现是热程短（8～9天）、热度低（不超过39℃）、皮疹少、消退快（1～2日消失）、症状轻等，除头痛与全身疼痛外，无意识障碍及其他并发症。

（三）复发型斑疹伤寒

又称Brill-Zinsser病。国内极少见，国外多见于东欧及移居美国的东欧人。是由于患过斑疹伤寒者，立克次体未被消灭而长期存在体内，当免疫力下降时，立克次体再次繁殖而发病，呈轻型经过。

【诊断要点】

（一）流行病学史

冬春季节，卫生条件差，伴有虱寄生等重要参考资料。

（二）临床表现

如发热、皮疹及全身肌肉疼痛与明显的中枢神经系统症状等。

（三）实验室检查

具诊断意义的有：

1．外斐反应（变形杆菌OX_{19}凝集试验）　以变形杆菌OX_{19}株作抗原与病人血清起凝集反应，一般在发病后7日即出现阳性，阳性率可达70%～80%，3周达高峰，可持续存在3个月。抗体滴度>1∶160或病程中4倍或4倍以上增高即有诊断意义，本试验特异性较差，且不能与地方性斑疹伤寒鉴别。

2．补体结合试验　用普氏立克次体与病人血清做补体结合试验，第1周阳性率60%，第2周可达100%，与地方性斑疹伤寒无交叉反应，可用作鉴别。

3．立克次体凝集试验　直接用普氏立克次体与病人血清做凝集反应，试管法>1∶40；微量法1∶4为阳性。具有特异性高、出现时间早的特点（病程5日，阳性率85%，2～3周达100%）。

4．微量间接血凝试验　只需微量普氏立克次体抗原，就可检测病人血清中的特异性抗体，灵敏度高、特异性强。

5．微量间接免疫荧光试验　检测病人血清中的特异性IgM抗体。

6．分子生物学检查　用DNA探针或PCR法检测普氏立克次体特异性DNA。

7．病原学分离　取病人全血5ml，接种至雄性豚鼠腹腔内，经7～10天，豚鼠发病后杀死，取脑、肾上腺、脾脏、睾丸或腹膜组织涂片染色，可见大量立克次体。取内脏组织匀浆注入鸡胚卵黄囊内，多次传代后可分离提纯立克次体。

（四）鉴别诊断

本病应与地方性斑疹伤寒、恙虫病、伤寒、败血症、肾综合征出血热、回归热等鉴别。

【治疗原则及方案】

（一）一般治疗

卧床休息，不能进食或入量不足者，应输液治疗；注意保护心脏、中枢神经系统，防治肺部并发症等。

（二）病原治疗

四环素、多西环素和氯霉素均有效。四环素和氯霉素 0.5g，一日 3～4 次，热退后再用 2 天停药，疗程 6 天左右。多西环素 0.2g，一日二次，疗程同上。重者或不能进食者，可静脉给药。联用甲氧苄氨嘧啶（TMP）0.1～0.2g，一日 2 次，可提高疗效。

（三）对症治疗

高热、剧烈头痛者予解热镇痛剂；烦躁不安者给予鲁米那、安定等。

（四）并发症治疗

1. 支气管肺炎　较常见，有气促、咳嗽等症状，肺部有湿啰音者，可加用青霉素 G 或其他抗生素治疗。

2. 心肌炎或心内膜炎　卧床休息，静脉滴注高渗葡萄糖液、大剂量维生素 C、维生素 B_1、B_2、能量合剂和肾上腺皮质激素等。

二、地方性斑疹伤寒

【概述】

地方性斑疹伤寒（endemic typhus）又称鼠型斑疹伤寒（murine typhus），是由鼠蚤为媒介传播的急性传染病。其病原是莫氏立克次体（*rickettsia mosseri*），病原体寄生在鼠体内，通过鼠蚤叮咬吸血，在鼠间传播，因此它是自然疫源性疾病。临床表现与流行性斑疹伤寒近似，但病情轻，病程较短，皮疹很少呈出血性。

【临床表现】

潜伏期 1～2 周。临床表现为：

（一）发热

起病急，发热 2～3 天即升至 39℃左右，稽留或弛张型热，持续 9～14 天，然后热退，2～3 天即退至正常。发热期有全身肌肉疼痛、头晕等症状，头痛较突出。

（二）皮疹

50%～80%的患者有皮疹，近年来皮疹率少于10%。出现时间及部位均与流行性斑疹伤寒相似，皮疹多为充血性，数量较少。

（三）中枢神经系统症状

较轻，多数有头痛、头晕、听力减退，很少有意识障碍、谵妄等。

（四）消化系统症状

有食欲不振、恶心等症状。半数病人有脾肿大，少数有肝肿大。

（五）循环系统症状

心率增快与发热成正比，心肌受累及循环系统受累较少。

【诊断要点】

有鼠蚤叮咬史；临床表现与流行性斑疹伤寒相似，但症状轻，皮疹呈充血性，热程短。确诊依靠以下实验室检查：

（一）外斐氏反应

阳性率较低，出现于病程5～17天，但此试验不能与流行性斑疹伤寒鉴别。

（二）补体结合试验

用莫氏立克次体颗粒作抗原，可与流行性斑疹伤寒区别。

（三）间接免疫荧光抗体检测

发病1周阳性率达50%，2周可达100%。

（四）分子生物学检测

有条件的单位可用PCR法检测莫氏立克次体特异性核酸。

（五）立克次体分离

取急性期病人全血5ml，注入雄性豚鼠腹腔内，发病后豚鼠阴囊肿胀，此检查可与流行性斑疹伤寒鉴别。

【治疗原则及方案】

与流行性斑疹伤寒基本相同。

第二节 恙 虫 病

【概述】

恙虫病（scrub typhus）是由恙虫病立克次体感染所致的急性自然疫源性传染病。人被恙螨幼虫叮咬而获感染。恙虫病立克次体先在入侵部位繁殖，引起皮肤损害，继而进入血液循环，形成立克次体血症，在血管内皮细胞和单核-巨噬细胞系统内生长繁殖，产生毒素，引起全身毒血症状和各脏器的炎性、变性病变。主要临床表现为发热、焦痂（或溃疡）、皮疹和淋巴结肿大。可发生中毒性肝炎、支气管肺炎、心肌炎、脑膜脑炎、肾衰竭和消化道大出血等并发症。预防的重点是灭鼠，加强个人防护，防止被恙螨幼虫叮咬。

【临床表现】

潜伏期为4～21日，一般为10～14日。临床表现有：

（一）发热及全身中毒症状

起病急，体温可在1～2日内上升到39℃以上，呈弛张热型，常伴有畏寒或寒战、头痛、全身酸痛、疲乏、食欲减退等急性感染症状。患者颜面潮红、结膜充血等。病程第2周病情常加重，患者表情淡漠、重听、谵妄，甚至出现抽搐或昏迷，并可有颈项强直等脑膜刺激征；心率快、心音弱、心律紊乱等心肌炎表现；以及咳嗽、胸痛、气促等肺炎症状。病程进入第3周后病情明显加重，可出现多脏器损害和出血现象。

（二）焦痂及溃疡

对本病的诊断最具特征性，可见于36％～100％的患者，其外观呈圆形或椭圆形，直径3～15mm，焦黑色，边缘稍隆起，周围有红晕，如无继发感染，则不痛不痒，无渗液。痂皮脱落后，中央凹陷形成溃疡，基底部呈现淡红色肉芽创面。多数患者只有一个焦痂，个别可有2～3个。因恙螨幼虫好侵袭人体湿润、气味较浓、较隐蔽的部位，故焦痂多见于腹股沟、肛周、会阴、外生殖器、腋窝等处，偶见于胸、乳房、脐、趾间、眼睑等部位。需仔细检查，以免遗漏。

（三）淋巴结肿大

多先见于焦痂附近的淋巴结，有压痛，可移动。病程第2周，常见全身浅表淋巴结轻度肿大。

（四）皮疹

多见于病程第4～6日，为暗红色斑丘疹，多为充血性，少数呈出血性，不痒，直径约2～5mm，多散发于胸、腹、背部，向四肢扩展，但面部很少，手掌和足底缺如。皮疹持续3～7日后消退，可遗留少许色素沉着。

（五）肝、脾肿大

质软，无触痛。

（六）并发症

以中毒性肝炎最为常见。其次是支气管肺炎、心肌炎、脑膜脑炎、肾衰竭和消化道大出血等。

【诊断要点】

（一）流行病学史

注意流行季节（5～11月为好发季节，6～8月为发病高峰季节），发病前

3 周内曾否到过流行区，有无户外工作、露天野营或在田边草丛中坐、卧休息等。

（二）临床表现

起病急，发热，体温可达 39℃以上，呈弛张热型，常伴有畏寒或寒战、头痛、全身酸痛、疲乏、食欲减退等急性感染症状。患者颜面潮红、结膜充血并有焦痂、溃疡、淋巴结肿大、皮疹、肝脾肿大等。随着病程的延长而病情加重，出现多器官功能损害和出血现象。

（三）实验室检查

1. 血象　外周血白细胞数减少或正常，有并发症时则增多，分类有核左移现象。

2. 血清学反应

(1) 变形杆菌 OX_K 凝集反应：最早可于第 4 病日出现阳性反应。病程第 1～3 周，阳性率分别为 30%、63%和 87%，效价为 1∶80～1∶1280 不等。一般凝集效价在 1∶160 以上或病程中有 4 或 4 倍以上增高，才有诊断意义。

(2) 斑点酶标法测定特异性 IgM 抗体，早期可有较高的阳性率。

3. 病原体分离　取高热患者全血 0.3～0.5ml，接种于小白鼠腹腔内，经饲养 8～10 日后发病，而于 11～16 日内死亡。取脾、肝或腹膜作印片，吉姆萨（Giemsa）染色后可在单核细胞浆内发现紫红色、成簇状分布的恙虫病立克次体。

4. 其他检查　用 PCR 技术检测恙虫病立克次体特异性核酸。

（四）鉴别诊断

须与斑疹伤寒、流行性感冒、伤寒、疟疾、钩端螺旋体病、肾综合征出血热、败血症、皮肤炭疽等鉴别。

【治疗原则及方案】

（一）病原疗法

氯霉素有特效，服药后体温大多在 1～2 日内降至正常，剂量为成人 2g/d，儿童 25～40mg/(kg·d)，分 4 次口服，退热后剂量减半，再用 7～10 日。严重病例可作静脉滴注。四环素族中以多西环素疗效较好，成人剂量为 0.2g，每日 1 次，连服 5～7 日，罗红霉素治疗亦有较好效果。成人口服 0.2g/d，儿童 4mg/(kg·d)，每日 1 次口服。热退后减半量，疗程 10 日。氟喹诺酮类药物亦有较好疗效。

（二）对症与支持疗法

病人应卧床休息，给予易消化及吸收的流质或半流质食物，加强护理，补充维生素，维持水、电解质、酸碱平衡。注意口腔及皮肤清洁，保持大便通畅。高热时应作物理降温，慎用止痛退热药。

（三）并发症治疗

对发生中毒性肝炎的病人，应避免使用对肝功能有损害作用的药物，并适当应用护肝药物。对发生支气管肺炎的病人，可酌情应用其他抗生素。发生心肌炎的病人应绝对卧床休息，适当应用心肌营养药物。对发生脑膜脑炎的病人，可短期应用肾上腺皮质激素，用20％甘露醇脱水降低颅压。对发生肾衰竭的病人，可作血液透析。对发生消化道大出血的病人，可应用止血药物并且输血治疗。

第三章　细菌性疾病

第一节　流行性脑脊髓膜炎

【概述】

流行性脑脊髓膜炎（epidemic cerebrospinal meningitis）是由脑膜炎球菌引起的化脓性脑膜炎，主要由飞沫通过空气传播，好发于冬春季，多见于儿童。主要临床表现有发热、头痛、呕吐、皮肤黏膜淤点、淤斑及脑膜刺激征。严重病人可发生休克和脑水肿、脑疝。脑脊液呈化脓性改变。

【临床表现】

潜伏期1～7日，一般为2～3日。根据病情轻重分为以下临床类型：

（一）普通型

占全部病例的90％左右。按病程发展过程，可分为上呼吸道感染期、败血症期和脑膜炎期三阶段。但三期不易区分，病情亦轻重不一。多数起病急，畏寒、高热、剧烈头痛、频繁呕吐，70％的患者皮肤黏膜有淤点、淤斑，少数呈斑丘疹样皮疹。可有颈强直，克氏（Kernig）征与布氏（Brudzinski）征阳性。部分病人有惊厥。婴儿可有前囟饱满或隆起。

（二）暴发型

多见于儿童，起病急骤，病情凶险，如不及时抢救，常在24小时内危及生命。按病情特点可分为三型：

1. 败血症休克型　突发高热、寒战，面色发白，四肢发凉。常于12小时内出现遍及全身的广泛淤点、淤斑，淤斑中央皮肤坏死，且迅速扩大融合呈大片淤斑伴皮下坏死，并迅速出现严重中毒症状和周围循环衰竭症状，四肢厥冷，皮肤发花，脉搏微弱，血压下降，少尿或无尿，甚至昏迷。脑膜刺激征大多缺如，脑脊液大多澄清，仅细胞数轻度升高。血培养脑膜炎球菌多为阳性。如不早期及时治疗，常死于循环及呼吸衰竭。

2. 脑膜脑炎型　起病急，高热、剧烈头痛、喷射性呕吐，并有烦躁不安及谵妄，可迅速进入昏迷。并可出现频繁惊厥、血压升高、脉搏减慢、肌张力增高等脑水肿、颅压升高症状。脑膜刺激征及病理反射阳性。严重病人可发展为脑疝，出现一侧或双侧瞳孔散大，对光反射迟钝或消失，肌张力增高及呼吸节律改变，并可出现呼吸骤停等。

3. 混合型　兼有上述二型的临床表现。常同时或先后出现，是本病最严重的一型。

（三）慢性脑膜炎球菌败血症

偶见。表现为间歇性发作寒战、发热。发作时可出现淤点、淤斑、斑疹、膝、腕关节疼痛等。发热期血培养阳性，但常需多次检查才获阳性。病程可迁延数月。

【诊断要点】

（一）流行病学史

冬春季节发病，当地有本病流行，或1周内有与本病患者接触史。

（二）典型临床表现

突起发热，剧烈头痛，喷射性呕吐伴神志改变，皮肤黏膜有淤点或淤斑，脑膜刺激征阳性。

（三）实验室检查

1. 外周血象　外周血白细胞总数及中性粒细胞明显升高。

2. 脑脊液检查　压力增高，外观混浊或脓样，白细胞数明显增加，以多核细胞为主。生化检查糖和氯化物明显降低，蛋白明显增高。但早期脑脊液改变可不明显，必要时4～8小时后复查。休克型脑脊液可澄清或仅有轻微改变。

3. 细菌检查　淤点、淤斑或脑脊液涂片可见革兰阴性双球菌，血液、鼻咽拭子及脑脊液培养可获脑膜炎球菌。

4. 免疫学试验　应用对流免疫电泳、协同凝集、反向被动血凝、间接免疫荧光以及ELISA等试验，检测血液或脑脊液中的抗原及抗体。

5. 聚合酶链反应（PCR）检测病原特异性核酸，仅限于研究或在有条件的单位进行。

（四）鉴别诊断

流行性脑脊髓膜炎应与病毒性脑膜炎、结核性脑膜炎、中毒性菌痢，以及由肺炎链球菌、流感杆菌、金黄色葡萄球菌、大肠杆菌等引起的其他化脓性脑膜炎相鉴别。

【治疗原则及方案】

治疗原则依病型不同，合理施治。普通型、慢性败血症型重在合理抗菌药治疗。暴发型应早期发现，及时诊断，及时抢救治疗。除应用抗菌药外，注意纠正微循环障碍，防治休克、弥散性血管内凝血（DIC）、脑水肿和呼吸衰竭等。

（一）普通型流脑的治疗

1. 一般治疗　呼吸道隔离，卧床休息。维持水、电解质平衡。加强护理，保持皮肤清洁，防止淤斑破溃引起继发感染，保持呼吸道通畅，呼吸困难者应给予吸氧。

2. 对症治疗　发热可用物理降温，烦躁不安或惊厥可给予地西泮（安定）、苯巴比妥、10%水合氯醛等镇静药。呕吐者肌内注射氯丙嗪或甲氧氯普胺。

3. 抗菌治疗

（1）首选青霉素G：成人320～400万U，静脉滴注，每6～8小时一次，儿童20万U/(kg·d)，静脉滴注，疗程5～7天。

（2）第三代头孢菌素：常用者为头孢曲松：成人2～3g/d，儿童50～100mg/(kg·d)，分1～2次静滴；头孢噻肟：成人3～4g/d，儿童100～200mg/(kg·d)，分3～4次静脉滴注。疗程5～7天。

（3）氯霉素：成人2～3g/d，儿童50～70mg/(kg·d)，分3次静脉滴注或口服，疗程5～7天。

（4）磺胺类药物：多用于普通型病人。常用磺胺嘧啶，成人：首次剂量为2g，以后1g，每6～8小时一次，口服；儿童：首剂50mg/kg，以后100～150mg/(kg·d)，分4～6次口服。应同时口服等量碳酸氢钠。治疗时应查尿及血常规，注意有无发生血尿和中性粒细胞减少。

4. 降颅压治疗　20%甘露醇每次1～2g/kg，根据病情，每4～8小时静脉滴注1次。

（二）暴发败血症休克型的治疗

1. 病原治疗　同普通型。

2. 补充有效血容量，纠正酸中毒。

3. 解除血管痉挛，改善微循环。

（1）山莨菪碱：成人20～40mg/次，儿童每次0.3～2mg/kg，静脉注射，每10～15分钟1次，至面色潮红，四肢温暖。

（2）阿托品：成人1～2mg/次，儿童0.03～0.05mg/kg，5～10分钟内静脉滴注。每10～20分钟1次。

（3）经上述处理，休克仍未纠正者，可选用：①多巴胺：10～20mg加入10%葡萄糖100ml中静脉滴注，75～100μg/min的滴速，最大剂量可用500μg/min；②重酒石酸间羟胺（阿拉明）：在解痉扩容基础上，可用间羟胺10mg加入10%葡萄糖100ml中静脉滴注。

4. 肾上腺皮质激素　常用地塞米松，成人10～20mg/d，儿童0.2～0.5mg/(kg·d)，分1～2次静脉滴注，或琥珀酸氢化可的松，成人200～

300mg/d，儿童2～4mg/kg，1～2次/天。休克纠正后即可停药。一般治疗2～3日。

5. 强心剂 休克伴心衰者，静脉滴注强心剂：毛花苷C（西地兰）或毒毛花苷K。

6. 肝素 休克早期，试管法凝血时间缩短（8分钟以内）的病人酌情用肝素，1mg/kg（1mg＝125U），加入50～100ml液体中静脉滴注，必要时可将首次剂量加入10％葡萄糖20ml中静脉滴注。

（三）暴发型脑膜脑炎型的治疗

1. 病原治疗 同普通型。

2. 降低颅压 20％甘露醇1～2g/kg，根据情况每4～6或8小时一次，静脉快速滴注或推注，可与50％葡萄糖交替使用，每次40～60ml。

3. 肾上腺皮质激素 同败血症休克型。

4. 呼吸衰竭的处理 予以吸氧，洛贝林、尼可刹米等呼吸中枢兴奋剂，同时改善微循环，积极减轻脑水肿，注意患者体位及吸痰，保持呼吸道通畅。出现异常呼吸或缺氧时，立即作气管插管或气管切开，必要时用人工呼吸机。

5. 高热和频繁惊厥者可用亚冬眠疗法，氯丙嗪和异丙嗪各0.5～1mg/kg，肌注或静注。同时可给予物理降温。

（四）慢性脑膜炎球菌败血症的治疗

以抗菌治疗为主，如有脑脓肿应予引流治疗。

第二节 白 喉

【概述】

白喉（diphtheria）是由白喉棒状杆菌（简称白喉杆菌）引起的急性呼吸道传染病。主要通过空气飞沫传播。白喉杆菌外毒素是引起白喉病变的主要致病因素。临床表现主要为全身毒血症及局部灰白色假膜。重症患者常并发中毒性心肌炎，是白喉的主要死亡原因。亦可并发周围神经麻痹。婴幼儿患喉白喉可发生上呼吸道梗阻而引起窒息。预防应采取以接种“百日咳、白喉、破伤风”疫苗为主的综合性预防措施。

【临床表现】

潜伏期1～7天，一般为2～4天。根据假膜发生的部位和临床表现的不同，可分为以下临床类型：

（一）咽白喉

最为常见，约占白喉病人的80％。缓慢起病，有发热、咽痛、扁桃体肿大，其上有片状灰白色假膜，不易剥脱，强行剥脱时易出血。颌下淋巴结肿痛。中毒症状明显者，常伴有“牛颈”。根据全身毒血症的轻重、假膜范围的大小，是否有中毒性心肌炎、中毒性休克等并发症，分为轻型、普通型及重型。

（二）喉白喉

约占白喉病人的15%～20%。多由咽白喉蔓延而来，也可为原发性白喉。多发生于婴幼儿。有声音嘶哑、饮水呛咳、犬吠样咳嗽及上呼吸道梗阻所致的吸气性呼吸困难，出现“三凹”现象。严重者可有烦躁不安、大汗、发绀等缺氧表现，并可引起窒息。当假膜延伸至气管及支气管时，如有脱落亦可引起窒息。但全身中毒症状较轻。喉镜检查可见喉声门部位有假膜。

（三）鼻白喉

多与咽白喉、喉白喉伴随发生。原发性鼻白喉少见。多发生于婴幼儿。有鼻堵、张口呼吸，流浆液血性鼻涕，鼻孔周围皮肤受分泌物浸蚀而发红、糜烂。全身中毒症状较轻，可有低热或不发热。鼻镜检查在鼻前庭和鼻中隔黏膜上可见假膜。

（四）其他部位白喉

在皮肤、耳、眼结膜、脐、外阴部等处可以发生白喉。局部除有假膜外，一般全身中毒症状较轻。

（五）并发症

最严重的是中毒性心肌炎和中毒性休克。其次为周围神经麻痹、上呼吸道梗阻和窒息、中毒性肾病、支气管炎和支气管肺炎等。

【诊断要点】

（一）流行病学史

当地有白喉流行、1周内有与白喉病人接触史、未患过白喉及无白喉预防接种史、发病多在流行季节（秋冬和初春季节）等，可作为临床诊断的参考。

（二）临床表现

发热、咽痛、声哑、轻重不同的中毒症状，和咽、扁桃体、喉、鼻等部位有不易撕脱的灰白色假膜。

（三）实验室检查

1. 直接涂片检查　取假膜部位分泌物涂片，用革兰染色可见革兰阳性棒状杆菌。用特殊染色（Neisser染色、Albert染色、Ponder染色等）可见与菌体染色不同的异染颗粒。

亦可用荧光素标记的白喉抗毒素染色，在荧光显微镜下可见荧光着色的杆菌。荧光抗体染色法的敏感性和特异性均较高，有助于早期诊断。

2. 亚碲酸盐试验　用2%亚碲酸钾溶液涂抹于假膜上，20分钟后观察，如假膜变为黑色或深灰色则为阳性，应疑为白喉杆菌感染，阳性率可达90%以上。但其他棒状杆菌如类白喉杆菌感染，亦可出现阳性。因此，须结合其他临床表现综合诊断。确诊须依靠细菌培养。

3. 细菌培养和毒力试验　取假膜边缘和病灶部位的分泌物，接种于Löffler血清培养基中，如培养阳性，应进一步作毒力试验，毒力试验阳性即可确诊。

临床表现有发热等中毒症状和局部有典型假膜形成，应作为临床疑似诊断。疑似诊断病人有假膜分泌物细菌涂片阳性，可作为临床诊断。疑似诊断或临床诊断病人，假膜分泌物培养有白喉杆菌并毒力试验阳性者可确诊。对疑似诊断或临床诊断病人，应按白喉治疗，及早应用白喉抗毒素和抗生素。

（四）鉴别诊断

咽白喉应与化脓性扁桃体炎、鹅口疮、樊尚咽峡炎、传染性单核细胞增多症等鉴别；喉白喉应与急性喉炎、咽部和气管异物等鉴别；鼻白喉应与急性鼻炎、鼻腔异物等鉴别。

【治疗原则及方案】

（一）病原治疗

应联用白喉抗毒素和抗生素治疗，但以白喉抗毒素为主。

1. 白喉抗毒素　应用白喉抗毒素的原则是早期、一次足量。剂量应根据中毒症状轻重、假膜范围大小和治疗早晚而定。不受年龄和体重影响。轻型剂量为2万～3万U；中型为4万～6万U；重型为7万～10万U。一般采用肌内注射，重症白喉病人可半量肌注，半量稀释后静脉滴注。治疗前应询问有无过敏史及注射马血清史，并应作皮肤试验。如皮肤试验阳性，应作脱敏治疗。注射抗毒素后2～3周可发生血清病，有发热、荨麻疹、关节肿痛和脾大等。

2. 抗生素　首选青霉素G（penicillin G）120万～160万U/d。如不能应用Penicillin G。亦可选用红霉素（erythromycin）40～50mg/(kg·d)，疗程为7～10天。亦可选用头孢菌素。

（二）一般治疗

应注意呼吸道隔离。卧床休息，一般不应少于3周。重症病人应卧床至少4～6周。给予易消化的流食或半流食，补充足够的热量和大量的维生素B和C。注意水及电解质平衡。并应加强护理，注意口腔清洁，防止口腔炎和肺炎的发生。

应加强病情观察，注意观察病人的中毒症状，如体温、面色、有无“牛颈”、心音、心律、血压等。并应注意并发症，病期2～3周时，应注意中毒性心肌炎的发生，检查心音、心律、心脏大小和心电图。病期3～4周时，注意周围神经麻痹的发生。喉白喉病人应注意上呼吸道梗阻的发生，观察有无吸气性呼吸困难。

（三）对症治疗

对有烦躁不安者，可给予镇静剂如安定、鲁米那等。对中毒症状较重者，可给肾上腺皮质激素。

（四）并发症治疗

1. 中毒性心肌炎的治疗　首先应严格卧床休息不少于6周，过早起床活动可发生猝死。并应静脉滴注高渗葡萄糖液、大量维生素C、能量合剂和肾上腺皮质激素。并给予足量维生素B。如有严重房室传导阻滞者，应安装起搏器。有心力衰竭者，应按心功能不全处理。

2. 中毒性休克　常发生于严重全身中毒症状的病人，有面色苍白、四肢厥冷、脉搏细速、呼吸急促、血压下降等。病死率高。应按感染性休克治疗。

3. 上呼吸道梗阻的治疗　喉白喉引起上呼吸道梗阻，应及时给予肾上腺皮质激素和吸氧治疗。如给药后呼吸困难不能缓解，仍继续加重并有缺氧表现者，则应及时作气管切开。气管切开后，应加强护理，注意无菌操作，防止继发肺炎。

4. 周围神经麻痹的治疗　周围神经麻痹可以自愈。可用针灸、理疗、按摩等帮助麻痹的恢复。有严重软腭麻痹发生呛咳者可以鼻饲，以防发生吸入性肺炎。有呼吸肌麻痹引起呼吸困难者，可作气管切开，用呼吸机辅助呼吸。

第三节　百　日　咳

【概述】

百日咳（pertussis，whooping cough）是由百日咳杆菌引起的急性呼吸道传染病。临床以阵发性痉挛性咳嗽以及咳嗽终止时伴有鸡鸣样吸气吼声为特征，持续2～3个月，故名“百日咳”。婴幼儿患者常可合并窒息、肺炎、百日咳脑病等，病死率高。多发生于儿童。近年婴幼儿及成人略有增加趋势。接种百日咳、白喉、破伤风（百白破）三联菌苗可预防本病。

【临床表现】

潜伏期2～20天，平均7～10天，临床过程分三期：

（一）卡他期

从起病至阵发性痉挛的出现，约7～14天。开始似感冒样症状，出现低热、咳嗽、喷嚏、流泪等。2～3天后发热等症状好转，而咳嗽反加剧，尤以夜间更甚，初始为单声干咳渐成痉咳状。

（二）痉咳期

病期2～4周或更长，此期热已退，以阵发性痉挛性咳嗽为其特点，发作时连续十余声至数十声短促的咳嗽，继以深长的吸气。吸气时由于声带处于紧张状态，空气通过狭窄的声带而发出鸡鸣样吸气声，紧接着又是一连串阵咳，如此反复，直至排出大量黏稠痰液及吐出胃内容物为止，痉咳一般以夜间为多。奔跑、进食、受凉、情绪波动等均可诱发痉咳。痉咳发作前可有喉痒、胸闷等不适，也可无明显预兆。痉咳发作时儿童表情痛苦，由于脸部充血而面红耳赤；因胸腔压力增高影响静脉回流可见静脉怒张，此外可因腹压增高而大、小便失禁。

痉咳频繁者可出现颜面浮肿，因毛细血管压力增高破裂可引起球结膜下出血或鼻出血，甚至发生颅内出血；痉咳时常伸舌而引起舌系带摩擦致系带溃疡。若无并发症，肺部可无阳性体征。

新生儿和婴幼儿常无典型痉咳，表现为阵发性屏气和发绀，易窒息、惊厥。可因脑部缺氧而发生抽搐，称窒息性发作。此发作常在夜晚发生，若抢救不及时，常因窒息而死亡。成人及年长儿童可无痉挛性咳嗽发生。

（三）恢复期

此期为2～3周。阵发性咳嗽减轻、减少，鸡鸣样吸气声消失，患儿精神、食欲恢复正常。若有并发症，病程相应延长。

（四）并发症

1. 支气管肺炎　是常见的并发症，为继发感染所致。患儿有高热，呼吸浅而快，肺部出现啰音而阵发性痉咳常可停止。在病情较重的患儿还可有肺不张、肺气肿及皮下气肿。

2. 百日咳脑病　是最严重的并发症，系脑组织缺氧、颅内出血所引起，常有意识障碍、惊厥、高热等，并可危及生命。恢复后可留有偏瘫等神经系统后遗症。

3. 其他　如结膜大出血、脐疝、腹股沟疝和脱肛等。

【诊断要点】

（一）流行病学史

本病传染性强，密切接触的易感儿90%以上可患病，应注意询问接触史。全年均可发病，以冬春季较多，高发于婴幼儿，近年来，青少年和成人病例有增加趋势。

（二）典型临床表现

出现卡他症状，体温下降咳嗽反而加剧，出现痉挛性阵发性咳嗽以及咳嗽终止时有鸡鸣样吼声，尤以夜间为甚，但无明显肺部体征。

（三）实验室检查

1. 血象检查　起病早期及痉咳初期时，白细胞计数多增高，一般为（20～30）$\times 10^9$/L 或更高，淋巴细胞比例增高达 60%～80%。1/3 有继发感染者淋巴细胞相对减少。

2. 血清学检查　以百日咳杆菌作为抗原，以 ELISA 检测特异性 IgM，可作早期诊断。亦可作血清凝集试验，抗体滴度≥1∶320 为阳性诊断。近年认为百日咳外毒素作为抗原检测抗体，其特异性、敏感度更好。

3. 细菌学检查　起病初取鼻咽拭子，痉咳期用咳碟法，用 B-G（Bordet-Gegou）培养基作细菌培养，早期阳性率较高，用直接荧光抗体染色法检测培养基上的百日咳菌落是可靠方法。鼻咽拭子培养法可在阵咳后取咽后壁黏液，阳性率优于咳碟法。

4. 分子杂交和 PCR 检查　应用百日咳杆菌克隆的基因片段对患者鼻咽分泌物进行杂交或 PCR 检查，特异性和敏感性均很高，且可快速诊断，但须结合临床资料进行诊断。

（四）鉴别诊断

卡他期应注意询问接触史，在痉咳期诊断一般无困难，但需与以下疾病鉴别。1/3 的百日咳综合征是由副百日咳杆菌、腺病毒或呼吸道合胞病毒、沙眼衣原体等病原所引起，应依靠病原体分离或血清学检查加以鉴别。此外，应与由急性支气管炎和肺炎引起的痉咳、肺门淋巴结核、胸腺肥大压迫气管或支气管引起的阵咳和气管或支气管异物等疾病相鉴别。

【治疗原则及方案】

（一）一般治疗

按呼吸道隔离，保持室内空气新鲜、环境安静，避免一切可诱发痉咳的因素。注意营养，精心护理，预防并发症，半岁以下的婴儿可突然发生窒息，应有专人守护。

（二）抗生素治疗

应用于卡他期或痉咳早期，可减轻症状和缩短病程。首选红霉素 30～50mg/（kg·d）。亦可选用罗红霉素、阿奇霉素。其他可用氨苄西林 100～150mg/（kg·d）肌注或复方磺胺甲噁唑（TMP）8mg/（kg·d）及 SMZ 40mg/（kg·d），疗程 7～14 天。

（三）对症治疗

祛痰止咳剂为沙丁胺醇（嗽必安，salbutamol），可减轻咳嗽，咳痰剧烈者，可给镇静剂如苯巴比妥、安定等。

（四）肾上腺皮质激素

对危重患儿如并发脑病者，口服泼尼松龙 15～20mg/d 或氢化可的松 100mg 静脉滴注，应注意激素的副作用。

第四节 猩 红 热

【概述】

猩红热（scarlet fever）是由 A 组 β 型溶血型链球菌引起的急性呼吸道传染病。临床特征为发热、咽峡炎、全身弥漫性鲜红色皮疹和疹后脱屑。少数患者病后出现变态反应性病变，如风湿病、肾小球肾炎和关节炎等。若能早期应用抗生素可减少并发症。

【临床表现】

链球菌感染后，可因机体免疫水平的差异和侵入部位的不同，而出现猩红热、咽峡炎、丹毒等不同表现。机体对红疹毒素不具免疫力者则发生皮疹，而成为猩红热；对红疹毒素具有免疫力者不发生皮疹，仅表现为咽峡炎。

猩红热的潜伏期为 1～12 天，多数为 2～5 天。可分成五个型：

（一）普通型

起病急骤，以发热、咽痛、头痛、呕吐为早期症状。主要表现为：

1. 发热　多为持续性，可达 39℃，发热程度及热程均与皮疹的多寡及其消长相一致。脉搏增速，常超过体温增高比例，小儿尤甚。

2. 咽峡炎　咽部初感干燥，继而疼痛，吞咽时加重。扁桃体红肿，可有灰白色或黄白色片状渗出物，易于抹去，腭部可见充血或出血性黏膜疹，可先于皮疹出现。出疹时舌被白苔，乳头红肿，突出于白苔之上，以舌尖及边缘为显著，称为“草莓舌”。2～3 天后白苔脱落，舌面光滑呈肉红色，乳头仍隆起，称为“杨梅舌”。颌及颌下淋巴结常肿大，有压痛。

3. 皮疹　为猩红热最重要的特征之一。发热第 2 天开始出疹，始于耳后、颈及上胸部，24 小时内延及全身。典型皮疹是在弥漫性充血的皮肤上，出现分布均匀的针尖大小的皮疹，压之褪色，伴有痒感。亦有与毛囊一致的皮疹，类似鸡皮，称为“鸡皮疹”。少数患者可见有带小水疱或黄白色脓头且不易破溃的皮疹，称为“粟粒疹”。严重者可见出血性皮疹。在皮肤皱褶处，如肘窝、腋窝处皮疹密集或因摩擦出血而呈红色线状，称为“巴氏线”（亦称 Pastia 线）。在颜面部位只有充血而无皮疹。口鼻周围充血不明显，与面部充血相比之下显得发白，称为“口周苍白圈”。皮疹多于 48 小时达高峰，继之依出疹的顺序开始消退，2～3 天内退尽，重者可持续 1 周。皮疹消退 1 周左右开始脱皮。脱皮部位的先后顺序与出疹的顺序一致，先颈、胸而后四肢。脱皮的程度与皮疹的轻重呈正比，轻者为糠屑样，重者可呈片状。在颈、躯干部位常见糠屑样，四肢特别是手掌、脚底常为大片状，有时甚至呈手套、袜套状脱皮。重症者脱皮可历时 3～5 周。

（二）轻型

近年多见，表现为轻至中等度发热，咽峡炎轻微，皮疹亦轻，仅见于躯干部，疹退后脱屑不明显，病程短，但仍有发生变态反应并发症的可能。

（三）中毒型

主要由毒血症所引起。中毒症状明显。有高热、头痛、呕吐、神志不清，出现感染性休克、中毒性心肌炎、中毒性肝炎等，皮疹明显可呈出血性，但咽峡炎少见。近年此型已减少。

（四）脓毒型

罕见。主要表现为咽部、扁桃体严重的化脓性炎症、坏死及溃疡，常波及邻近组织，引起颈淋巴结炎、中耳炎、鼻窦炎等化脓性病变，亦可侵入血循环引起败血症及迁徙性化脓性病灶。

（五）外科型及产科型

病原菌经伤口或产道侵入而致病，咽峡炎缺如，皮疹始于伤口或产道周围，然后延及全身，中毒症状较轻。伤口培养可获致病菌。

（六）并发症

初期可发生化脓性和中毒性并发症，如化脓性淋巴结炎、中耳炎及中毒性心肌炎、中毒性肝炎等。在病程 2～3 周，主要是变态反应引起的风湿病、肾小球肾炎和关节炎。

1. 风湿病　病程 2 周时部分患者出现风湿性关节炎，表现为关节红肿，关节腔内可有浆液性渗出液。部分人可出现风湿性心肌炎、心内膜炎和心包膜炎，有的可遗留风湿性心脏病。

2. 肾小球肾炎　多发生于感染后 3 周，尤其是 A 组 12 型与肾炎密切相关，可出现颜面浮肿、血尿和蛋白尿等症状。1 个月后大多可恢复，少数成为慢性肾炎。

【诊断要点】

（一）流行病学史

1 周内与咽峡炎、猩红热、皮肤化脓感染者密切接触史。

（二）临床表现

急性起病，有发热、咽峡炎，病后 2 日内出疹，在皮肤弥漫性充血的基础上有猩红色皮疹，若退疹后出现皮肤脱屑，则更有诊断意义。

（三）实验室检查

1. 血象 外周血白细胞总数增高，多在（10～20）$\times10^9$/L，中性粒细胞常在80%以上，严重病人可出现中毒颗粒。出疹后嗜酸性粒细胞增多可高达5%～10%。

2. 细菌学培养 咽拭子或其他病灶分泌物培养，可有β型溶血性链球菌生长，为确诊依据。亦可用免疫荧光法检测咽拭子涂片，以进行快速诊断。

3. 其他辅助诊断 抗链球菌溶血素“O”抗体效价在1∶400以上及脱氧核糖核酸酶B抗体（抗DNase B）效价增高，有助于诊断。多价红疹毒素试验又称为狄克（Dick）试验，作皮内注射后局部红肿直径超过1cm者为阳性，发病早期呈阳性，而恢复期转为阴性。阳性提示无抗毒免疫力，对猩红热易感，而阴性则表示有抗毒免疫力。

（四）鉴别诊断

金黄色葡萄球菌感染、药疹等均能引起猩红热样皮疹，其他如麻疹、风疹等发热性疾病均需与猩红热鉴别。缓症链球菌感染所致的“链球菌中毒性休克综合征”表现较重，可有肝、肾损害或休克，需细菌培养方可鉴别。

【治疗原则及方案】

早期病原治疗可缩短病程，减少并发症。青霉素为首选药物，成人每次80万，每日2～3次。儿童：每次2万～4万U/kg，每日2～4次，根据病情用静滴或肌注，疗程5～7天，中毒型或脓毒型应加大用药剂量，600万～800万U/d，静滴，疗程至少10日。

青霉素耐药或过敏者，可选用红霉素或克林霉素，成人1～2g/d，儿童40mg/(kg·d)，分4次口服，疗程7～10日。亦可应用氨苄西林或复方磺胺甲噁唑，甚至联合用药。也可应用罗红霉素、阿奇霉素或第1、2代头孢菌素。

并发症治疗：除针对风湿病、肾小球肾炎和关节炎的相应治疗外，也应采用抗生素给予抗病原治疗。

第五节 人感染猪链球菌病

【概述】

人感染猪链球菌病是人类感染猪链球菌2型等所致的一种人畜共患疾病。该病在全球既有散发病例存在，又有疫情的暴发流行。临床上基本表现为败血症，部分病人发展为中毒性休克或/和化脓性脑膜炎。

人感染猪链球菌病的主要传染源是病死猪，此外猪链球菌还能感染羊、牛等家畜。罕有人与人的传染报道。主要传播途径为宰杀病死猪，切割、清洗病死猪肉等，手部皮肤有损伤的人员尤易感染。进食未煮熟、煮透的病死猪肉也可引起感染，但煮熟、煮透的猪肉没有传染性。

【临床表现】

(一) 临床表现

人感染猪链球菌病的潜伏期在2小时至7天，平均2～4天。

临床表现主要包括：

1. 感染中毒表现　高热、畏寒、寒战，伴头痛、头昏、全身不适、乏力。

2. 消化道症状　食欲下降，恶心，呕吐。少数患者出现腹痛、腹泻。

3. 皮疹　皮肤出现淤点、淤斑；发病过程中可出现口唇疱疹。

4. 休克表现　血压下降，末梢循环障碍。

5. 中枢神经系统感染表现　脑膜刺激征阳性，脑脊液呈化脓性改变，重者可出现昏迷。

6. 其他　部分患者可出现听力下降、视力下降、关节炎、化脓性咽炎、化脓性淋巴结炎，并可有软组织坏死、筋膜炎、肌炎、坏疽等，严重患者还可出现肝、肾、肺等多脏器功能不全。

(二) 临床分型

可分为4种临床类型：

1. 普通型　起病较急，发热、畏寒、头痛、头昏、全身不适、乏力，部分病人有恶心、呕吐、腹痛、腹泻等表现，无休克、昏迷。

2. 休克型　起病急骤，高热、寒战、头痛、头昏、全身不适、乏力，皮肤出现淤点、淤斑，血压下降，末梢循环障碍。

3. 脑膜炎型　畏寒、发热、头痛、呕吐、全身不适、乏力。重者出现昏迷。皮肤一般没有淤点及淤斑，无休克表现。脑膜刺激征阳性，脑脊液呈化脓性改变。

4. 混合型　在中毒性休克综合征的基础上，出现化脓性脑膜炎表现。

【诊断要点】

(一) 流行病学史

发病前1周内与病死猪密切接触史，如宰杀、切割、清洗等。

(二) 临床表现

1. 感染中毒症状　畏寒、发热，可伴有头痛、头昏、全身不适、乏力、腹痛、腹泻等。

2. 中毒性休克综合征　血压下降和全身淤点、淤斑，严重病人可伴有多脏器功能不全和弥散性血管内凝血（DIC）。

3. 化脓性脑膜炎　脑膜刺激征阳性，脑脊液化脓性改变。

（三）实验室检查

1. 血象 白细胞计数升高，中性粒细胞比例升高。严重患者发病初期白细胞可以降低或正常。

2. 细菌学检查 全血或尸检等无菌部位标本培养得到猪链球菌2型等菌株，并鉴定猪链球菌特有的毒力基因（cps2A、mrp、gapdh、sly、ef）呈阳性。

根据上述情况，诊断标准如下：

疑似病例：(一)+(二)1+(三)1。

临床诊断病例：(一)+(二)2+(三)1；或(一)+(二)3+(三)1。

确定诊断：疑似病例或临床诊断病例+(三)2。

（四）鉴别诊断

人感染猪链球菌病需与葡萄球菌、脑膜炎奈瑟菌等感染所致的败血症、流行性脑脊髓膜炎、肾综合征出血热、钩端螺旋体病、中暑等相鉴别。

【治疗原则及方案】

（一）一般治疗

隔离，加强护理。吸氧，退热，加强支持治疗，保证水、电解质及热量平衡。

（二）抗菌治疗

应早期、足量，必要时联合使用抗生素。除四环素族抗生素外，猪链球菌2型对青霉素、头孢菌素、氟喹诺酮类抗生素、万古霉素等大部分抗生素均敏感。因猪链球菌2型易引起化脓性脑膜炎，故首选可透过血脑屏障的青霉素、头孢三嗪、头孢噻肟等。推荐剂量：青霉素480万U，静脉滴注，每6～8小时1次；头孢三嗪2g，静脉滴注，每12小时1次；头孢噻肟2～3g，静脉滴注，每6～8小时1次。

（三）抗休克治疗

抗休克治疗的原则同感染性休克的治疗。

1. 扩容治疗 在发病早期存在不同程度的有效循环血量不足，应积极扩充血容量。

2. 纠酸治疗 可静脉补充5%碳酸氢钠溶液，但应注意存在碱中毒。最好有血气分析结果指导治疗。

3. 血管活性药物的使用 在积极补充容量的基础上，对血压仍无上升的患者，可以使用血管活性药物。多巴胺5μg/(kg·min)，升压效果不佳者可加量。

4. 强心药物的使用 心率加快、升压效果不好的患者，可以使用洋地黄类强心药物。西地兰 0.4mg，加入 10%葡萄糖液体 20ml 中，缓慢静脉推入。可以重复给药，视病情每次给予 0.2～0.4mg。

5. 肾上腺糖皮质激素的使用　对休克型、脑膜炎型病情严重的患者，可使用琥珀酸氢化可的松等。

（四）抗 DIC 治疗

患者有出血表现，血小板减少或进行性下降，凝血酶原时间（PT）延长 3 秒以上，应高度怀疑 DIC 的存在。治疗原则：积极控制感染，支持替代治疗，必要时肝素抗凝治疗。

支持替代治疗：可每天输注新鲜血浆 200～400ml，至 PT 恢复正常；如果患者血小板＜50×10^9/L，先输注单采血小板 1 个单位；血小板小于 30×10^9/L 时，一次性输注单采血小板 2 个单位。

如果经积极替代治疗 1 天后出血症状不改善，血小板数和 PT 不能恢复正常，在继续替代治疗的基础上可以给予肝素抗凝治疗。

（五）脑膜炎的治疗

除使用能透过血脑屏障的抗生素治疗外，主要是对症治疗：脱水、抗惊厥、抗昏迷治疗。

第六节　霍　乱

【概述】

霍乱（cholera）是由 O_1 或 O_{139} 血清群霍乱弧菌引起的急性消化道传染病。O_1 群霍乱弧菌又可分为古典生物型和埃尔托生物型。霍乱发病急、传播快、波及面广、能引起大流行，是国际检疫传染病之一，亦属我国《传染病防治法》规定的甲类传染病。主要临床表现为急骤发病、剧烈腹泻、呕吐、脱水及肌肉痉挛与电解质紊乱、酸碱失衡甚至肾衰竭。O_1 血清群通常以轻症与带菌者较多。但重症及典型病人其病死率极高。O_{139} 血清群霍乱重型占多数。

【临床表现】

潜伏期 1～3 天（数小时～6 天）。古典生物型与 O_{139} 型霍乱弧菌引起者，两者症状与重型霍乱相似。埃尔托型所致者以轻型较多，无症状型更多。

（一）临床表现

典型霍乱的病程分为 3 期：

1. 吐泻期　起病急骤，先泻后吐，剧烈腹泻不伴腹痛，亦无里急后重，先为泥浆样或水样便，含粪质，可见黏液，倾即转为米泔状水便或洗肉水样血便，无粪质且便次更频，日达十数次或数十次甚或次数难计。每次量逾

1 000ml，O_1 群菌引起者多无腹痛，但 O_{139} 群引起者部分患者可有腹痛。吐出物亦可为米泔状。成人一般不发热，儿童可见低热。本期持续数小时或2～3天不等。

2. 脱水虚脱期　由严重腹泻、脱水与电解质丧失而发生以下症状：

（1）一般表现：神情淡漠或恐慌，眼窝低陷，声哑口渴，唇舌干，皮肤皱缩，湿冷，无弹性，指端瘪未现指纹，腹如舟状，体温不升。

（2）循环衰竭：极度软弱无力，意识模糊，心率快、脉率速，严重时脉搏消失、呼吸浅促，血压不能测出，指端与唇发绀。血液检查：红细胞、血红蛋白、血浆蛋白及血浆比重增高，血黏稠度增加、肾小球滤过压下降，尿比重增高（1.020以上）伴少尿或无尿，每日尿量少于400ml，伴氮质血症。经补液疗法纠正脱水及循环衰竭后，尿量复常且氮质血症好转。

（3）电解质失衡及代谢性酸中毒：严重泻吐使大量水分及电解质丧失。低钠患者引起肌肉痉挛、低血压，脉弱且脉压小。低血钾综合征表现为：全身肌张力减低，或肌麻痹、肌腱反射消失、鼓肠、心动过速、心音低、心律不齐，心电图示QT时限延长，T波平或倒置，可见U波。多数病人伴腓肠肌疼痛性痉挛，偶有腹直肌痉挛性疼痛，易与“腹痛”混淆。

有代谢性酸中毒，严重时意识不清，呼吸深长，血压下降。

3. 反应（恢复）期　脱水纠正后，大多数病人恢复，少数患者出现反应性发热，体温38℃左右，持续1～3天。

（二）临床分型

主要依据脱水程度分轻、中、重三度（见表3-1）。

表3-1　脱水分度

项目	轻度	中度	重度
皮肤弹性	轻度减低	中度减低	明显减低
皮皱复常时间	1～2s	2～5s	大于5s
眼窝凹陷	稍凹陷	明显下陷	深凹、眼不能闭合
指端罗纹	正常	皱瘪	干瘪
发音	正常	轻度嘶哑	嘶哑失声
神志	正常	呆滞或烦躁	嗜睡或昏迷
尿量	正常	少	无
血压	正常	轻度下降	出现休克

1. 轻型（非典型）　主要见于 O_1 群霍乱，大部分仅轻度腹泻，极少伴有呕吐，大便每日2～10次，可为软便、稀便、黄水样便，个别可带黏液伴血丝，一般无发热，无腹痛及里急后重。少数有隐约腹痛或低度发热，甚或阵发性绞痛。儿童可有高热。病程约在3～5天内恢复。

2. 中型（即典型） 已如前述，腹泻次数较多，达每日10～20次，大便呈米汤水状，有一定程度脱水，血压下降，收缩压70～80mmHg，脉细，血浆比重1.031～1.040，24小时尿量在500ml以下。

3. 重型 吐泻频繁，脱水重，血压下降，甚至不能测得。脉速弱，不能触及，血浆比重大于1.041，尿极少或无。

4. 暴发型（亦称干性霍乱） 是一种特殊类型，以休克起病，无泻吐或泻吐较轻，无脱水或仅轻度脱水，未待吐泻即出现严重中毒性循环衰竭而死亡。

（三）并发症

1. 代谢性酸中毒 嗜睡、感觉迟钝，恶心呕吐、呼吸深长。血浆二氧化碳结合力低，血浆pH减低。

2. 急性肾衰竭 表现为少尿、无尿，尿比重低于1.018，多固定于1.010。尿钠排出增多，尿素排出减少，尿尿素/血浆尿素比率低，血浆尿素氮和肌酐升高。可有电解质紊乱和酸中毒。

3. 急性肺水肿 有胸闷、咳嗽、气促或端坐呼吸，咳粉红色泡沫状痰。颈静脉怒张，肺部湿啰音，心率快伴奔马律。

4. 低钾综合征 表现为乏力、淡漠、肌张力低、鼓肠、膝反射弱或消失，肌麻痹或昏迷。血压下降、心律不齐、心音低钝或心动过速等。心电图QT间期延长、T波平坦、双向或倒置，出现U波。血钾低于3.5mmol/L。

【诊断要点】

（一）诊断标准

1. “疑似”诊断标准 有以下两项之一者：

（1）有典型霍乱症状的首发病例，在未明确病原体之前，应列为疑诊。

（2）霍乱流行期间与患者有接触史者（如同餐、共同居住），并发生腹泻与呕吐又无原因可究者。疑诊病例应隔离、消毒及作疑似报告。大便培养每日1次，连查2次阴性可除外霍乱，应作订正报告。

2. 确诊标准 凡具下列三项之一者：

（1）有腹泻症状、粪便培养O_1群或O_{139}群霍乱弧菌阳性者。

（2）霍乱流行期间，在疫区内有类似霍乱症状，但培养阴性又无确切原因可查者。在有条件时，如患者接受双份血清凝集试验滴度呈4倍以上或杀弧菌抗体8倍以上增高时，亦可诊断。

（3）在疫源检索中，首次粪便培养出O_1群或O_{139}群霍乱弧菌前后各5天内，有腹泻及明确接触史均可诊断。

（二）实验室检查

1. 快速辅助诊断 可用制动试验、早期玻片凝集法、免疫荧光菌球法、葡萄球菌 A 蛋白（SPA）协同凝集试验、免疫增凝法、免疫微菌落染色（IMCS）、PCR 法等，快速辅助诊断。

2. 分离培养方法　用直接分离培养法、增菌后分离培养法等，作细菌分离培养。

（三）鉴别诊断

霍乱需与急性胃肠炎、急性细菌性痢疾、大肠杆菌性肠炎、鼠伤寒沙门菌感染、空肠弯曲菌肠炎、病毒性肠炎等鉴别。

【治疗原则及方案】

（一）一般治疗

1. 按甲类传染病隔离及处理。

2. 按病人呕吐情况给流质或禁食。

（二）补液治疗

是关键的治疗。原则应早期、快速、足量；先盐后糖，先快后慢，及时补钾。输液总量应包括纠正已经丢失量、补充维持量和继续丢失量。

1. 静脉补液治疗

（1）液体种类：包括 541 液、2∶1 溶液及林格乳酸钠溶液等。通常选用 541 液（可按 0.9%氯化钠液 550ml、1.4%碳酸氢钠液 300ml、10%氯化钾液 10ml 加 10%葡萄糖液 140ml 配制，幼儿每 1 000ml 液体中加入氯化钠 2.65g、碳酸氢钠 3.75g、氯化钾 1g、葡萄糖 10g 配制）。

（2）液量及速度：

1）轻度：可以口服补液，如呕吐不止或难以口服者则静脉输液，液体量为 3 000～4 000ml/d，输液速度：成人在最初 2 小时内宜快速，5～10ml/min。

2）中度脱水：输液量 4 000～8 000ml/d，输液速度：成人最初 2 小时内快速静脉输入含糖 541 液，或 2∶1 液（后者应注意钾的补充）2 000～3 000 ml。待血压、脉搏正常后减速为 5～10ml/min，并继以 541 液静脉滴注。原则上，入院 8～12 小时内，补进累计损失量加上生理需要量（成人每天2 000 ml），以后即按排出量多少补充多少的原则，给口服补液。

3）重度脱水：输液量 8 000～12 000ml/d 或更多，经两条静脉管道输入，先按 40～80ml/min 的速度快速输注，半小时后按 20～30ml/min 速度，直至休克纠正后减慢速度，补足累计损失量后，继之按每天生理需要量加排出量的原则补液。

2. 口服液体治疗　对轻度脱水或早期脱水的患者，可使用口服补液法。口服液体处方为葡萄糖 20g、氯化钠 3.5g、氯化钾 1.5g、碳酸氢钠 2.5g，加水 1 000ml。轻型脱水：最初 6 小时，成人 750ml/h；20kg 以下小儿给 250ml/h，以后每6小时，按每排出1份粪便可给1.5份口服液体。中、重型脱水患者，经过静脉快速输液使血压回升、呕吐停止后，即可继续口服液治疗，亦可静脉输液与口服液体同时应用。

3. 儿童患者失水严重，其粪便含钠量低而含钾量较高，易致低血糖昏迷、脑水肿和低钾血症，应及时纠正脱水、补充钾盐和糖。轻度脱水：24小时补液量100～150ml/kg；中、重度脱水：24小时静脉补液各为150～200ml/kg和200～250ml/kg，可用541液。输液速度最初15分钟内4岁以上儿童20～30ml/min，婴幼儿10ml/min，以后按脱水及脉搏状况调整速度，待脱水、酸中毒纠正后，逐渐减慢至每分钟20～30滴（1～2ml）维持，呕吐停止后改口服补液。

（三）抗菌药物治疗

只能减少腹泻量和缩短排菌期，疗程为3日。

1. 氟哌酸　成人每次200mg，每日3次口服。

2. 环丙沙星　成人250mg，每日2次口服。

3. 多西环素　200mg饭后服，每日2次。8岁以上儿童按6mg/(kg·d)，分2次服。

4. 庆大霉素　成人每次12万U，每日2次，口服。小儿不宜应用，以免发生耳聋。

（四）并发症治疗

1. 代谢性酸中毒　轻、中型经541液输注后可纠正，不另加碱性药物。凡重型者应参照二氧化碳结合力测定结果计算：5%碳酸氢钠0.5ml/kg或11.2%乳酸钠0.3ml/kg，可提高二氧化碳结合力0.5mmol/L左右。

2. 急性肾衰竭　可按急性肾衰竭处理，但须排除肾前性因素如血容量不足。

3. 急性肺水肿与心力衰竭

（1）减慢滴速。

（2）必要时给地西泮（安定）5mg或10mg肌注，或哌替啶（度冷丁）25～50mg肌注。

（3）呋塞米（速尿）20～40mg加50%葡萄糖20ml缓慢静注，或地塞米松5～10mg加50%葡萄糖20ml缓慢静注。

（4）西地兰0.4mg加25%～50%葡萄糖20ml缓慢静注10分钟以上，必要时2～4小时再重复注射0.2～0.4mg；儿童饱和量为0.02～0.03mg/kg，先用一半，余一半分为3或4次肌注（小儿常肌注）。也可用毒毛旋花子苷K 0.25mg（儿童0.005～0.007mg/kg），用适量葡萄糖液稀释后作静脉缓注。必要时2～4小时再给0.125mg～0.25mg。

4. 低血钾症　补液治疗中出现低血钾者应补钾（静滴氯化钾浓度为0.15%～0.3%），轻度低血钾可口服补钾。

第七节　伤寒与副伤寒

一、伤　寒

【概述】

伤寒（typhoid fever）是由伤寒杆菌引起的、经粪-口途径传播的急性肠道传染病。临床特征为持续发热、相对缓脉、全身中毒症状、玫瑰疹、肝脾肿大及白细胞减少，严重并发症有肠出血、肠穿孔。预防重在水源和粪便无害化管理，注意食品卫生，彻底治疗带菌者。疫苗可减少发病及减轻病情。

【临床表现】

潜伏期7～23日，一般为10～14日。

（一）典型伤寒

病程约1个月，分为4期：

1. 侵袭期　在病程第1周，缓慢起病，发热，个别伴寒战，体温递升至39～40℃，伴有全身不适、乏力等征象。

2. 极期　在病程第2～3周。主要表现为：

（1）持续高热：典型者为稽留热，近年来，弛张热和不规则热较多，发热愈高，中毒症状愈重。

（2）神经系统中毒症状：表情淡漠，重听，反应迟钝，呈无欲貌，精神恍惚，以至精神失常，昏迷和虚性脑膜炎表现。

（3）循环系统中毒症状：相对缓脉，病情重者有中毒性心肌炎，心率可增快，心律不整等。

（4）消化系统中毒症状：便秘或腹泻，腹胀，回盲区肠鸣音增多，有压痛。

（5）皮疹：多见于第2病周，色淡红如玫瑰色，故称“玫瑰疹”。皮疹数少，一般在10个以下，分布多见于胸、腹部皮肤，四肢罕见。可分批发疹。多汗时可有汗疹（珍珠疹）。

（6）肝、脾肿大：质软，触痛不明显，随病情康复而回缩正常。

3. 缓解期　病程第3～4周，体温在波动中逐渐下降，中毒症状减轻，但此时出现肠出血、肠穿孔等并发症较为常见。

4. 恢复期　病程1个月后，随体温正常征象消失，完全康复约需1个月，少数免疫力低下或治疗失当者可使病情延绵2～3个月不等。

（二）其他临床类型

1. 轻型　体温在38℃左右，中毒症状较轻，病程约1～2周，有时在发生并发症如肠出血、肠穿孔时才被发现。

2. 逍遥型　常无明显症状而被忽视，仍照常工作、生活，往往因出现并发症而被诊断为伤寒。

3. 迁延型　由于治疗不及时、不规范或有血吸虫等基础病而使伤寒病情反复，病程延绵数月不等。

4. 暴发型　急起高热，常伴畏寒，可并发休克、中毒性心肌炎、中毒性肝炎、脑病或弥散性血管内凝血（DIC）等。

（三）特殊类型

由于发病年龄和临床表现不同，可分为以下特殊类型：

1. 儿童伤寒　症状不如成人典型，起病急，败血症型多，胃肠道症状常见，外周血白细胞及嗜酸性粒细胞降低不显著，而肝、脾及全身淋巴结肿大较明显，但肠穿孔、肠出血等并发症较少。

2. 老年伤寒　体温可较低，易合并支气管肺炎、心力衰竭，合并精神神经症状如神智恍惚，并且精神异常者较多，病死率高于其他年龄组。

3. 伤寒复燃、复发　体温消退但尚未降到正常时又重新回升，称为"复燃"。体温恢复正常后1～3周内体温再升，临床症状再现，血培养可再度出现阳性，称为"复发"。可复发一次或多次，常系抗菌药物治疗不规范、细菌消灭不彻底所致。

【诊断要点】

（一）诊断依据

1. 流行病学资料　病前2～3周有进入流行区或饮食可疑污染水及不洁食物史。伤寒全年可见，秋季较多。

2. 临床表现　持续高热，中毒症状，皮疹，肝、脾肿大等。

3. 实验室检查

（1）血象：外周血白细胞偏低，嗜酸性粒细胞明显降低，极期时可消失，血沉增快。

（2）细菌培养：使用抗菌药前，做血、尿、便培养伤寒沙门菌，亦可作胆汁培养。血培养阳性率达80%，必要时做骨髓培养阳性率更高，可确诊。

（3）肥达反应：每周1次，菌体抗体（O）、鞭毛抗体（H）分别在≥1∶80及≥1∶160，或双份血清中恢复期血清抗体滴度有4倍或4倍以上升高，有重要诊断意义。

4. 并发症

(1) 肠出血：常发生在病期第3周，轻者大便潜血阳性，重者可有暗红色血便。严重者、频繁便血、量大，可出现出血性休克。

(2) 肠穿孔：多在病期第3周，突起腹痛，腹肌紧张及全腹部压痛和反跳痛，肠鸣音消失。X光或B超检查膈下积气可及时诊断。

(3) 伤寒性肝炎：在极期和中毒症状明显的病人，可有肝脏肿大、压痛，ALT升高。少数病人可出现黄疸，随着中毒症状消退和病情恢复，伤寒性肝炎亦恢复，不会变成慢性肝炎。

(4) 支气管炎和支气管肺炎：多见于儿童、老年人、体质衰弱和病程较长及卫生情况较差的病人。表现有咳嗽、咳痰，肺部有干、湿啰音。重者有呼吸困难及发绀。支气管肺炎X线检查可见两肺下部有点、片状阴影。

(二) 鉴别诊断

早期应与上呼吸道感染、肾综合征出血热、病毒感染等鉴别。极期需与结核、恶性组织细胞增多症、斑疹伤寒以及黑热病、布鲁菌病等鉴别。

【治疗原则及方案】

(一) 治疗原则

1. 用抗菌药前先取血作细菌培养，依当地药敏情况先作抗菌经验治疗，获细菌药敏结果后，选择敏感的抗菌药物。

2. 对肠穿孔或必要作外科治疗的肠出血病人，应不失时机进行手术治疗。

3. 伤寒带菌者的治疗　以抗菌药物为主作全疗程治疗，治疗后大便培养随访至少1年，以彻底消除传染源。

(二) 治疗方案

1. 一般治疗

(1) 高热时用物理降温，必要时用药物酌情退热，持续高热伴有明显中毒症状者，在使用有效抗伤寒药物的原则下，可静滴小剂量氢化可的松50～100mg，静脉滴注，每日1次。治疗2～3天后，中毒症状减轻即可停药。

(2) 饮食治疗：以高热量、易消化饮食、少食多餐为原则，第2病周以后，忌食难消化、易胀气食物，防止诱发肠穿孔和肠出血。

2. 抗菌治疗

(1) 成人治疗：

1) 氟喹诺酮：环丙沙星或氧氟沙星0.2g，每日2次，静滴。能口服者，氧氟沙星0.4g，每日2次，疗程7～10日。

2）氨苄西林 2g，或阿莫西林 1g，每日 3～4 次，静滴或口服，疗程 14 日。

3）氯霉素 0.5g，每日 3 次，口服，体温正常后 0.5g，每日 2 次，总疗程 14 日，每 3 日做一次血常规，粒细胞低于 $1.5\times10^9/L$ 时停药或换药。

(2) 儿童治疗：首选三代头孢菌素，亦可酌用氨苄西林或氯霉素。氟喹诺酮类药在儿童治疗时易引起骨骺生长障碍，宜慎用。

(3) 孕妇治疗：首选三代头孢菌素，头孢哌酮或头孢他啶，均 2g，每日 2 次，疗程 10～14 日。

3. 并发症处理

(1) 肠出血：先内科治疗，严密观察。

1）禁食、镇静。

2）止血、促凝血药：止血敏，凝血质静滴。

3）出血量较多者，应输入新鲜血 200～400ml，必要时重复输血。内科治疗后出血仍未能控制者，可外科手术止血。

(2) 肠穿孔：明确诊断后，应立即手术治疗，愈早愈好。

4. 伤寒带菌者治疗　伤寒带菌者均应彻底治疗，清除伤寒菌。

(1) 药物治疗：氧氟沙星 0.4g，每日 2 次，疗程 10～14 日，或氨苄西林 2g，每日 4 次，疗程 14 日，必要时可重复一疗程。

(2) 个别慢性胆道感染及胆结石患者，内科抗菌治疗难于清除伤寒菌，可外科切除胆囊，以彻底治愈病人，消除伤寒传染源。

二、副　伤　寒

【概述】

副伤寒（paratyphoid fever）包括副伤寒甲、乙和丙三型沙门菌所致的急性传染病，传染源为病人和带菌者，传播方式以污染水和食物传播较常见，全球分布。小儿副伤寒相对多见，以副伤寒乙占多数，成人中副伤寒甲较多。

【临床表现】

(一) 副伤寒甲

以伤寒和胃肠炎表现较多。

(二) 副伤寒乙

以胃肠炎占多数，伤寒型亦可见到，易成慢性胆囊带菌。

(三) 副伤寒丙

以败血症型较多。

(四) 并发症

与伤寒相同。但副伤寒甲与丙很少引起肠穿孔及胆囊带菌，而副伤寒丙引起中毒性肝损害较多。

【诊断要点】

副伤寒在临床上不易与伤寒鉴别，应依靠细菌和血清学检查进行鉴别。

1. 因临床类型不同，培养病原菌不同，胃肠炎型主要靠大便培养，其他型则血、骨髓或脓汁培养均可得到细菌。

2. 肥达反应 诊断意义不如伤寒，副伤寒乙抗体效价应≥1∶320诊断意义较大。

3. 白细胞及嗜酸性粒细胞计数降低亦不如伤寒显著。

根据流行病学史及临床表现作疑似诊断；如肥达反应阳性，可进行临床诊断；如培养阳性可以确定诊断。

【治疗原则及方案】

治疗原则及药物选择同伤寒，但依临床表现不同而疗程各异。

（一）胃肠炎型

仅一过性吐泻可不用药或诺氟沙星0.4g，每日2次口服，疗程3日。

（二）伤寒型及败血症型

治疗同伤寒。

（三）儿童及孕妇

口服头孢克肟或静滴三代头孢菌素治疗。

第八节 细菌性痢疾

【概述】

细菌性痢疾（bacillary dysentery，shigellosis，简称菌痢）是由志贺菌属（Shigella，痢疾杆菌 bacillus dysenteriae）引起的肠道传染病。通过粪-口途径感染和传播。志贺菌属分A、B、C、D 4个群，细菌的侵袭力和毒素为主要致病因素。临床表现为全身中毒症状、腹痛、腹泻、里急后重和脓血便。机体可对细菌毒素产生异常强烈反应，致急性微循环障碍，则表现为中毒型菌痢。部分患者可转为慢性菌痢。

【临床表现】

潜伏期数小时～7天，多数为1～2天。

（一）急性菌痢

分为普通型（典型）、轻型（非典型）、中毒型3型。

1. 普通型 急性起病，畏寒发热，腹痛、腹泻，大便每日十余次至数十次，初为稀便，很快转为黏液便或脓血便，量少，里急后重明显，恶心、呕吐。左下腹压痛，肠鸣音亢进。

2. 轻型　全身中毒症状不明显，腹痛较轻，腹泻次数少，里急后重不明显，病程短。

3. 中毒型　多见于2～7岁儿童。起病急骤，中毒症状多发生于发病24小时内，突然寒战高热，偶见体温不升，病初常无腹泻等胃肠道症状，用生理盐水洗肠检查粪便可见较多白细胞及红细胞。根据临床表现不同，可分为3型：脑型，休克型，混合型。

(1) 脑型：以严重脑部症状为主，早期头痛、呕吐，面色苍白，肌张力增强，惊厥，血压升高。后期神志不清，瞳孔大小不等，对光反射迟钝或消失，呼吸节律不整，甚至呼吸停止。表现为脑水肿和脑疝。

(2) 休克型：表现为周围循环衰竭，早期面色苍白，皮肤发花，口唇、甲床发绀，四肢凉，皮肤湿冷，脉细数，血压正常或偏低，脉压小，少尿；晚期血压下降或测不出，伴有不同程度的意识障碍，弥散性血管内凝血（DIC）及心、肺、肾、脑等多个脏器功能障碍及衰竭。

(3) 混合型：兼有上述两型表现，病情最为严重，预后最为凶险。

（二）慢性菌痢

病程超过2个月，分3型。

1. 慢性迁延型　急性菌痢后，病程迁延2个月以上，有不同程度的腹部症状，大便常带有黏液，偶有脓血，可长期间歇排菌。因久病而导致健康状况下降，可有不同程度的乏力、贫血、营养不良或维生素缺乏症。

2. 急性发作型　半年内有菌痢病史，因受凉、饮食不当或劳累等诱因而致急性发作。症状类似急性菌痢，但一般较轻。

3. 慢性隐匿型　1年内有菌痢史，临床症状已消失2个月以上，但大便培养志贺菌属阳性，或乙状结肠镜检查有肠黏膜病变者。

【诊断要点】

（一）流行病学史

发病季节（夏秋季），当地本病流行，病前1周内有与腹泻、菌痢病人接触史或不洁饮食史。

（二）临床表现

急性起病，发热、腹痛、腹泻、黏液或脓血便，左下腹压痛。慢性菌痢过去发作史很重要。凡在夏秋季，突然发热、惊厥而无其他症状，伴有外周血白细胞和中性粒细胞升高的患儿，要考虑中毒型菌痢的可能，及时做肛拭子检查或生理盐水灌肠，留取标本常规化验及细菌培养。

（三）实验室检查

1. 血象　急性期外周血白细胞计数和中性粒细胞增高。

2. 粪便检查　留取粪便中，黏液或脓血部分立即送检，显微镜下见有较多白细胞与红细胞，可见吞噬细胞。细菌培养有志贺菌属生长，即可确诊。

3. 其他检查

（1）乙状结肠镜检查：急性期可见肠黏膜弥漫性充血、水肿、点片状出血、浅表溃疡等，一般宜在急性症状缓解后进行。慢性期肠黏膜肥厚，可见溃疡或息肉形成。在病变部分取渗出物做细菌培养，阳性率高于粪便培养。

（2）钡剂灌肠X线检查或纤维结肠镜检查：适用于慢性患者，可见肠壁增厚、肠腔狭窄、肠壁蠕动增加等。一般用于与结肠癌、原发性溃疡性结肠炎、肠结核等鉴别。

（四）鉴别诊断

急性普通型菌痢应与病毒性肠炎、沙门菌肠炎、副溶血弧菌肠炎、弯曲菌肠炎、细菌性食物中毒、大肠杆菌肠炎、肠阿米巴病等鉴别。慢性菌痢应与非特异性溃疡性结肠炎、结肠癌、慢性阿米巴痢疾、慢性血吸虫病、肠结核等鉴别。中毒型菌痢应与流行性乙型脑炎、脑型疟疾、中毒性肺炎、重度中暑、脱水性休克等鉴别。

【治疗原则及方案】

（一）急性菌痢

1. 一般疗法和对症治疗　急性期应临床休息。消化道隔离至症状消失，大便培养连续2次阴性。进食流质或半流质饮食，轻度脱水时可予口服补液，脱水明显者给予静脉补液。酸中毒时给予碱性液。腹痛时给予解痉药物，如山莨菪碱（654-2）、阿托品。

2. 抗菌治疗　根据当时、当地的流行菌株及药敏情况经验用药。粪便培养阳性后作药敏试验，选用敏感的抗菌药物。

（1）氟喹诺酮类药物：诺氟沙星0.4g，每日2次；氧氟沙星0.3g，每日2次；环丙沙星0.3g，每日2次；左旋氧氟沙星0.2g，每日2次，疗程5～7日。孕妇、哺乳妇女及儿童不宜应用。

（2）庆大霉素：成人：160～240mg（16万～24万U），儿童：3～5mg/(kg·d)，分2次肌注；阿米卡星：成人：0.2～0.4g，每日2次，儿童：10mg/(kg·d)，分2次肌注。婴幼儿不宜应用。

（3）重症病人如中毒型菌痢患者，可选用头孢噻肟、头孢曲松等三代头孢菌素静脉滴注，有良好疗效。

亦可选用复方新诺明、四环素、黄连素等，但疗效较差。

（二）中毒型菌痢

治疗原则为迅速降温，控制惊厥，解除微循环障碍，积极防治休克、脑水肿及呼吸衰竭，及时应用有效的抗菌药物治疗。

1. 降温止惊　用冷生理盐水1 000ml流动灌肠。酌情使用退热剂。高热惊厥病人可用亚冬眠疗法：氯丙嗪与异丙嗪各1mg/kg，肌注或静脉注射，每2～4小时1次，共3～5次。同时于颈部、腋下、鼠蹊部等处放置冰袋降温，体温降至36℃为宜。安定0.3mg/kg，肌注或静脉注射。还可给苯巴比妥钠5～8mg/kg肌注，或水合氯醛30～60mg/kg，保留灌肠。

2. 解除血管痉挛　应用山莨菪碱（654-2）或阿托品。654-2：儿童每次1～2mg/kg，成人每次20mg～40mg，10～15分钟一次，静脉推注。阿托品：成人每次1～2mg，儿童每次0.03～0.05mg/kg，10～15分钟一次，静脉推注。待四肢转暖、面色好转、呼吸循环改善，减少用药次数至停药。

3. 扩充血容量，纠正酸中毒，维持水、电解质平衡　首批常用2∶1液（2份生理盐水，1份1.4%碳酸氢钠溶液），儿童每次10～20ml/kg，成人每次300～500ml，快速静脉点滴或推注。有明显酸中毒及循环衰竭时，先用5%碳酸氢钠溶液，成人每次250ml，儿童每次5ml/kg，静脉点滴。继之用2∶1液，用量同上。其后予6%低分子右旋糖酐，成人每次500ml，儿童每次10～20ml/kg，静脉点滴。待血压升至正常后，按生理需要量以1/3～1/4张含钾液减速维持。

4. 防治脑水肿及呼吸衰竭

（1）应用654-2治疗，用法同上。

（2）对于脑型患者要限制液体总量，维持于轻度脱水状态24小时。

（3）有脑水肿时给予20%甘露醇，每次1～2g/kg，半小时内快速静脉注入，每6～8小时1次，在甘露醇使用间隔期内，应用50%葡萄糖液静脉注射，直到脑水肿症状消失。必要时甘露醇内加入尿素或同时用速尿等利尿剂。

（4）吸氧、吸痰，保持呼吸道通畅，必要时气管插管或气管切开，呼吸机辅助呼吸。

（5）对呼吸衰竭病人，可用洛贝林等呼吸兴奋剂。

5. 肾上腺皮质激素治疗　氢化可的松：儿童：5～10mg/(kg·d)，成人：300～400mg/d，分3～4次，加入葡萄糖或生理盐水中静滴。或应用地塞米松治疗。

6. 抗菌药物同急性菌痢，应联合两种有效抗菌药物，应选用静脉注射剂，待病情好转及稳定后改为口服给药。

7. 其他治疗　根据病情应用强心药物西地兰或毒毛旋花子苷K。在应用血管扩张药和强心药等综合治疗措施后，血压仍不稳定者，可用多巴胺及间羟胺静脉点滴。有DIC者，可用肝素等治疗。注意防治急性肾衰竭。

（三）慢性菌痢

治疗原则为消除感染、提高机体抵抗力和调整肠道功能。

1. 一般治疗　注意饮食卫生，避免过度劳累、紧张，有肠寄生虫病者，应驱虫治疗，纠正贫血及提高机体免疫功能，急性发作且大便培养阳性者，需隔离治疗。

2. 抗菌治疗　粪便培养细菌阳性者选用敏感药物治疗，疗程14天。重复2～3个疗程。但须注意发生肠道菌群紊乱。

3. 药物保留灌肠　肠道检查有病变者，采用抗菌药物保留灌肠治疗。可选择：2%磺胺嘧啶银胶悬液，氨基糖苷类药物配制灌肠液等，每次200ml，每晚1次。2周为一疗程。

4. 肠道菌群失调和肠功能紊乱治疗

（1）酌情选用乳酸杆菌制剂、双歧杆菌制剂等。

（2）针灸、理疗、中医辨证施治均有利于康复。

第九节　细菌性食物中毒

细菌性食物中毒（bacterial food poisoning）是进食被细菌或细菌毒素污染的食物而引起的急性感染中毒性疾病。临床上可分为胃肠型和神经型两大类。食物中毒常突然暴发，潜伏期短，同进食者易集体发病，以及发病者及病情轻重与是否进食过污染食物及进食量的多少明显相关。搞好饮食卫生，加强食品卫生监管是预防本病的关键措施。

一、胃肠型食物中毒

【概述】

胃肠型食物中毒主要发生于夏秋季。临床特征为潜伏期短，常集体发病，以急性胃肠炎为主要表现。引起胃肠型食物中毒常见的病原菌为沙门菌属、副溶血弧菌、大肠杆菌、金黄色葡萄球菌及其毒素、蜡样芽胞杆菌、变形杆菌、产气荚膜梭菌等。

【临床表现】

潜伏期短，常于进食后数小时发病。

各种细菌引起胃肠型食物中毒的临床表现大致相似，主要为腹痛、呕吐、腹泻等急性胃肠炎症状。一般起病急，腹部不适，上、中腹持续或阵发性绞痛，恶心、呕吐。呕吐物为进食之食物。剧烈呕吐时，呕吐物可呈胆汁样，有时可含血液或黏液。腹泻轻重不一，每日数次至数十次，多为黄色稀便、水样便或黏液便。也可呈脓血便，甚至引起肠出血。体征为上腹部轻度压痛，肠鸣音亢进。吐泻严重者可出现口干舌燥、皮肤弹性差、尿少等脱水表现，如不及时补液纠正，可导致酸中毒和休克。本病病程短，呈自限性，多在1～6日内恢复。

【诊断要点】

（一）流行病学史

多发生于夏秋季。有进食变质或不洁食物史，如海产品及腌制食品，进食未煮熟的受污染肉类、内脏、蛋品、乳类等病史。共餐者在短期内集体发病，具有重要的临床诊断价值。

（二）临床表现

主要为急性胃肠炎的表现，病程短、恢复较快。

（三）实验室检查

1. 血象　大肠杆菌、沙门菌等感染者，外周血白细胞多在正常范围。副溶血弧菌及金黄色葡萄球菌感染者，多有外周血白细胞和中性粒细胞增高。

2. 粪便检查　镜检一般有少量红、白细胞，但亦有多数红、白细胞，易被误诊为菌痢。

3. 细菌学检查　如同时在可疑食物、病人呕吐物或粪便中查到病原菌，有助于确诊。但须注意以下几点：

（1）外环境中广泛存在的细菌，如蜡样芽胞杆菌，应从可疑食物中分离到≥10^5 CFU/g或从2个或2个以上病人粪便中分离到此菌，而未食污染食物者粪便中则无，才有诊断意义。

（2）对正常人也可携带的细菌，如副溶血弧菌，从2个或2个以上病人粪便或呕吐物中分离到同样噬菌体型的副溶血弧菌，或从可疑食物中证明有肠毒素的存在。

（3）从病人粪便或可疑食物中分离出病原菌。还应注意，有时能分离出两种病原菌。

有明确流行病学史和典型临床表现可作为临床诊断。如细菌学检查阳性，可以确诊。细菌性食物中毒只有少部分病例能确定病原，因此主要依靠临床诊断。

（四）鉴别诊断

应注意与细菌性痢疾、阿米巴痢疾、霍乱、病毒性胃肠炎鉴别。还应特别注意与非细菌性食物中毒，如化学性食物中毒（砷、有机磷农药等）和生物性食物中毒（毒草、河豚、生鱼胆等）鉴别。

【治疗原则及方案】

（一）一般治疗

卧床休息。应注意床旁隔离。给予易消化的流质或半流质饮食，补充足够的热量和维生素。

（二）对症治疗

脱水者应积极补充生理盐水、葡萄糖盐水或口服补盐液，以纠正脱水和酸中毒。注意补充电解质。恶心者可口服吗叮啉 10mg/次，每日 3～4 次。呕吐、腹痛、腹泻可皮下注射阿托品 0.5mg 或山莨菪碱 10mg。

（三）病原治疗

由于本病的病原菌或肠毒素多于短期内随吐泻物排出体外，病程较短，一般不必用抗菌药物。病重者可给复方新诺明、庆大霉素或氟喹诺酮类（诺氟沙星）等抗菌药物。

二、神经型食物中毒（肉毒中毒）

【概述】

神经型食物中毒，又称“肉毒中毒”。主要是由于进食被肉毒梭菌外毒素污染的食物而引起的中毒性疾病。临床上出现脑神经支配的肌肉麻痹，如眼肌及咽肌甚至呼吸肌麻痹为主要特征。若抢救不及时病死率较高。

【临床表现】

潜伏期多为 12～36 小时，短者 2 小时，长者 8～10 日。潜伏期愈短，病情愈重。

起病突然，以神经系统症状为主，与一般食物中毒不同。胃肠炎症状很轻或完全缺如，初起时全身乏力、软弱、头痛、头晕或眩晕，继而出现视力模糊、复视、瞳孔散大或不等大、眼肌瘫痪。重症者可出现吞咽、咀嚼、发音等困难，甚至呼吸困难。咽肌麻痹时，咽喉部及气管黏液及分泌物积聚于咽部，可引起上呼吸道阻塞及吸入性肺炎。肢体瘫痪少见。可出现腹胀或便秘，但腹痛、腹泻则少见。患者体温不高，神志始终清楚，感觉存在，脑脊液正常。病程长短不一，通常可于 4～10 天后逐渐恢复，但全身乏力、眼肌瘫痪可持续数月之久。重症或抢救不及时者，则可在 2～3 日内，因呼吸衰竭、心力衰竭或继发肺炎而死亡。

婴儿肉毒中毒者的首发症状是便秘，随后迅速出现脑神经麻痹，很快因中枢性呼吸衰竭突然死亡，是婴儿猝死的原因之一。

【诊断要点】

（一）流行病学史

曾进食可疑被污染的变质罐头、瓶装食品、腊肠、发酵豆制品与面制品。同进食者可集体发病。

（二）临床表现

有脑神经麻痹症状，如眼肌瘫痪、吞咽、发音、呼吸困难等，但神志清楚，体温正常，感觉存在。

（三）实验室检查

对可疑食物作厌氧菌培养，可发现肉毒梭菌。以食物浸出液做动物实验（口饲或腹腔内注射），如有外毒素存在，则动物发生典型的四肢瘫痪。

（四）鉴别诊断

应与河豚、毒蕈所致食物中毒或流行性乙性脑炎、脊髓灰质炎等鉴别。

【治疗原则及方案】

（一）一般及对症治疗

1. 在进食可疑食物 4 小时以内，应尽快用 5%碳酸氢钠溶液或 1∶4000 高锰酸钾溶液洗胃。并用 50%硫酸镁导泻及清洁灌肠，尽可能清除胃肠道中的毒素。

2. 补充液体及营养　对已有吞咽困难者，应予以鼻饲饮食或静脉内补充每日必需的液体、电解质及其他营养。

3. 保持呼吸道通畅及氧的供给　对呼吸道有分泌物不能自行排出者，应及时吸痰，必要时做气管切开。呼吸困难应给予氧气吸入。继发肺炎时应用抗菌药物。

（二）病原治疗

大剂量青霉素治疗可减少肠道内肉毒梭菌的数量，防止外毒素增加及吸收。早期多价抗毒血清治疗有效。力争起病后 24 小时内或肌肉瘫痪之前应用效果最佳。一次应用 5 万～10 万 U，由静脉或肌内注射各半量，必要时 6 小时后重复注射。重症者，以上剂量加倍。用药前先做皮肤过敏试验，如试验阳性，可采用脱敏注射给药。

第十节　鼠　　疫

【概述】

鼠疫（plague）是由鼠疫耶尔森菌（简称鼠疫杆菌）引起的自然疫源性疾病。主要通过染菌的鼠蚤为媒介，经皮肤传入至淋巴结引起腺鼠疫；经呼吸道传入发生肺鼠疫，均可发展为败血症，传染性强，病死率高，是危害人类最严重的烈性传染病之一。属国际检疫传染病，我国将其列为法定甲类传染病。

【临床表现】

潜伏期腺鼠疫多为2～5天（1～8天），原发性肺鼠疫仅数小时至3天。曾接受预防接种者可长达9～12天。

鼠疫起病急，畏寒发热，体温迅速升至39～40℃，伴恶心、呕吐、头痛及四肢痛、颜面潮红、结膜充血、皮肤黏膜出血等。继而可出现意识模糊、言语不清、步态蹒跚、腔道出血、全身衰竭和血压下降等。临床有腺鼠疫、肺鼠疫和败血症鼠疫等临床类型。

（一）腺鼠疫

最为常见，好发部位依次为腹股沟淋巴结（约占70%）、腋下淋巴结（约占20%）和颈淋巴结，多为单侧。病初即有淋巴结肿大且发展迅速，淋巴结及周围组织显著红肿热痛，以病后2～3天最重。若及时治疗，则淋巴结肿可消退，治疗不及时，1周后淋巴结很快化脓、破溃，常易发展为败血症或肺鼠疫。

（二）肺鼠疫

既可是原发性，亦可继发于腺鼠疫。原发肺鼠疫起病急，寒战、高热、胸痛、呼吸促迫、发绀、咳嗽、痰为黏液或血性泡沫状，肺部仅可闻及散在湿啰音或轻微的胸膜摩擦音，肺部体征相对较少，与周身症状不相称。X线检查呈支气管肺炎改变。常因心力衰竭、出血、休克而危及生命。

（三）败血症型鼠疫

亦称鼠疫败血症，为最凶险的一型。多继发于肺鼠疫或腺鼠疫。原发鼠疫败血症亦称暴发型鼠疫，但较少见。继发性者，病初有肺鼠疫或腺鼠疫的相应表现，病情进一步加重，发展为鼠疫败血症。主要表现有高热、寒战、谵妄或昏迷，进而发生感染性休克、DIC及广泛皮肤出血和坏死等。肺鼠疫与败血症鼠疫因发绀和皮肤出血坏死，死亡后皮肤呈黑色，故有“黑死病”之称。

（四）其他类型鼠疫

如皮肤鼠疫、肠鼠疫、脑膜鼠疫、眼鼠疫、扁桃体鼠疫等，均各有其相应的症状，但极少见。

【诊断要点】

（一）流行病学资料

在起病前10日内，曾到过流行区或有与鼠疫动物或病人接触史。尤其在鼠类繁殖、活动的夏秋季节。狩猎者或剥食患病动物皮肉者，感染的机会更大。

（二）临床表现

根据不同的临床类型有不同的临床表现，突然发病，全身中毒症状重，早期衰竭、出血倾向，并有淋巴结肿大、肺部受累或发生败血症等。

（三）实验室检查

1. 细菌培养　取材于动物的脾、肝等脏器或患者的淋巴结、脓、痰、血、脑脊液等，用血琼脂平板、肉汤等培养基，均可分离出鼠疫耶尔森菌，进一步鉴定用生化反应、噬菌体裂解试验或血清学试验以资确诊。

2. 动物接种　以上述材料用生理盐水调成乳剂，注射于豚鼠或小鼠皮下或腹腔，动物于24～72小时内死亡，解剖作细菌学检查阳性，即可确诊。

3. 血清学检查　多用酶联免疫吸附试验（ELISA）检测血中鼠疫杆菌F1抗体，亦可用抗鼠疫IgG测定F1抗原。此外放射免疫沉淀试验（RIP）、荧光抗体法（FA）亦可应用。

4. 分子生物学检测　采用DNA探针或聚合酶链反应（PCR），可协助诊断。

（四）鉴别诊断

腺鼠疫应与急性淋巴结炎、丝虫病、兔热病及钩端螺旋体病等鉴别；肺鼠疫需与大叶性肺炎、肺炭疽等鉴别；鼠疫败血症应与炭疽杆菌败血症、金葡菌败血症、钩端螺旋体病等鉴别。

【治疗原则及方案】

（一）病原治疗

早期应用抗生素是降低病死率的关键。原发性肺鼠疫若能在发病15小时内应用抗生素，亦可取得较好的疗效。

1. 链霉素　为首选药物。成人：2～4g/d，儿童：30mg/(kg·d)，分2次肌内注射。疗程10日。

2. 庆大霉素　每次8万U，每日3～4次，肌内注射；亦可静脉滴注，疗程7～10日。

3. 四环素　2g/d，分4次口服或静脉滴注，好转后减量，疗程7～10日。

4. 氯霉素　对脑膜型鼠疫尤为适宜。可按100mg/(kg·d)，分2～4次静脉滴注，病情好转后减量改为口服。用药期间注意血象变化。

5. 第三代头孢菌素亦可取得良好疗效。喹诺酮类药物体外及动物体内证实有效。

（二）一般及对症治疗

急性期应卧床，进流质饮食，保证热量，补给充足的液体。烦躁及局部疼痛者，应给镇静剂及止痛剂。中毒症状较重者，可给予肾上腺皮质激素。肺鼠疫、鼠疫败血症应给予吸氧，休克者及时抗休克治疗。

（三）局部治疗

1. 腺鼠疫切忌挤压淋巴结，以防导致败血症的发生，可予以湿敷至确已软化后方可切开引流。亦可用0.1%依沙吖啶（ethacridine，利凡诺，雷弗奴尔）等外敷。

2. 皮肤病灶可涂敷0.5%～1%链霉素软膏或四环素软膏。

3. 眼鼠疫可用0.25%氯霉素眼药水滴眼。

第十一节 炭 疽

【概述】

炭疽（anthrax）为一种炭疽杆菌引起的动物传染病，牛、羊、猪、犬等家畜极易受染。通过接触受染的动物及污染的畜产品和从外周污染环境吸入而传染人类。经接触、吸入、食入等方式发生皮肤炭疽、肺炭疽和肠炭疽。皮肤炭疽最常见。肺炭疽虽较罕见，但病情严重，病死率很高。

【临床表现】

潜伏期1～5日。肺炭疽可短至12小时，肠炭疽亦可于24小时内发病。

（一）皮肤炭疽

约占炭疽病例的95%，多发生于暴露的皮肤，如面、颈、肩、上下肢等。起始在皮肤破损处出现小的丘疹，有痒感，数日后发展为含有血性液体的水疱，内含大量炭疽杆菌。周围组织明显肿胀。水疱破溃后形成溃疡，直径1～5cm，在坏死溃疡周围有水疱围绕，血性分泌物在溃疡表面形成数厘米的黑色结痂。除感觉微痒外，无明显疼痛及触痛。周围组织水肿十分明显，其范围可达5～20cm。在病变广泛时，可因大量水分渗入皮下而出现血容量不足。黑痂经1～2周后脱落，留下肉芽组织，再过1～2周即愈合形成疤痕。全身症状有发热、不适、肌痛、头痛，局部淋巴结常肿大。少数病例局部无黑痂形成，而呈现大块状水肿（即恶性水肿），水肿处呈透明、柔软、微红或苍白，扩展迅速，可致大片坏死。这种恶性水肿多见于眼睑、颈、大腿及手等组织松弛处。全身毒血症甚为明显，病情危重，若贻误治疗，可因循环衰竭而死亡。重症病例可并发败血症，进而侵犯脑膜引起脑膜炎。皮肤炭疽预后较好，在适当治疗下病死率<1%。如未及时获得治疗，常出现严重并发症，病死率可达25%。

（二）肠炭疽

临床症状不一，可表现为急性胃肠炎型或急腹症型。急性胃肠炎型的潜伏期较短（12～18小时），发病时突然恶心、呕吐、腹痛、腹泻，大便一般无血液，大部分患者于数日内恢复。急腹症型患者全身中毒症状严重，持续性呕吐及腹泻，排血水样便，腹胀、腹痛，有压痛或呈腹膜炎征象，常并发败血症或感染性休克，而于起病后3～4日内死亡。

（三）肺炭疽

多为原发性，由吸入炭疽杆菌芽胞所致，故又称“吸入性炭疽”（inhalation anthrax）。也可继发于皮肤炭疽。起病多急骤，亦可先有2～4日的低热、倦怠、肌痛、干咳、心前区压迫感等症状，且在缓解后再突然起病，呈双相型。临床表现主要为寒战、高热、呼吸窘迫、喘鸣、发绀、咳嗽、咳血样痰、胸痛、大汗、心率增速等，有时在颈、胸部出现皮下水肿。胸部体征常以纵隔炎开始，肺部仅可闻及散在的细小湿啰音，或有胸腔积液。体征与病情严重程度常不成正比。X线检查可见纵隔增宽、胸水或肺部炎症。

肺炭疽患者大多病情危重。常并发败血症和感染性休克，偶也可继发脑膜炎。若不及时诊断和抢救，则常在急性症状出现后24～48小时，因呼吸、循环衰竭而死亡。

（四）中枢神经系统炭疽

即炭疽杆菌脑膜炎，多继发于伴有败血症的各型炭疽，偶有原发性患者。临床症状有剧烈头痛、呕吐、抽搐、明显脑膜刺激症状。脑脊液大多呈血性，压力增高，细胞数增多。本型炭疽的病情十分凶险，发展极为迅速，常因不及时治疗而死亡。

（五）败血型炭疽

大多继发于肺炭疽或肠炭疽，少数由皮肤炭疽引起。可表现为全身毒血症症状，如高热、头痛、呕吐、感染性休克、出血及弥散性血管内凝血（DIC）等。

【诊断要点】

（一）流行病学史

仔细询问病畜接触史，对临床诊断炭疽十分重要。重点询问患者的职业和新近有无接触病畜及畜产品的病史。

（二）临床表现

皮肤炭疽的特征性黑色焦痂，对临床诊断有较大的特异性。但肺炭疽及肠炭疽罕有生前获得诊断者。如临床发现有纵隔增宽、血性胸腔积液、出血性肺炎，或剧烈腹痛、腹泻、血性水样便、血性腹水，应注意追询病史以协助诊断。

（三）实验室检查

1. 血象 外周血白细胞增高，（10～20）$\times 10^9$/L，甚至可高达（60～80）$\times 10^9$/L，中性粒细胞显著增多。血小板可减少。

2. 细菌涂片与培养 根据临床表现可分别取分泌物、痰液、大便、血液和脑脊液作直接涂片，革兰染色镜检，可见粗大的革兰阳性杆菌；培养可有炭疽杆菌生长。其鉴定方法有串珠湿片法、荧光抗体染色法与噬菌体裂解试验等。

3. 动物接种 将上述标本接种于家兔、豚鼠与小白鼠皮下，24 小时后出现局部典型肿胀、出血等阳性反应。接种动物大多于 48 小时内死亡，从其血液与组织中可查出和培养出炭疽杆菌。

4. 血清学检查 有间接血凝试验、补体结合试验与 ELISA 法等。

5. Ascoli 沉淀试验 主要用于检验动物皮毛与脏器是否染菌。

（四）鉴别诊断

皮肤炭疽应与痈、疏松结缔组织炎、丹毒、恙虫病、兔热病等鉴别；肺炭疽应同大叶性肺炎、肺鼠疫、钩端螺旋体病等鉴别；肠炭疽应同沙门菌肠炎、出血坏死性肠炎与其他急性腹膜炎等鉴别；炭疽杆菌败血症应同其他细菌引起的败血症鉴别。

【治疗原则及方案】

（一）病原治疗

青霉素 G 为首选，氨基糖苷类、四环素与氯霉素亦有较好的疗效。皮肤炭疽与轻症肠炭疽用青霉素 G 240 万～320 万 U/d，分 3～4 次肌注，疗程 5～7 日。对青霉素过敏者，可用四环素或氯霉素 1.5g/d，分 3 次口服或静滴。恶性水肿型用青霉素 G 800 万～1 000 万 U/d，分 3～4 次静滴。

肺炭疽、重症肠炭疽与炭疽杆菌败血症，用青霉素 G 1 000 万～2 000 万 U/d，分 4 次静滴。并可加用庆大霉素 16～24 万 U/d 或阿米卡星 0.4～0.8g/d 静滴。疗程需 2 周以上。

抗炭疽血清曾用以中和血中游离毒素，有一定作用，后因抗生素的疗效很好而少用抗炭疽血清。对中毒症状较重的病人可以加用。

目前美国 CDC 推荐治疗方案：

1. 环丙沙星 400mg，静滴，每 12 小时 1 次，疗程 7～10 天。或多西环素（强力霉素）100mg，静滴，每 12 小时 1 次，疗程 7～10 天。

2. 环丙沙星 500mg，每日 2 次，疗程 7～10 天，或多西环素（强力霉素）100mg，每日 2 次，疗程 7～10 天。

3. 对严重感染者，可联合使用环丙沙星或多西环素，且最长疗程可达 60 天。

4. 儿童推荐剂量 环丙沙星 10～15mg/kg，每 12 小时 1 次（24 小时不超过 1g）；多西环素：＞8 岁且体重大于 45kg，剂量为 100mg，每 12 小时 1 次；＞8 岁且体重小于 45kg，2.2mg/kg，每 12 小时 1 次；＜8 岁，2.2mg/kg，

每12小时1次。

（二）对症治疗

1. 皮肤炭疽　局部可用1∶2000高锰酸钾液湿敷和消毒纱布覆盖（不用油纱布与油膏），或涂以1%龙胆紫液，切忌挤压，不宜切开引流，以免感染扩散。

2. 肺炭疽　吸氧，输液。

3. 肠炭疽　输液及纠正电解质紊乱和酸碱失衡。

4. 败血症或毒血症较重者，可给氢化可的松100～300mg/d静滴，以缓解中毒症状。

第十二节　布鲁菌病

【概述】

布鲁菌病（Brucellosis）又称布氏杆菌病或波浪热，是布鲁菌引起的人畜共患的传染病。本病属细胞内感染，临床表现为长期发热、多汗、关节疼痛、肝脾肿大、睾丸炎等。本病易复发及慢性化。慢性期病人则有骨关节病变及类似神经官能症表现，严重危害人民健康和畜牧业发展，属国家法定乙类传染病。羊布鲁菌致病力最强，致病者最多；其次是牛和猪布鲁菌。

布鲁菌病属全球性疾病，我国主要流行于内蒙、新疆、黑龙江、吉林、西藏等畜牧业地区。传染源为病畜（患病的羊、牛、猪、犬等），病原菌主要通过体表皮肤、黏膜接触进入人体，如接产羊羔、屠宰病畜、挤奶等；亦可经消化道，如进食含布鲁菌的生奶、奶制品或被污染的饮水或肉类而感染。

【临床表现】

潜伏期1～3周或数月（3天至数月）。

（一）急性期

缓起发热，典型的热型为波状热，发热1周至数周，间隔数日至数周无热期，又开始发热。2～3周期后自行缓解。典型的波浪热型已不多见，多为不规则热型，发热时无明显不适，但热退时自觉症状明显加重，这与其他疾病形成明显的差异。本病的另一特征是无论发热与否，常伴有明显多汗，严重多汗可引起虚脱。病初即有关节疼痛，呈针刺样疼痛，一个或几个大关节呈游走性，多为大关节痛，后期关节疼痛固定。常有坐骨神经、腰骶神经痛。肌肉疼痛多见于大腿两侧和臀部。少数可发生脑膜脑炎、脊髓炎等。半数以上有肝、脾、淋巴结肿大，肿大的淋巴结无明显疼痛，约20%～40%的男性患者可出现睾丸肿痛，多为单侧，少数伴有睾丸鞘膜积液。女性患者可有卵巢炎、输卵管炎及子宫内膜炎等炎症变化。

（二）慢性期

多由急性发展而来，病程超过1年，亦可无急性过程，主要表现为类似神经官能症症状，如乏力、多汗、头痛、抑郁、烦躁、失眠、注意力不集中等。其次为关节炎、关节持续疼痛，反复发作持续数年，可发生关节强直或挛缩，亦可发生周围神经炎、神经根性疼痛。

近年来病情有减轻趋势，表现为起病急、发热低、热程短、中毒症状轻、无明显肝、脾肿大及脏器损害轻等特点。

【诊断要点】

（一）流行病学史

有流行地区居住，并接触病畜（羊、牛、猪、犬等）或其皮毛，进食未严格消毒的鲜奶、乳制品和未煮熟的畜肉等流行病史。

（二）临床表现

急性期有反复发热、多汗、关节痛、神经痛、睾丸痛及肝、脾、淋巴结肿大等典型表现。慢性期有神经、精神症状，以及骨、关节系统损害症状。

（三）实验室检查

1. 血常规检查 外周血白细胞计数正常或减少，淋巴细胞增多可达60%以上，血沉增快，可有血小板减少和贫血。

2. 病原学检查

（1）病原菌培养：为确诊本病的重要依据。血液、骨髓、乳汁、脑脊液、子宫分泌液可作培养，用含5%～10%血清的高营养培养基，培养10天可见布鲁菌生长，培养2～4周未见生长者可报告阴性。急性期血培养阳性率可高达80%。骨髓培养阳性率更高，慢性期阳性率低。

（2）动物接种：未污染的标本给2只豚鼠（1～2ml）或小白鼠（0.5ml）皮下或腹腔接种；污染标本皮肤划痕接种，3～4周及6～8周各解剖1只，观察细胞病变，再作培养或血清免疫学检查。

3. 免疫学检查

（1）血清学检查：用ELISA法，抗体滴度≥1∶320为阳性；血清凝集法，抗体滴度为≥1∶100，有诊断意义；补体结合试验，抗体滴度≥1∶16为阳性，主要用于慢性期的诊断，方法简便、快捷，特异性高。

（2）特异性核酸检测：可用探针杂交技术和PCR法，检测布鲁菌DNA，具有快速、准确的特点。

（3）皮肤试验：用布鲁菌抗原作皮内试验，阴性可排除本病，阳性为已感染过本病，需排除接种过疫苗。主要用于流行病学调查。

（四）鉴别诊断

急性期病人须与风湿热、伤寒、结核、败血症等鉴别；慢性期病人须与神经官能症、各种骨、关节病、睾丸及附睾结核等鉴别。

【治疗原则及方案】

治疗原则：早期治疗，联合用药，足够疗程，综合治疗，防止复发及转为慢性。

（一）急性期（包括慢性期急性发作）

1. 一般治疗　适当休息，重者须卧床休息，充足营养，勤换衣裤，高热者给予物理降温，头痛、关节痛给予止痛等治疗，中毒症状严重和伴有睾丸炎者，可适当应用肾上腺皮质激素，至症状明显减轻后减量停用。

2. 抗菌治疗　选择能进入细胞内的药物，进行联合治疗。

治疗方案：

（1）利福平 900mg/d 加强力霉素 200mg/d；

（2）利福平 900mg/d 加链霉素 0.5g 肌内注射，每日 2 次；

（3）复方磺胺甲噁唑 2～3 片/次，每日 2 次。

（4）四环素 2g/d，分 4 次口服和链霉素 1g/d，分 1～2 次肌内注射，进行联合治疗。亦可应用喹诺酮类、多西环素治疗。应用利福平治疗需注意其不良反应。

以上各方案疗程不低于 3 周，且应交替使用 2～3 个疗程，每次换方案应间隔 5～7 日。

WHO 国际专家组 1987 年推荐用利福平 600～900mg/d，加多西环素（强力霉素）200mg/d 顿服，疗程应大于 6 周，共用 2 个疗程，可提高疗效，减少复发。

（二）慢性期

治疗较为复杂，应包括病原治疗、菌苗疗法和对症治疗。

1. 病原治疗　急性发作型及慢性活动型，具有局部病灶或细菌培养阳性的慢性患者，均需病原治疗，方法同急性期。

2. 菌苗疗法　临床上一般应用布鲁菌菌体疫苗，作皮下、肌内或静脉注射，应视患者身体情况和耐受程度，每次注射剂量 40 万、60 万、80 万、200 万、350 万、1050 万、2550 万、6050 万菌体，每天、隔天或间隔 3～5 天注射一次，以 7～10 次有效注射量为一疗程。该法近期疗效较好，一般可达72%～75%，但远期疗效仅 20%～33.3%。菌苗疗法副作用大，可有寒战、高热、全身关节痛，所以，肝肾功能不全者、有心血管疾病、肺结核以及孕妇忌用。

菌苗疗法亦可与抗菌药物同时应用。

3. 对症治疗　可根据病人症状给予镇静、解热、止痛等治疗。

第十三节　败　血　症

【概述】

败血症（septicemia）是指病原菌及其毒素侵入血流所引起的临床综合征，是一种严重的血流感染。病原菌通常指细菌，也可为真菌、分枝杆菌等，病程中常有炎症介质激活与释放，引起高热、寒战、心动过速、呼吸急促、皮疹、神志改变等一系列临床症状。重者可致休克、弥散性血管内凝血（DIC）和多器官功能衰竭。菌血症（bacteremia）是指细菌在血流中短暂出现的现象，一般无明显毒性症状。

【临床表现】

败血症无特异性临床表现，大多无明确的潜伏期。

（一）临床表现

1. 毒血症症状　起病大多急骤，常有寒战与高热，发热多为弛张型或间歇型，少数呈稽留热或不规则热。伴全身不适、头痛、关节酸痛、软弱无力。重者可出现中毒性脑病、中毒性心肌炎、中毒性肝炎、肠麻痹、感染性休克、DIC 等。

2. 皮疹　以淤点为多见，多分布于躯干、四肢、眼结膜、口腔黏膜等处，常为数不多。亦可有荨麻疹、猩红热样皮疹、脓疱疹等，以球菌感染多见。坏死性皮疹可见于铜绿假单胞菌败血症。

3. 关节症状　多见于革兰阳性球菌和产碱杆菌败血症，表现为大关节红肿、疼痛、活动受限。少数有关节腔积液、积脓。

4. 肝、脾肿大　一般仅轻度肿大，当发生中毒性肝炎或肝脓肿时，则肝肿大可显著，伴明显压痛，并可出现黄疸。

5. 迁徙性损害　乃由细菌栓子播散至身体其他部位所引起。多见于化脓球菌（尤其是金黄色葡萄球菌）、厌氧菌等所致的败血症。常见者有皮下脓肿、肺脓肿、关节炎、骨髓炎、心包炎等。在金葡菌、肠球菌、溶血性链球菌、产碱杆菌等败血症病例，可并发急性或亚急性细菌性心内膜炎，伴有心脏扩大、心力衰竭和血管栓塞症状。因急性心内膜炎可侵犯正常瓣膜，初起可无病理性杂音。

（二）不同致病菌败血症的临床特点

1. 金黄色葡萄球菌败血症　多见于男性青年。病前一般情况大多良好。

原发炎性病灶以皮肤疖、痈等为多见。临床表现较典型，急起发病，寒战、高热，半数以上患者体温在39～41℃间，双峰热少见。皮疹常为多形性，以淤点为多，脓疱疹虽较少见，但其出现有助于诊断。关节症状较明显，大多累及大关节，有红、肿、痛，但化脓性关节炎少见。迁徙性损害是金葡菌败血症的特点，约半数患者病程中出现迁徙性损害，常见为肺脓肿，其次为肝脓肿、化脓性脑膜炎、骨髓炎、皮下脓肿等。金葡菌败血症并发心内膜炎者可高达8%，由于可侵犯正常心瓣膜，故病理性杂音不及亚急性心内膜炎者多；如发热不退，有进行性贫血，反复出现皮肤淤点，有内脏血管栓塞，血培养持续阳性等，应考虑为心内膜炎，须进一步作超声心动图检查以明确诊断。感染性休克较少见。

2. 表皮葡萄球菌败血症　尤以医院内感染者为多。常见于体内异物留置后，如人工瓣膜、人工关节、各种导管及起搏器等。

3. 革兰阴性杆菌败血症　病前患者一般情况多较差，多数伴有影响机体免疫防御功能的原发病，故院内感染者较多。致病菌多从泌尿生殖道、肠道或胆道等入侵。肺炎克雷伯杆菌和铜绿假单胞菌常由呼吸道入侵。铜绿假单胞菌败血症亦易发生于烧伤后或创伤感染、淋巴瘤、白血病及恶性肿瘤患者，其创面脓性分泌物多呈绿色为其特征。临床上革兰阴性杆菌败血症表现为双峰热、相对缓脉等较多见，部分病人体温可不升；迁徙性病灶较少见；约40%发生感染性休克。严重者可出现多脏器功能衰竭、DIC等。

4. 肠球菌败血症　泌尿生殖道是常见的入侵途径。易并发心内膜炎，对各种抗菌药物包括头孢菌素类耐药。亦易发生于消化道肿瘤和腹腔感染病人。

5. 厌氧菌败血症　肝硬化、糖尿病、恶性肿瘤、尿毒症、褥疮患者和新生儿等易发生厌氧菌败血症。入侵途径以胃肠道及女性生殖道为主，其次为褥疮和坏疽。主要致病菌为脆弱类杆菌，由胃肠道入侵者，血培养常反复多次阳性，且为复数菌感染；由女性生殖道入侵者，血培养多次阳性者少见，但亦常为混合感染。厌氧菌败血症的临床表现常与需氧或兼性厌氧菌者大致相似，但也有其某些特点，如：

（1）高胆红素血症，血清总胆红素高出正常数的10倍以上。黄疸发生率为10%～40%，甚至更高。

（2）并发血栓性静脉炎和迁徙性脓肿或感染，为本菌败血症的特点。此外厌氧菌败血症易并发肺炎，婴幼儿患者发生率尤高。

6. 真菌败血症　多发生在免疫功能低下者，常见于长期接受肾上腺皮质激素、广谱抗菌药物、肿瘤化疗，以及静脉插管输液（特别是高营养治疗）、透析疗法等患者。以白色念珠菌最为多见，多数伴细菌感染。大多发生在严重原发疾病的后期。病程进展缓慢，临床毒血症症状可被原发病及伴发的细菌感染掩盖。真菌败血症多数为播散型，病变累及心内膜、肝、脾、肺等。当免疫缺陷者感染时，在应用足量抗菌药物后感染未能控制者，应考虑本病的可能，除作细菌培养外，应同时作真菌培养。

（三）特殊类型的败血症

1. 新生儿败血症　多由母亲产道感染，吸入感染羊水，脐带或皮肤等感染而入侵。主要病原菌为大肠埃希菌、B组溶血性链球菌、金葡菌等，主要临床表现为食欲减退、呕吐、腹胀、精神萎靡、呼吸困难、黄疸、惊厥等，仅部分患儿有发热。由于新生儿血脑屏障功能尚不健全，因此25%～30%的患儿可并发中枢神经系统感染。

2. 老年人败血症　致病菌以革兰阴性杆菌为多见，肺部感染后发生败血症者较青年为多。由褥疮入侵者不少，致病菌多数为金葡菌、大肠埃希菌、铜绿假单胞菌、厌氧菌等。易并发心内膜炎。

3. 烧伤后败血症　是大面积深度烧伤后常见的并发症，可为单细菌或多数细菌的混合感染，亦偶可由真菌所致。一般早期多为单一细菌，晚期多为混合感染，多发生于烧伤后2周内，常见致病菌为金葡菌、铜绿假单胞菌、变形杆菌和大肠埃希菌。临床表现较一般败血症为重，可有过高热（达42℃以上），也可呈低温（36℃以下），多为弛张热。在发生败血症后，原有烧伤后心动过速更显著，可出现中毒性心肌炎、中毒性肝炎、休克等。麻痹性鼓肠亦为常见症状。

4. 医院内感染败血症　近年来发病数明显增多，绝大多数有严重基础疾病，如血液病、肿瘤、慢性肝病、肝硬化、糖尿病、结缔组织病等。部分为医源性感染，如继发于免疫抑制药物的应用、气管切开、导尿、静脉输液、透析疗法等诊治措施。常见致病菌为大肠埃希菌、肺炎克雷伯杆菌等肠杆菌科细菌、金葡菌、表葡菌、铜绿假单胞菌等。由于病人基础健康情况差、免疫缺陷，感染常严重；又因医院内感染致病菌耐药情况多严重，治疗效果常差。

输液引起的败血症常与液体污染及留置导管有关。一般输液污染以肺炎克雷伯杆菌和聚团肠杆菌为多见，高营养液中以真菌易于生长，全血污染则多为耐药大肠埃希菌或铜绿假单胞菌，病情十分严重。输血小板污染的机会亦多。与留置导管有关的败血症多通过下列途径，即导管插入处的疏松结缔组织炎、感染性血栓性静脉炎、导管内细菌寄殖。

（四）实验室检查

1. 血象　外周血白细胞总数增多，一般在（10～30）$\times 10^9$/L，中性粒细胞百分比增高，可出现明显核左移及细胞内中毒性颗粒，嗜酸性粒细胞减少或消失。机体反应性较差者及少数革兰阴性杆菌败血症患者的白细胞总数可正常或偏低，但中性粒细胞数仍增多。

2. 病原学检查 以血培养最为重要，应在抗菌药物应用前及寒战、高热时进行，并宜多次反复送检，每次采血量新生儿和婴儿为5ml，年长儿和成人为10ml。有条件者宜同时作厌氧菌和真菌培养。已应用抗菌药物的病例，宜于培养基中加入硫酸镁、β-内酰胺酶、对氨苯甲酸等以破坏某些抗菌药物，或用血块培养法以提高阳性率。骨髓培养的阳性率较血培养者为高。以脓液、脑脊液、胸腹水、淤点挤液等涂片检查和培养，亦有检出病原菌的机会。分离得到病原菌后作药敏试验，以测定最低抑菌浓度（MIC），供选用抗菌药物参考。必要时测量最低杀菌浓度（MBC），血清杀菌试验也有重要的参考意义。一般培养基上无细菌生长而疑有L型细菌败血症时，应作高渗盐水培养。真菌生长缓慢，培养阳性率亦较低。近来采用气相色谱法测定真菌（如念珠菌）胞壁组分的代谢产物以助诊断，其特异性高。乳胶凝集试验测定抗原或相应抗体（用于隐球菌病），以及病理组织检查等均有助于诊断。厌氧菌分离培养至少也需1周，不能及时为临床治疗提供细菌学依据。近来开展的气相色谱法，能在1小时内对临床标本作出有无厌氧菌的诊断，便于指导用药。

3. 其他检查 鲎溶解物试验（LLT）可检测血清等标本中革兰阴性杆菌的内毒素，但不能鉴别为何种病原菌，对诊断革兰阴性菌败血症有一定帮助。病程中如出现心、肝、肾等脏器损害或休克、D1C等时，应作相应的检查。化脓性关节炎及骨髓炎在发病2周后，X线检查才有所发现。

【诊断要点】

（一）诊断依据

凡急性发热患者，白细胞及中性粒细胞明显增高，而无局限于某一系统的急性感染时，都应考虑有败血症的可能。凡新近有皮肤感染、外伤，特别有挤压疮疖史者；或有尿路、胆道、呼吸道等感染病灶；或各种局灶感染虽经有效抗菌药物治疗，而体温仍未能控制者，均应高度怀疑有败血症的可能。如在病程中出现皮疹、肝脾肿大、迁徙性脓肿等，则败血症的临床诊断可基本成立。血培养（和骨髓培养）阳性为败血症确诊的依据。

（二）鉴别诊断

临床上应与Still病、伤寒、粟粒性结核、恶性组织细胞病、系统性红斑狼疮、风湿病、深部淋巴瘤、病毒性感染等相鉴别。

【治疗原则及方案】

（一）抗菌药物的应用

败血症一经诊断，在未获得病原学结果之前，即应根据情况给予抗菌药物经验治疗，以后再根据病原菌种类和药敏试验结果调整给药方案。败血症的抗菌治疗可采用两种有效抗菌药物的联合，为了保证适当的血浆和组织药物浓度，宜静脉给药，剂量要大，应选用杀菌剂。疗程宜较长，一般应在3周以上，或在体温下降至正常、临床症状消失后继续用药7～10日。

1. 病原菌不能确定时，须选用兼顾革兰阴性杆菌和革兰阳性球菌抗菌药物的联合。一般选用抗假单胞菌的青霉素（如哌拉西林、替卡西林）或第3代头孢菌素联合氨基糖苷类抗生素。如果是免疫功能低下者的院内感染，应多考虑金葡菌或表葡菌及假单胞菌，可给予万古霉素联合头孢他啶。

2. 葡萄球菌败血症　目前葡萄球菌对抗生素的耐药现象严重，除对青霉素高度耐药外（95%以上），约半数菌株对苯唑西林耐药，但葡萄球菌通常对万古霉素敏感。鉴于上述情况，目前对葡萄球菌败血症的治疗应首选苯唑西林或氯唑西林，联合应用利福平，待获得药敏结果后则可根据药敏结果调整用药。对MRSA及MRSE败血症则可选用万古霉素（或去甲万古霉素）与磷霉素、氨基糖苷类（主要为阿米卡星）或利福平的联合应用。

3. 链球菌败血症　A、B组溶血性链球菌通常对青霉素敏感，B组链球菌的敏感性略差，因此，在治疗A组链球菌败血症时，可单用青霉素或第一代头孢菌素、红霉素与林可霉素等，而后者的治疗宜加用氨基糖苷类抗生素。肺炎链球菌败血症的治疗同溶血性链球菌败血症。肠球菌败血症常对多种抗生素耐药，治疗时需联合用药，首选青霉素或氨苄西林与氨基糖苷类的联合，也可选择万古霉素（或去甲万古霉素）联合氨基糖苷类。其他对肠球菌感染有效的药物，尚有亚胺培南和西拉司丁（cilastin）的复方制剂泰能（tienam）。

4. 革兰阴性菌败血症　大肠埃希菌、肺炎克雷伯杆菌等肠杆菌科细菌对氯霉素、氨苄西林等普遍耐药，对哌拉西林的敏感率高于庆大霉素。临床上可选择哌拉西林、第二或第三代头孢菌素与庆大霉素或阿米卡星联合应用。铜绿假单胞菌及不动杆菌属多数为院内感染，可根据药敏选用头孢他啶或头孢哌酮，联合应用庆大霉素或阿米卡星。此外，可选用哌拉西林和他唑巴坦的复合制剂特治星。

5. 厌氧菌败血症　首先要清除病灶或脓肿引流以改变厌氧环境。抗菌药物可选用甲硝唑、氯霉素、克林霉素、头孢西丁或泰能。由于多为需氧菌或兼性厌氧菌的混合感染，因此，需同时对需氧菌进行有效的抗菌治疗。

6. 真菌性败血症　可选用两性霉素B、氟康唑、伊曲康唑、5-氟胞嘧啶等，仍以两性霉素B的抗菌作用最强，但因其毒性大常限制其使用，此时可选用氟康唑。两性霉素B与氟康唑联合应用的疗效较好。

7. 其他　单核细胞增多性李斯特菌对青霉素高度敏感，常选用青霉素或氨苄西林与庆大霉素联合。鼠伤寒沙门菌易耐药，宜根据药敏结果选择用药，一般对第二代、第三代头孢菌素、氟喹诺酮类药物高度敏感。

（二）治疗局部感染病灶及原发病

化脓性病灶无论为原发性或迁徙性，均应尽早给予切开引流。化脓性心包炎、脓胸、关节炎及肝脓肿等可穿刺引流。胆道或泌尿道感染合并有梗阻者，应给予手术治疗。如果病人的免疫抑制状态是由于药物或疾病所致，则须停用或减量免疫抑制药，或有效治疗这些基础疾病（如白血病等）。如考虑败血症由静脉留置导管所致，则应及早去除或更换，将除去的导管剪一段（约1cm）进行培养以明确病原菌。如败血症由人工关节等留置假体所致，抗生素的疗程需6周，且常须除去此装置。

（三）其他治疗

包括适量营养、补充维生素以及维持水、电解质平衡，并按需输血、血浆。应用抗内毒素抗体、抗TNF-α单克隆抗体、输注粒细胞和粒细胞集落刺激因子（G-CSF）等，此类新治疗方法的疗效仍需作进一步评价。静脉注射人血清免疫球蛋白，可提高体液免疫对抗细菌感染。

第十四节　感染性休克

【概述】

感染性休克（septic shock）是由微生物及其毒素等产物直接或间接地引起机体急性微循环障碍和灌注不足，导致组织缺血缺氧、细胞损害、代谢和功能障碍，甚至多器官功能衰竭的全身危重综合征。任何微生物都有可能引起感染性休克，但以革兰阴性细菌为多见。

【临床表现】

感染性休克一般有三组不同的临床表现，即基础疾病病征、原发感染病灶表现和休克共同的临床特点。

（一）基础疾病病征

如先天性心脏病的心悸、气促；糖尿病的多饮、多食及多尿；肝硬化病人的蜘蛛痣、腹水和黄疸；恶性肿瘤或免疫功能低下的白血病、淋巴瘤、系统性红斑狼疮等病的特殊表现，以及进行过放疗、化疗或经外科、妇科手术等病史者。

（二）原发感染病灶的表现

感染性休克往往继发于严重感染性疾病的基础上，如革兰阴性杆菌败血症、中毒性菌痢、暴发型流行性脑脊髓膜炎、肺炎、化脓性胆管炎及胆囊炎、腹膜炎、肾盂肾炎、肾综合征出血热等。在发生感染性休克时或之前，常有上述原发感染性疾病的特殊临床表现。

（三）休克的共同表现

休克时主要表现为意识和精神状态改变，皮肤色泽、湿度及温度变化，尿量、呼吸急促、发绀、脉搏细速、血压下降、甲周微循环与眼底改变，但根据休克的不同时期，表现轻重不一。

1. 早期休克 均有寒战、高热，个别严重病人可以有体温不升高及降低的表现。有面色和皮肤苍白，肢端厥冷，皮肤呈花斑状。口唇及指甲发绀，少尿。呼吸深而快，可有烦躁不安及嗜睡，心率增快；血压尚正常，但脉压减小，在20mmHg左右，脉搏细速等。

2. 中期休克 上述临床表现加重，并出现血压下降（收缩压在80mmHg以下），皮肤有发绀，神志烦躁不安或嗜睡。尿量明显减少。静脉取血或输液发现血液易凝固。

3. 晚期休克 血压持续偏低或测不出，面色灰白，皮肤高度发绀。意识模糊或昏迷，呼吸深慢或浅快甚至呼吸困难。少尿或无尿，可出现不可逆的急性肾衰竭。同时伴有皮肤广泛出血点及大片淤斑等DIC表现。可有心、肺、肾、脑等多个脏器功能不全甚至衰竭。

【诊断要点】

（一）病史

立即详细询问病史，特别是与感染性休克病因相关的疾病，如暴发型脑膜炎球菌败血症、中毒性菌痢、肾综合征出血热以及败血症、肺炎、胆道感染、尿路感染等。

（二）体检

进行完整而有重点的体检，包括定时检查血压、脉压、体温、脉搏、呼吸、心率、心律、神志、皮肤温度和色泽、尿量等。

（三）实验室检查

1. 病原检查 药敏试验，有的标本可作涂片革兰染色，初步、快速检查病原。

2. 血象 外周血白细胞总数大多增高在（20～30）$\times 10^9$/L之间，中性粒细胞增多的同时有核左移现象，但在严重病例白细胞总数可降低。血细胞比容与血红蛋白增高为血液浓缩的标志，并发DIC时血小板计数进行性下降。

3. 尿和肾功能 尿常规的改变无特异性，可有少量蛋白、红细胞、管型，尿比重偏高，有肾衰竭发生时转为低而固定。血尿素氮和肌酐值升高。

4. 血气分析 在典型的感染性休克中，休克早期主要为呼吸性碱中毒，表现为动脉血 pH 偏高，二氧化碳分压（PCO_2）降低，剩余碱（BE）不变，随着休克发展至晚期则转为代谢性酸中毒，pH 值偏低、PCO_2 降低，剩余碱负值加大，碳酸氢盐减少。

5. 血生化检查　血钠和氯化物多偏低，血钾高低不一，血清转氨酶、肌酸磷酸激酶、乳酸脱氢酶同工酶谱等测定，能反映脏器组织（如心肌、肝等）的损害情况，酶值明显升高提示组织细胞坏死。

6. DIC 的实验室检查　主要检查血小板计数、凝血酶原时间、纤维蛋白原半定量、血浆鱼精蛋白副凝试验、优球蛋白溶解时间、纤维蛋白降解产物测定等。

7. 心电图、X 线检查、B 超、超声心动图、核素显像、CT、磁共振等，可视需要进行。

（四）鉴别诊断

应与其他病因引起的心源性休克、低血容量性休克、过敏性休克、神经源性休克加以鉴别。

【治疗原则及方案】

（一）一般治疗

安静平卧，避免不必要的搬动，维持呼吸道通畅，吸氧，补充维持营养。

（二）积极控制感染

当病原菌不明时，可根据感染部位及临床表现推断其最可能的病原菌，选用强有力的、抗菌谱较广的抗菌药物进行治疗。如已获得病原菌，可根据临床经验与药敏试验结果用药。抗菌药宜联合应用，一般二联已足，常用的有广谱半合成青霉素或头孢菌素联合氨基糖苷类抗菌药。剂量宜大，首次剂量为每次用药量的倍量。宜静脉注射或静脉滴注。对肾功能受损者，应选用无肾脏毒性或毒性较低的药物，除抗菌药治疗外，应及时处理化脓病灶，重视提高机体抵抗力，应少量多次输入新鲜血及血浆等。

（三）扩容治疗

感染性休克的病理生理基础是微循环障碍、毛细血管扩张和通透性增加，使血容量减少，导致心排出量降低、组织灌流量减少。而血压下降是它的中后期表现，因此，扩容治疗是纠正休克十分重要的措施。

1. 扩容常用的液体　有胶体液和晶体液 2 种，胶体液有低分子右旋糖酐（简称低分子右旋糖酐）、706 代血浆、血浆、白蛋白和全血。常用的晶体液有生理盐水、5%碳酸氢钠、平衡盐液和 5%～10%葡萄糖液。

（1）低分子右旋糖酐：平均分子量为 2 万～4 万，能维持胶体渗透压和扩充血容量。可减低血液粘滞性和疏通微循环，防止 DIC，成人用量为 6%低分子右旋糖酐 500～1 000ml/d，儿童为 10～20ml/(kg·d)。

（2）平衡盐液：包括碳酸氢钠林格液、乳酸钠林格液、2∶1液体（二份生理盐水和一份 1.4%碳酸氢钠液）和 5%～10%葡萄糖液，可提高功能性细胞外液容量，并对纠正酸中毒有一定功效。

（3）白蛋白、血浆和全血：扩张和改善微循环的作用不如低分子右旋糖酐，除非有低蛋白血症和明显贫血患者，一般无须采用。适用于休克伴有肝硬化、慢性肾炎低蛋白血症、急性腹膜炎患者，或输入液体已有 1500～2000ml 而血容量仍不足者，可加用血浆和白蛋白，提高血循环中的胶体，使水分能在血循环中保留，达到扩容的目的。

（4）5%碳酸氢钠液：具有安全、离解度大、中和酸根作用快等优点，并兼有扩容作用，因此被列为纠酸的首选碱性药物。轻症用量为 400ml/d，重症 600～800ml/d，可参照 CO_2 结合力（CO_2 CP）测得结果计算，5%碳酸氢钠每千克体重 0.5ml 可使 CO_2CP 提高 0.449mmol/L。

2. 扩容方法　一般按先多后少、先快后慢的原则，于最初 1 小时内，成人 500～1 000ml，儿童 10～20ml/kg。选用 2∶1 溶液，后用 5%碳酸氢钠溶液，其后用 6%低分子右旋糖酐快速静滴或静脉推注，迅速扩容，力争在数小时内逆转休克。以后 12 小时内可输入液体 2 000ml 左右，24 小时内输液量在 3 000ml 左右。休克纠正后，可用 5%～10%葡萄糖液。有尿后应及时补钾。经上述扩容后，若病人出现神志好转、面色转红、皮肤花斑消失、四肢转温暖、呼吸及心率减慢、脉搏增强、尿量增多（≥30ml/h）、血压上升、收缩压≥90mmHg、脉压≥30mmHg 等，为扩容适宜的指征。如扩容后出现心率增快、颈静脉充盈、肝脏增大伴压痛、两肺底出现湿啰音，提示补液量过多诱发了心功能不全，须限制液体入量，减慢输液速度，使用强心药和扩血管药物。

扩容时最好用检测中心静脉压（CVP）作为监护，尤其对重症休克或并发心、肺、肾等重要脏器功能衰竭和晚期休克的病人。如 CVP 降低是由于血容量不足所引起，应积极补充血容量，如 CVP 升高是由于心功能不全、血容量过多或容量血管过度收缩所引起，应减慢输液速度、强心和扩张血管药物的应用。

（四）纠正酸中毒

感染性休克时，微循环障碍及组织灌流量不足，常伴有酸中毒，合并高热时更严重。酸中毒可使动脉血管对儿茶酚胺类物质的反应性降低，导致小血管扩张，加重微循环障碍；又可抑制心肌收缩力；并使血液呈高凝状态，诱发 DIC；亦可使溶酶体膜破裂，释放溶酶体损伤细胞。因此，抗休克治疗必须积极纠正酸中毒，首选碱性药物为 5%碳酸氢钠液。可按以下公式计算用量：

$$所需碱性药物的 mmol 量=\frac{50-CO_2 Vol\%}{2.24}\times 体重\times 60\%$$

（五）血管活性药物的应用

血管活性药物可以改善感染性休克时的微循环障碍和血流动力学异常，在扩容、纠酸的基础上，可使用血管活性药物抗休克治疗。

1. 扩血管药物　用于休克时有小血管痉挛，血流动力学呈低排高阻型，在充分扩容、补充血容量的基础上应用。常用的扩血管药有：

(1) α 受体阻滞剂：苄胺唑啉（酚妥拉明）为本组药物的代表，其作用快而短，易于控制。剂量为 0.1～0.2mg/kg，加入 100～200ml 葡萄糖液或生理盐水中静滴。情况紧急时，可先以小剂量加入葡萄糖液 20～40ml 中缓注，继以静滴。心功能不全者，宜与正性肌力药物如去甲肾上腺素或多巴胺（或间羟胺）同时滴注，以防血压骤降。

(2) 多巴胺：具有 α 受体、β 受体和多巴胺受体多重刺激作用的药物，取决于剂量：剂量为 2～5μg/(kg・min) 时，兴奋多巴胺受体；中等剂量为 6～15μg/(kg・min) 兴奋 β 受体；大剂量为≥20μg/(kg・min) 兴奋 α 受体。剂量一般为 10～20mg%，滴速 2～5μg/(kg・min)。

(3) 抗胆碱能药：有阿托品、山莨菪碱、东莨菪碱等。山莨菪碱的副作用较轻，为首选。山莨菪碱的剂量为每次 0.3～0.5mg/kg（儿童剂量可酌增），每10～30 分钟静注一次，病情好转后延长给药间隔，直至停用。东莨菪碱每次 0.01～0.03mg/kg，每 10～15 分钟静注一次，直至血压稳定逐渐减量停药。青光眼患者忌用。

2. 缩血管药物　仅提高血液灌注压，而血管管径却缩小，影响组织的灌注血量。并可使中心静脉压假象地上升。应严格掌握指征：在血压骤降、血容量一时未能补足，短时期小剂量应用可提高血压，加强心脏收缩，保证心脑血供，争取时间进行其他治疗措施；与 α 受体阻滞剂或其他扩血管药联合应用，以消除其 α 受体兴奋作用，保留其 β 受体兴奋作用，并可对抗 α 受体阻滞剂的降压作用。常用者为去甲肾上腺素与间羟胺。剂量为前者 0.5mg%～2.0mg%，后者 10mg%～20mg%，滴速 20～40 滴/分。

（六）维护重要脏器的功能

1. 强心药物的应用　重症休克和休克后期患者常并发心功能不全，老年人和幼儿尤易发生。除给快速强心剂（毛花苷 C 或毒毛旋花子苷）外，可降低心脏的前、后负荷，包括控制输液以及应用血管舒张剂（与多巴胺或去甲肾上腺素合用以防血压骤降）等。大剂量肾上腺皮质激素也有一定作用。同时给氧，纠正酸中毒和电解质紊乱，给能量合剂等。

2. 维护呼吸功能、防治急性呼吸窘迫综合征（ARDS） 经鼻导管或面罩吸氧（间歇加压）。保证呼吸道通畅，必要时及早考虑气管切开（或插管），并清除呼吸道分泌物，注意防治继发感染。对间歇正压呼吸亦无效的病例，应及早给予呼气末正压呼吸（PEEP）。血管解痉剂（如苄胺唑啉、山莨菪碱等）可降低肺循环阻力，防治ARDS。控制液体入量，尽量少用晶体液。白蛋白及呋塞米（速尿）可减轻肺水肿，大剂量肾上腺皮质激素可促进肺水肿消退。

3. 维护肾功能 在有效心搏血量和血压重建之后，如患者仍持续少尿，应进行液体负荷试验和利尿试验，如不能使尿量明显增加，可按急性肾衰竭处理。

4. 防治脑水肿 临床上出现神志不清、一过性抽搐和颅压增高等征象时，应及早给血管解痉剂（莨菪碱类、大剂量肾上腺皮质激素等）、甘露醇脱水和高能合剂等。

（七）DIC的治疗

及早给予肝素治疗，剂量一般为0.5～1.0mg/kg，每4～6小时静注或静滴1次。每次给药前作凝血时间（试管法）以指导用药，至DIC完全控制方可停药。

（八）大剂量肾上腺皮质激素的应用

肾上腺皮质激素具有如下作用：

1. 降低外周血管阻力、改善微循环；

2. 加强心肌收缩，增加心搏出量；

3. 保护血管内膜、细胞膜、溶酶体膜等的完整性与稳定性；

4. 稳定补体系统；

5. 维护肝细胞线粒体的正常氧化磷酸化过程和肝脏酶系的功能；

6. 降低毛细血管通透性，减少渗出，抑制炎症反应；

7. 减轻毒血症；

8. 抑制花生四烯酸代谢；

9. 抑制β内啡肽的分泌等。此外尚有解除支气管痉挛、抑制支气管腺体分泌、降低颅压和减轻脑水肿等功能。治疗效果尚不一致，早期应用效果较好。可用中等剂量，如氢化可的松300～500mg/d或地塞米松20～40mg/d，疗程不超过2～3日。

（九）其他药物

鸦片受体阻滞剂纳洛酮（naloxone）用于休克可提高动脉血压、心肌收缩力和心搏出量。剂量：首剂30μg/kg，继以30μg/（kg·h），连续滴注8～16小时。

第四章 螺旋体病

第一节 钩端螺旋体病

【概述】

钩端螺旋体病（leptospirosis）简称钩体病。是由一组不同型别的致病性钩端螺旋体所引起的一种急性传染病。为自然疫源性疾病。临床表现为早期的钩体毒血症、中期的器官损害症状，以及后期的免疫反应损伤。其所致的严重肝、肾功能损害及肺弥漫性出血可导致患者死亡。好发于夏秋季（6～9月），钩端螺旋体主要由疫水经破损的皮肤及黏膜入侵人体。随着有效预防措施的实施及耕作环境的改善，我国本病的流行有明显减轻趋势。

【临床表现】

潜伏期2～28天，平均约为10天。

（一）早期钩体毒血症状

一般起病3天内，表现为畏寒、发热、头痛、身痛、眼结膜充血及浅表淋巴结肿大等全身中毒症状。

（二）中期器官损害症状

1. 感染中毒型　此型为钩体病轻型患者，仅有一般全身中毒的症状，经5～7天后可自行缓解。在流行中此型占绝大多数。

2. 黄疸出血型　此型患者由早期毒血症状后，出现进行性黄疸、出血倾向及肾功能损害等表现。并可因广泛严重出血、肾衰竭或肝衰竭死亡。此型在国外仍称为Weil病，国内已较少见。

3. 肺出血型　约占流行病例的10%左右。一般肺出血型在全身毒血症出现后，表现为血痰或小量咯血，但肺部体征不明显，亦不出现呼吸循环功能障碍。少数病例可迅速出现进行性呼吸循环功能障碍，表现为发绀、心慌、烦躁，肺部湿啰音迅速扩展至全肺，可咯血或无咯血。最终因进行性广泛肺脏内溢血导致患者窒息死亡，特称为肺弥漫性出血型。此型为我国钩体病死亡的主要类型。

4. 肾衰竭型及脑膜脑炎型　肾衰竭型常与黄疸出血型同时存在。单独的脑膜脑炎型临床较少见，但脑炎型表现为昏迷、抽搐及呼吸衰竭者，预后很差。

（三）后期免疫损伤

主要表现在发病10日后，亦可在数月后，再次出现发热、眼部炎症，如虹膜睫状体炎、葡萄膜炎等，以及闭塞性脑动脉炎等症状。通称为钩体病后发症。

【诊断要点】

（一）流行病学史

钩体病为人畜共患疾病，流行有特定的环境、季节、地区，故流行病学史对诊断有重要意义。在我国主要发病为收割水稻及爆发洪水时。

（二）临床表现

钩体病的早期钩体毒血症症状，以及肝、肾损害和肺部的特殊表现，均有助于临床诊断。

（三）实验室检查

实验室检查仍为钩体病确诊的临床依据。

1. 病原体检查　可直接采用暗视野显微镜或染色直接镜检法检查钩体，但受标本中钩体数量较少的影响，阳性率不高。钩体分离培养需较长时间，仅能作回顾性确诊。

2. 血清学检查　主要采用显微镜凝集试验，以血清效价≥1∶400或双份血清抗体效价≥4倍增高为阳性。此法除诊断外，还可采用标准血清进行菌型鉴定。

（四）鉴别诊断

本病应与流感、伤寒、肾综合征出血热、败血症、肺炎、肺鼠疫等鉴别。

【治疗原则及方案】

（一）一般治疗

病人需严格休息，给予一般支持对症治疗。钩体病患者一般无须隔离，但仍应注意避免接触患者小便。

（二）病原治疗

钩体对青霉素G极为敏感，一般应由小剂量开始，即首剂40万U肌注，以后80万U，6～8小时一次，疗程3～5天。须注意发生赫赛麦（Herxheimer）反应。

（三）黄疸出血型的治疗

对有出血倾向的患者可用维生素K_1 40mg/d静滴，严重者可考虑输入新鲜血。适当选用护肝药物。对有明显肾功能损害者，透析治疗是最有效的方法。

（四）肺弥漫性出血型的治疗

应加强监护，密切注意呼吸及循环功能情况。病原治疗除仍用青霉素外，关键措施为：

1. 镇静　可用氯丙嗪和异丙嗪各25～50mg肌注，并酌情重复使用。极度烦躁者可用哌替啶50mg肌注。

2. 肾上腺皮质激素　对确定为肺弥漫性出血型的患者，应早期应用大剂量氢化可的松以阻止病情发展。可用氢化可的松100～200mg静推或快速静滴，1～2小时后视病情可重复使用，一般总量为400～600mg/d，个别危重病人24小时用量可超过1 000mg。在病人出现颜面潮红、转为安静时，逐渐停用。

3. 强心　心率超过120次/分，可酌情给予小剂量毒毛花苷K。

4. 谨慎扩容　输液量及速度均应严格控制，以免加重肺出血。通常应禁用升压药。

（五）后发症的治疗

钩体病后发症一般仅需对症治疗，必要时加用肾上腺皮质激素以加速病情缓解。仍查得钩体者，可再次使用青霉素G治疗。

第二节　莱　姆　病

【概述】

莱姆病（Lyme disease）是经蜱传播而反复发作的一种螺旋体病，1982年美国学者Burgdorfer在蜱体内分离出螺旋体，并定名伯氏疏螺旋体（Borrelia Burgdorferi，BB），为本病的病原体。是一种新发现的自然疫源性疾病和人畜共患病。1975年美国东北部康涅狄克州莱姆镇发生本病流行，乃命名为“莱姆病”。本病起病缓慢，发病前曾有去灌木丛、树林或草地游玩及工作史。少数有被蜱叮咬史。临床表现以发热、皮肤游走性红斑、神经系统、心脏和关节多个系统损害为特点。传染源为带菌的啮齿类动物、野生动物、鸟类和家畜。传播媒介为硬蜱。人群普遍易感，但居住在本病的流行区和新进入林区者多见。

【临床表现】

潜伏期3～32天，平均9天。可侵犯多个系统，除皮肤病变外，心脏、关节和神经系统均可累及。临床一般分为三期：

（一）Ⅰ期（皮肤损害期）

皮肤出现单个或几个游走性红斑是本病的特征性表现，由中心向外逐渐增大，是螺旋体通过被蜱叮咬的破口进入引起的局部反应，全身皮肤均可出现，但以腋下、大腿内侧、腹部和腹股沟为常见，常伴有流感样症状。此期平均持续约1周，皮肤病变不治自愈。

（二）Ⅱ期（感染播散期）

感染后数周至数月，BB螺旋体随血流播散至全身，多伴有神经、心脏受累。皮肤可出现很多慢性游走性红斑（erythema chronicum migrans，ECM），红斑较首发时小。神经系统的典型表现为脑神经炎，12对脑神经均可累及，以单侧或双侧面神经最常见。并有脑膜炎、脑炎、脊髓炎和神经根炎。

心脏可出现不同程度的房室传导阻滞。严重者可发生完全性房室传导阻滞。

（三）Ⅲ期（持续感染期）

多发生在感染后数月至数年，主要表现在膝关节，可迁延成慢性关节炎或关节畸形，少数有慢性脑膜炎或脑病和心肌炎。

【诊断要点】

本病的诊断主要依据典型流行病学史、临床表现及实验室检查结果综合诊断。

（一）流行病学史

发病前30天内曾到过树林、灌木丛或草地等潜在性蜱栖息地；曾去过流行区，或有蜱叮咬史。

（二）临床表现

早期有皮肤游走性红斑，以后可出现慢性游走性红斑、心脏、神经和关节等临床表现。

（三）实验室检查

1. 免疫学检测　血清、脑脊液中可检测到高滴度（1∶128）的特异性IgG抗体，或双份血清特异性抗体滴度有4倍或4倍以上增高，或血清IgM抗体阳性，均具有诊断价值。目前常用的检测方法有间接免疫荧光法（IFA）、酶联免疫吸附法（ELISA）和免疫印迹法（WB），三种方法联合检测可提高准确性。WB法测BB螺旋体抗体IgG如10条区带中出现5条，即为阳性反应。若脑脊液/血清的特异性抗体比值>1，则有助于神经莱姆病的诊断。

2. 病原学检测　可用血、脑脊液、皮肤、关节滑膜和淋巴结等标本，直接涂片，在暗视野显微镜下或染色查螺旋体；或用上述标本培养和接种动物分离BB；亦可用PCR检测伯氏疏螺旋体特异性DNA，可以确诊。

（四）鉴别诊断

以关节炎表现者要与风湿性关节炎相鉴别，脑膜炎需要与结核性脑膜炎、病毒性脑膜炎、淋巴细胞脉络丛脑膜炎、Bell面神经麻痹相鉴别。主要结合流行病学史和临床症状，加上检测特异性抗体可以鉴别。

【治疗原则及方案】

莱姆病早期可以治愈，但晚期有脏器损害者则治疗效果差。

（一）病原治疗

主要是选用抗生素，BB螺旋体对四环素、青霉素、大环内酯类和头孢菌素均敏感，但对环丙沙星、氨基糖苷类和利福平耐药，后者不宜应用。

1. Ⅰ期患者可选用多西环素0.1g，每日2次，或阿莫西林0.5g，每日4次，儿童50mg/(kg·d)，口服，疗程21天。对青霉素过敏者，可用红霉素250mg，一日4次，疗程同上。

2. Ⅱ期患者特别有神经系统受损者，首选头孢曲松2g/d静滴或青霉素1 800万～2 400万U/d，分6次，静脉滴注，疗程21～30天，如有重度房室传导阻滞，可加用肾上腺皮质激素。对慢性关节炎者用多西环素或阿莫西林时，可合并用丙磺舒（probenecid）0.5g，每日4次口服，疗程3周。

3. Ⅲ 期患者治疗效果欠佳，首选头孢曲松或青霉素静滴，剂量同上。常需多个疗程。

（二）合并症治疗

1. 慢性关节炎　尤其对HLA-DR4（+）患者，抗生素治疗常无效，有时须进行关节腔镜作滑膜切除术。

2. 慢性脑膜炎　有颅内压增高者，需进行脱水降颅内压，可用20%甘露醇250ml于30分钟内滴完，每4～6小时一次。

3. 房室传导阻滞　根据病情可口服或静滴肾上腺皮质激素。

（三）一般治疗

适当休息，加强营养。

第五章 原 虫 病

第一节 阿 米 巴 病

阿米巴病（amoebiasis）是由溶组织内阿米巴（*Entamoeba histolytica*）引起的全身性疾病。阿米巴病有两种，即肠阿米巴病（intestinal amoebiasis）及肠外阿米巴病（extraintestinal amoebiasis），后者包括肝阿米巴病、阿米巴肺脓肿、阿米巴脑脓肿、皮肤阿米巴病等。

一、肠阿米巴病

【概述】

肠阿米巴病的病原体是溶组织内阿米巴，其生活史有3期，即滋养体（致病期）、包囊前期（过渡期）及包囊（传播期）。溶组织内阿米巴寄生在人体结肠内，在环境适宜时滋养体侵入肠黏膜，破坏肠壁组织，引起烧瓶样溃疡，病变主要在回盲部及升结肠，但也可发生在乙状结肠及直肠。滋养体也能在不利的环境下转变为包囊随宿主粪便排出体外，而成为本病的传染来源。本病在我国十分常见，尤其是农村。传播途径主要通过粪-口途径，即人们因食入污染感染性包囊的食物或饮水而受感染。

【临床表现】

本病的潜伏期为4天至数月不等，一般为7～14天。

肠阿米巴病在临床上可分为：

（一）无症状性阿米巴病或带囊者状态

患者无任何临床症状，但其粪便中可找到溶组织内阿米巴的包囊。带囊者可保持无症状多年，但在任何时候均可发展为侵袭性阿米巴病。

（二）急性肠阿米巴病

起病缓慢，临床症状有腹部不适、腹痛、腹泻，每日大便数次至10次左右，量多。若病变发生在盲肠部位，则呈单纯性腹泻，在粪便中可找到溶组织内阿米巴滋养体，此时为非痢疾性阿米巴结肠炎。如病变发生在乙状结肠和直肠，则痢疾症状较明显，大便呈脓血便，以血便为主，呈暗红色或紫红色，有时呈烂肉样，常有腐败腥臭味，此时为阿米巴痢疾。全身症状不明显，常无发热，偶有间歇性发热，持续性高热常提示合并细菌性感染。

（三）暴发性肠阿米巴病

起病急剧，患者中毒症状明显，呈重病容，衰弱，高热可达40℃，可有剧烈腹痛、腹泻，次数在每天 15 次以上，为脓血便，镜检易找到滋养体。此型多见于儿童、孕妇、营养不良者及应用肾上腺皮质激素者。此型患者发生肠出血及肠穿孔的危险性较大，如不及时抢救，患者常死于毒血症。

（四）慢性肠阿米巴病

常由急性肠阿米巴病治疗不彻底而引起，临床上常呈间歇性发作，间歇期常无任何症状，但在过度劳累、饮食不当等诱因下引起发作。发作时患者每天腹泻 3～5 次，呈黄色糊状便，带有少量黏液和血液，也可为脓血便，有时也可腹泻与便秘交替发生。病程可持续数月或更长。

（五）合并症

1. 阿米巴瘤（amoeboma） 可发生在盲肠、横结肠、乙状结肠和直肠，发生在盲肠的阿米巴瘤常可引起急性肠套叠。

2. 阿米巴阑尾炎 肠阿米巴病好发于回盲部，可引发阑尾炎。

【诊断要点】

（一）流行病学史

来自流行区，特别是农村的腹泻患者。

（二）临床表现

患者具有上述临床表现。

（三）实验室检查

1. 粪便检查 患者粪便中找到溶组织内阿米巴滋养体，其体内常吞噬有红细胞，此时即可确诊。带囊者粪便中常可找到溶组织内阿米巴的包囊。

2. 粪便阿米巴抗原检查 应用ELISA夹心法，检测患者粪便中溶组织内阿米巴抗原，粪便滋养体阳性的标本阳性率达 100%，而包囊阳性的标本阳性率仅 66.7%。酶靶试验（enzymeba test）是以特异性抗体捕获患者粪便中的溶组织酶，显红色为阳性，与镜检结果比较，阳性率达 87.5%，具有较高的特异性和敏感性，操作简便，只需肉眼观察即可。

3. 血清抗体检测 以间接免疫荧光法（IFA）、酶联免疫吸附法（ELISA）等检测患者血清中的抗体，对诊断具有一定的价值。

4. 粪便 PCR 检测 应用特定的引物进行 PCR 检测，可以检测到患者粪便中溶组织内阿米巴的 DNA 片段，并可与非致病性迪斯帕内阿米巴相鉴别。

（四）结肠镜检查

在粪便中未找到阿米巴滋养体的患者，可作乙状结肠镜检或纤维结肠镜检查，在乙状结肠、直肠或/和升结肠见到大小不等的散在溃疡，表面覆有血性黏液及黄色脓液，溃疡间的黏膜正常。在溃疡边缘部分取材作涂片或活检，常可找到滋养体。

（五）X线钡剂灌肠

可见到阿米巴瘤引起的充盈缺损，以及肠狭窄、肠套叠。

总之，来自流行区的腹泻患者，在其粪便中找到溶组织内阿米巴滋养体，即可确诊肠阿米巴病。在粪便中未找到滋养体的患者，则可作粪便阿米巴抗原检测、血清免疫学检测或结肠镜检查，以进一步确诊。

（六）鉴别诊断

1. 急性肠阿米巴病需与急性细菌性痢疾、血吸虫病、贾弟鞭毛虫病等相鉴别。

2. 慢性肠阿米巴病需与慢性细菌性痢疾、原发性溃疡性结肠炎、结肠癌等相鉴别。

【治疗原则及方案】

肠阿米巴病的治疗应包括三方面，即：

（一）一般治疗

患者在急性期应卧床休息，流质或半流质饮食，并进行肠道隔离至症状消失，大便检查滋养体或包囊3次阴性。暴发型患者应补充液体，保持水和电解质平衡，纠正代谢性酸中毒及休克。慢性患者应补充营养。

（二）病原治疗

针对病原体的化疗十分重要，也是治疗本病的基本措施。首选药物为甲硝唑（灭滴灵），为5-硝基咪唑类药物，对溶组织内阿米巴滋养体有杀灭作用。口服后吸收迅速且完全，1～3小时达峰值，半衰期为7～8小时，绝大部分药物自尿中排出，部分在肝内代谢。剂量为每次0.6～0.8g，每日3次，儿童为50mg/(kg·d)，3次分服，连服5天。不良反应有口内有金属味、恶心、呕吐、腹痛、头晕、头痛等。此药可干扰酒精的代谢，因此，服药期间必须禁酒。孕妇忌用。

替硝唑系5-硝基咪唑类药物的二代产品，作用与甲硝唑相似，但半衰期较长，达13小时，故每日服药一次即可，剂量为2.0g，连服3～5天。

巴龙霉素也有效，剂量为每次40万～60万U，每日3～4次，连用5～10天。

以上药物治疗后，仍需服用清除肠腔内阿米巴包囊的药物，如双碘喹啉每次650mg，每日口服3次，共20天，或二氯散糠酸脂（diloxanide furoate），每次0.5g，每日3次，连服10天，以防复发。

（三）并发症的治疗

合并细菌感染时，服用氟喹诺酮类药物或抗生素。肠穿孔时应手术治疗并进行抗阿米巴治疗。肠出血时可输血，肠套叠时钡灌肠检查也有治疗效果，胃肠减压等治疗无效时应手术治疗。

二、肝阿米巴病

【概述】

肝阿米巴病是最常见的肠外阿米巴病，侵入肠壁的溶组织内阿米巴滋养体经门脉血流到达肝脏，也可通过淋巴系统或经肠壁直接侵入肝脏。引起肝细胞的坏死，坏死灶逐渐融合并扩大成为脓肿。约50%～70%的患者有腹泻史，其肝脏病变可发生在肠道感染后不久，但也可在数月甚至数年后发生。脓肿多见于右叶，左叶的脓肿较少见，但发生穿破的危险性较大。

【临床表现】

起病缓慢，以不规则发热、食欲不振、盗汗等症状开始，继之体温逐渐升高，并伴有寒战。热型以间歇型或弛张型多见。体温一般在38～39℃，超过39℃以上者大多合并细菌性感染或有穿破并发症。本病患者常感肝区不适或疼痛，常为钝痛、无力、消瘦。位于右叶顶部的脓肿可刺激右侧横膈引起右肩疼痛，甚至引起右侧反应性胸膜炎，压迫右下肺而引起肺炎，此时可出现右下胸痛、咳嗽、气短等呼吸道症状。黄疸较为少见。检查时患者肝脏常肿大，脓肿接近肝表面时常可见局部隆起，并有明显触痛及叩击痛，少数患者可有轻度脾脏肿大。左叶阿米巴肝脓肿患者常感中上腹或左上腹部疼痛，并可向左肩放散。在患者中上腹或左上腹部可触及肝脏包块，极易向心包腔或腹腔穿破。

慢性肝阿米巴病患者常有消瘦、贫血、浮肿及虚弱，甚至可呈现恶病质。多见于老年患者，发热常不明显，肝脏明显肿大且质硬，局部隆起，极易被误诊为肝癌。

【诊断要点】

（一）既往病史

患者在肝病发生前可有阿米巴痢疾或腹泻史。

（二）临床表现

患者有发热、肝脏肿大并有局限性压痛及叩击痛。

（三）实验室及影像学检查

1. 肝穿刺脓液检查　阿米巴肝脓肿的脓液呈巧克力色，在脓液中有时可找到溶组织内阿米巴滋养体。

2. 血清免疫学检测 血清抗体检测同肠阿米巴病，但阳性率及滴度均较肠阿米巴病患者为高。血清循环抗原检测对本病的早期诊断及疗效考核具有重要价值。

3. 聚合酶链反应（PCR）检测 应用PCR方法检查脓液，可检测到溶组织内阿米巴的基因片段，对确诊具有重要价值。

4. 影像学检查

（1）X线检查：胸部X线检查常可见右侧横膈抬高，运动受限，有时可见到少量胸腔积液或右肺底部炎性浸润。

（2）超声检查：肝脏B超检查对确诊具有重要价值，可确定脓肿的位置、大小及数目，并可引导穿刺及抽脓。

（3）肝扫描及成像：CT扫描及MRI均可发现肝内占位性病变，对鉴别诊断具有重要价值。

总之，本病的诊断根据患者有长期发热、肝脏肿大并有局限性压痛，既往有痢疾或腹泻史，肝脏超声检查有液性占位性病变及血清免疫学检查阳性，即可诊断为阿米巴性肝脓肿或肝阿米巴病。如脓液中找到溶组织内阿米巴滋养体，则能从病原学上得到验证。

（四）鉴别诊断

本病需与细菌性肝脓肿、肝囊型棘球蚴病、肝泡型棘球蚴病、原发性肝癌等相鉴别。

【治疗原则及方案】

（一）一般治疗

患者应卧床休息，补充营养，保持水和电解质平衡，纠正贫血等。

（二）病原治疗

首选药物为甲硝唑或替硝唑。

1. 甲硝唑 剂量为每次600～800mg，每日3次，连服10天为一疗程。患者大多在3天内退热，如在5天内对治疗毫无反应，则应改用氯喹等其他药物。

2. 替硝唑 剂量为每日单剂2g，连服5天为一疗程。

3. 氯喹 剂量为第1、2天，每次0.3g（基质），每日2次，第3天起改为每次0.15g（基质），仍每日2次，连服20天为一疗程，必要时可更长。

4. 去氢依米丁 剂量为1mg/(kg·d)（每日不超过60mg），每日深部皮下注射1次，连用4～6天，必要时可在停药6周后进行第二疗程。该药虽比依米丁的毒性为小，但治疗期间仍需卧床休息，并注意患者血压及心电图的变化。

（三）脓腔引流

在药物治疗无效，或较大的左叶脓肿有可能向心包腔或腹腔穿破时，才考虑作经皮肤的闭式引流。

第二节 疟 疾

【概述】

疟疾（malaria）是因疟原虫寄生于人体而引起的寄生虫病，临床上以间歇性发冷、发热、贫血及肝、脾肿大为主要特征。引起人类疾病的疟原虫有4种：间日疟原虫（*Plasmodium vivax*）、恶性疟原虫（*P. falciparum*）、三日疟原虫（*P. malariae*）及卵形疟原虫（*P. ovale*）。疟疾是世界上最常见且危害性较严重的感染性疾病之一，在我国也很常见且危害也较严重，但在开展大规模防治工作后，发病率已大幅度下降，恶性疟也已局限在云南和海南两省。自20世纪60年代初发现抗氯喹恶性疟以来，开发新的抗疟药及联合应用抗疟药已日渐为人们所重视。疟疾的传播媒介在我国平原地区主要为中华按蚊（*Anopheles sinensis*）。预防主要在于灭蚊，治疗带虫者及患者，并加强流行区人群的个体防护，如应用浸泡过除虫菊酯的蚊帐等。

【临床表现】

（一）潜伏期

本病的潜伏期一般在2周左右，但各种疟原虫所引起的疾病各有不同，恶性疟最短（8～15天），间日疟和卵形疟次之（12～20天），三日疟最长（18～40天），不过间日疟也有潜伏期长达6～12个月或以上的长潜伏期型者。

（二）普通型疟疾

其临床发作包括发冷、寒战，继之发热，可达39～40℃，持续2～6小时后出汗而体温迅速下降。间日疟与卵形疟患者间隔1天发热1次，三日疟则间隔2天发热1次，恶性疟发热不规则，每日均可有发热。随着发作次数的增多，患者肝、脾逐渐肿大，而以脾肿大尤为明显，同时贫血也逐渐加重。

（三）重型或凶险型疟疾

疟疾患者出现以下一种或一种以上临床表现时，即可诊断为重型疟疾：

1. 脑型疟　主要症状有昏迷、头痛、全身性抽搐、烦躁、谵妄等，病死率可达10%～30%。

2. 休克　成人的收缩压低于70mmHg，儿童低于50mmHg，并伴有冷而黏湿的皮肤，皮肤与中心体温（肛门温度）相差>10℃。

3. 急性肾衰竭　多见于感染严重的患者，红细胞疟原虫感染率常在10%

以上。患者出现尿少，24 小时尿量成人<400ml 或儿童<12ml/kg，继而无尿，且在补充液体后仍无改善，血清肌酐值>265μmol/L，尿素氮也明显升高。

4. 血红蛋白尿症（黑尿热） 大多因患者红细胞缺乏 6-磷酸葡萄糖脱氢酶(G-6PD)，使用奎宁、伯氨喹或氨基比林等药物后发生血管内溶血，引起血红蛋白尿及急性肾衰竭。此外，高原虫血症患者经抗疟药治疗后，大量原虫死亡后，含虫红细胞大量在血管内崩解时，也可出现一过性血红蛋白尿。

5. 肺水肿或急性呼吸窘迫综合征（ARDS） 患者出现呼吸加速、气短、呼吸困难、青紫，咳血性泡沫痰等，双肺有散在水泡音。对部分患者来说液体输入过量、高原虫血症、肾衰竭及妊娠常是其发生的重要因素。

6. 黄疸及肝功能障碍 轻度黄疸在重症疟疾患者中常见，抗疟药治疗后即可恢复。但重度黄疸，血清胆红素增高以直接胆红素为主，并有血清 ALT 水平明显升高，肝脏明显肿大且有压痛，表明肝脏有明显受损，多见于重度感染者。少数患者可出现肝肾综合征，此时病死率极高。

7. 重度贫血 疟疾患者血中疟原虫数超过 10 000/μl 时，出现正细胞性贫血，血细胞比容<15%或血红蛋白<50g/L。

8. 弥散性血管内凝血（DIC） 齿龈、鼻腔、胃肠道等处出血及/或实验室 DIC 的证据。胃肠道出血往往伴发于应用肾上腺皮质激素治疗的病人。

9. 低血糖症 血糖<2.2mmol/L，低血糖已愈来愈被认为是恶性疟的一种并发症，由于其临床表现常被重症疟疾的症状所掩盖，在临床上易被忽略。应用奎宁或奎尼丁、妊娠妇女是引起低血糖的常见诱因。有些重症疟疾患者在静脉注射 50%葡萄糖溶液后，可使呼吸状况改善及昏迷程度减轻。

10. 高原虫血症 在无免疫力的患者中，感染疟原虫的红细胞>5%或恶性疟患者末梢血片中出现恶性疟原虫的裂殖体。

11. 超高热 患者肛门温度达 40℃或腋下温度达 41.5℃可认为超高热，此与体温中枢失调及皮肤散热功能障碍有关，部分由输液反应引起。超高热易引起患者抽搐、呼吸衰竭、心律紊乱及心力衰竭。

【诊断要点】

（一）流行病学史

患者有在流行区居住或旅行史。

（二）临床表现

临床上有周期性发冷、寒战及发热，脾脏逐渐肿大者。

（三）实验室检查

患者末梢血涂片或厚涂片，经瑞氏（Wright）或吉氏（Giemsa）染色后找到疟原虫，在疑及疟疾而未找到疟原虫时，应在6小时后复查血片，必要时可做皮内血片或骨髓涂片检查。

血清抗体检测对初发患者并无早期诊断价值，但对多次发作而未确诊者具有一定的诊断价值。血清循环抗原检测具有早期诊断价值。以抗恶性疟原虫富含组氨酸蛋白2（pf. HRPⅡ）抗体来检测患者血液中的pf. HRPⅡ，对恶性疟的早期诊断具有重要价值。PCR检测较为敏感，应用两套引物可同时检测恶性疟和间日疟。

（四）鉴别诊断

疟疾需与伤寒、急性血吸虫病、黑热病、布鲁菌病、败血症等相鉴别。

【治疗原则及方案】

疟疾的治疗原则应以迅速杀灭疟原虫的无性期、控制临床症状、并防止其复燃或复发为主要原则，并应同时杀灭其配子体以防止传播。

（一）间日疟的治疗

目前间日疟原虫对氯喹仍较敏感，因此首选药为氯喹，一般采用3天8片疗法，可迅速控制临床发作。磷酸氯喹每片0.25g（含基质0.15g），第1天服0.6g（基质），第2、3天各0.3g（基质），总剂量1.2g（基质）。不良反应有头晕、头痛、恶心、呕吐、食欲减退等，大多较轻微，停药后即可消失。

为了消灭肝组织内的虫体（休眠子）以防止复发，应同时或在氯喹疗程后服用伯氨喹一疗程。磷酸伯氨喹每片13.2mg（含基质7.5mg），每日服15mg（基质），连服14天，总剂量为210mg（基质）。在红细胞G6PD缺乏症较少的地区，也可每天22.5mg（基质），连服8天。不良反应有厌食、恶心、腹痛、高铁血红蛋白血症及溶血（易发生在有遗传性红细胞G6PD缺乏症的患者）。

氯喹无效的间日疟患者可应用青蒿素衍生物或其他抗疟药治疗。

（二）恶性疟的治疗

1. 氯喹敏感的恶性疟的治疗　首选药为氯喹，可采用氯喹10片3天疗法，但在我国的恶性疟流行区对氯喹已耐药，不宜采用此方法。

2. 抗氯喹恶性疟的治疗首选药物为青蒿素及其衍生物，其次为奎宁。

（1）青蒿素衍生物：

1）双氢青蒿素：每次80mg，每天1次，连服7天，首剂加倍，总剂量为640mg。

2）青蒿琥酯：每次50mg，每天2次，连服7天，首剂加倍，总量800mg。

3）蒿甲醚：每次100mg，每天1次，连服7天，首剂加倍，总剂量为

800mg。

(2) 奎宁：常用的为硫酸奎宁，每次0.3～0.6g，每日3次，连服7天，也可加服四环素或多西环素。不良反应有耳鸣、头痛、视力模糊、恶心、腹泻等金鸡纳反应。

(3) 磷酸咯萘啶：第1天服2次，间隔8小时，第2、3天各服1次，每次0.3～0.4g（基质），总剂量1.2～1.6g（基质）。不良反应有头晕、头痛、恶心、呕吐及上腹不适。

(4) 复方制剂：复方制剂可提高疗效，防止复发，延缓抗药性的产生及缩短疗程。现有复方制剂有：

1) 复方双氢青蒿素（双氢青蒿素加哌喹），每次2片，每天2次，间隔6～8小时，共2天，不良反应少见，偶有恶心、呕吐。治愈率在95%以上。

2) 复方蒿甲醚（每片含蒿甲醚20mg和本芴醇120mg），每次4片，第1天服2次，以后每天1次，连服5天。治愈率在90%以上。

3) 复方甲氟喹（每片含甲氟喹250mg，磺胺多辛500mg，乙胺嘧啶25mg），剂量为3片顿服，现已出现严重抗药性。

(三) 重症疟疾的治疗

重症疟疾的治疗原则是抗疟药结合支持疗法和对症处理，以迅速控制病情，挽救患者生命。

1. 抗疟治疗　首选药为青蒿素衍生物，其次为二盐酸奎宁、磷酸咯萘啶。

(1) 青蒿素及其衍生物：

1) 青蒿琥酯有注射用粉针剂，供静脉或肌内注射，每瓶60mg，用前溶解于0.6ml 5%碳酸氢钠溶液中，待完全溶解后加入5.4ml 5%葡萄糖生理盐水中，作静脉缓慢注射，每日1次，每次60mg，首剂加倍，并于6小时后再注射1次，连用7天，总剂量为540mg。

2) 蒿甲醚油剂肌内注射，每支80mg，每日肌注1次，首剂加倍，连用7天，总剂量为640mg。

3) 青蒿素栓剂（双氢青蒿素也有栓剂），对不能口服的患者或儿童也有良好疗效，尤其适用于边远地区的患者。首剂600mg，4小时后再用600mg，以后每天2次，每次400mg，共3天，总剂量2 800mg，但复燃率可高达45.8%，待病情好转后，继续服用其他青蒿素衍生物。

(2) 二盐酸奎宁注射液：0.5g或10mg/kg加于10%葡萄糖溶液中，4小时内静脉滴入，8小时后可重复1次，每天药量不超过30mg/kg。国外学者推荐在未服过奎宁的患者，首剂给予20mg/kg的负荷量。静脉滴注过快可引发血压下降，甚至虚脱。静脉推注可抑制心脏而引起死亡。奎宁注射液也可作深部肌内注射。浅层肌内注射可引起局部组织坏死。

(3) 磷酸咯萘啶注射液：可供肌内注射或加于5%葡萄糖或生理盐水中作静脉滴注，每次80mg，首剂加倍，6小时后再滴注1次，24小时及48小时后各滴注1次。该药对心脏有抑制作用，切忌作静脉推注。

2. 一般治疗 保持患者呼吸道通畅，加强昏迷患者的护理，防止继发性感染。除外其他昏迷的原因，如低血糖、细菌性脑膜炎、病毒性脑炎等。适量补充液体，维持水和电解质平衡，纠正代谢性酸中毒。

3. 对症治疗 对抢救患者、防止并发症和减少后遗症也很重要。

(1) 降温措施：高热（肛门温度超过39℃以上）可增加患者脑细胞的耗氧量，尤其在儿童高热本身可引起抽搐，也可使脑型患者发生后遗症的几率增高，因此降温措施对重症疟疾十分重要。常用的退热药有对乙酰氨基酚（扑热息痛）15mg/kg，经鼻饲管灌入或应用栓剂，也可肌注安乃近。对持续高热的患者也可应用物理降温，如应用湿毛巾加冰块，并用电扇吹风等，必须时可进行亚冬眠疗法，以使体温保持在38℃以下。

(2) 减轻脑水肿：对脑型患者可使用20%甘露醇溶液250ml静脉滴注，以后根据病情每6～8小时1次，以减轻脑水肿。地塞米松10～20mg静脉滴注，有助于抗炎及消肿，可应用1～2次。

(3) 控制全身性抽搐：全身抽搐时，可静脉缓慢注射地西泮（安定），成人5～10mg，儿童0.15mg/kg。对反复发作的患者也可注射苯妥英钠。

(4) 纠正代谢性酸中毒：可静脉滴注5%碳酸氢钠溶液200ml，以后根据患者血CO_2结合力结果重复给予。

(5) 肾衰竭：早期少尿疑有肾衰竭时，可静脉注射20%甘露醇100ml，如已确定为肾衰则应限制入量，并应用呋塞米（速尿）。血尿素氮持续升高至24.99mmol/L（70mg/dl）以上时，可考虑透析疗法。

(6) 心功能不全：应限制液体输入量及速度，并静脉注射西地兰、地高辛(digoxin)或毒毛花苷K等强心剂。如出现肺水肿时应停止输液，吸氧，注射速尿，必要时注射吗啡或度冷丁，或放血。

(7) 纠正贫血：当患者血细胞比容低于20%或血红蛋白低于50g/L时，应考虑输血。

(8) 黑尿热：应停用奎宁抗疟药，改用青蒿素抗疟药，使用地塞米松等肾上腺皮质激素对控制溶血有效。并口服碳酸氢钠使尿呈碱性。贫血严重者输血。肾功能障碍明显者可用透析疗法。

(9) 休克：应补充血容量，纠正酸中毒，使用血管活性药物如多巴胺、间羟胺等。

第三节 内脏利什曼病

【概述】

内脏利什曼病（visceral leishmaniasis）又称黑热病（kala azar），是杜氏利什曼原虫等引起的寄生虫病。临床上以长期发热、淋巴结及肝脾肿大、末梢血粒细胞减少及血浆球蛋白量明显增高为主要特征。

内脏利什曼病的病原体有3种，即杜氏利什曼原虫（*Leishmania donovani*）、婴儿利什曼原虫（*L. infantum*）及恰氏利什曼原虫（*L. chagasi*），我国内脏利什曼病是由婴儿利什曼原虫及杜氏利什曼原虫引起的。利什曼原虫的生活史有两型，即在哺乳动物宿主体内发育的无鞭毛体及白蛉体内发育繁殖的前鞭毛体。在我国传播媒介主要是中华白蛉（*Phlebotomus chinensis*）。预防主要在于加强健康教育及消灭白蛉。

【临床表现】

本病的潜伏期为2～3.5个月。发病缓慢，早期可有不规则低热，盗汗、疲乏，数周后发热趋于明显，热型常为弛张热或稽留热，典型者呈双峰热，常伴有头痛、出汗、全身不适等。体检时发现全身淋巴结轻度肿大、肝脾肿大，而以后者尤为明显。患者皮肤逐渐变黑，故称“黑热病”。晚期患者脾脏明显肿大，甚至出现巨脾症，明显消瘦，精神萎靡。

有时患者四肢或颜面部皮肤可出现浅红色斑丘疹或色素减退斑，如发生在治疗后则称为黑热病后皮肤利什曼病（PKADL）。

本病的早期临床表现可分为7个临床类型，以利于本病的早期诊断：

（一）结核型

发病缓慢，午后发热，并有咳嗽、盗汗、食欲不振等症状，易被误诊为结核病。

（二）伤寒型

约有1/3的病例有发热、头痛等症状，继之体温上升至39～40℃，持续不退，并有便秘和腹胀，脾脏肿大及末梢血白细胞数减少，极似伤寒。

（三）波浪热型

有时患者的热型呈波浪状，多汗，脾脏肿大及末梢血白细胞数减少，类似布鲁菌病，但无关节痛。

（四）疟疾型

患者有发冷、发热及出汗，类似疟疾发作，可每日或间日发作一次。

（五）双峰热型

约1/3的早期病例每日有两次体温升高，一次在清晨，一次在午后或晚间。

（六）呼吸道感染型

有不少患者的初期症状类似上呼吸道感染，其中有些患者的症状类似流感。

（七）胃肠型

多见于儿童患者，可有胃肠道不适、轻度腹泻、便秘、腹痛等症状。

【诊断要点】

（一）流行病学史

患者有在流行区居住及白蛉叮咬史。

（二）临床表现

临床上有长期不明原因的发热、肝脾肿大及末梢血白细胞数减少。

（三）实验室检查

1. 血象　外周血白细胞总数降低，粒细胞比例降低，以后可出现血小板、红细胞数及血红蛋白量降低。

2. 免疫学检查　血清直接凝集试验、ELISA或浸渍片（dipstick）检查阳性。血清循环抗原（CAg）检查对早期诊断及疗效考核有重要价值。

3. 聚合酶链反应（PCR）检测　可以检测患者血液或脾穿刺液中虫体的特异性DNA片段，对诊断本病具有较高的敏感性和特异性。

4. 病原学检查　在患者骨髓涂片中找到本虫的无鞭毛体是确诊的主要依据。脾脏穿刺查找虫体的阳性率较骨髓穿刺高。

（四）鉴别诊断

本病需与疟疾、伤寒、结核病、布鲁菌病、组织胞浆菌病等鉴别。

【治疗原则及方案】

本病的治疗以病原治疗为主要措施，首选药物为葡萄糖酸锑钠。国内常用总剂量成人为100～120mg/kg、儿童为120～150mg/kg的6天疗法，成人每日静脉或肌内注射，儿童每日量可分为2次注射，少数患者需要第二个疗程。国内虫种对五价锑剂较为敏感，WHO推荐20mg/(kg·d)，每天最大剂量不超过850mg，疗程在20天以上。不良反应有咳嗽、恶心、腹痛、腹泻、腿痛、鼻出血等。严重的肺结核、心脏病、肝脏病、肾脏病患者禁用。对锑剂过敏或抗锑剂患者，可应用喷他咪（戊脘咪，pentamidine）或两性霉素B。喷他咪4mg/(kg·d)，静脉滴注或肌内注射，总剂量成人为2.1～6.5g，儿童为0.7～1.4g。两性霉素B静脉滴注，每日1次或每周3次，以5～10mg的剂量开始，以后每次增加5～10mg，直到每次剂量达0.5～1mg/kg，持续到总剂量达1～3g。目前已有脂质体两性霉素B制剂，剂量可减少，疗程也可缩短，不良反应也明显降低。国外应用口服米替福新（miltefosine）治疗内脏利什曼病有效。

第四节 弓形虫病

【概述】

弓形虫病（toxoplasmosis）是由刚地弓形虫（*Toxoplasma gondii*）引起的人兽共患性传染病。人可以通过先天性和获得性两种途径被感染。人感染后多呈隐性感染，由于弓形虫感染的部位和机体反应性的差异，临床表现复杂、多样。在免疫功能低下的宿主，弓形虫可引起中枢神经系统损害和全身性播散感染，是艾滋病的重要机会性感染之一。弓形虫先天性感染可致胎儿畸形，且病死率高。

【临床表现】

多数为隐性感染者，仅少数人发病。临床表现复杂，轻者为隐性感染，重者可有多器官损害。

（一）先天性弓形虫病

妊娠期妇女感染弓形虫又未治疗者，其胎儿被感染的可能性为50%。妊娠早期感染后致胎儿先天性弓形虫感染率较低，但病情严重；妊娠晚期感染，先天性弓形虫病感染率较高，但病情较轻。先天性弓形虫病在妊娠期可表现为早产、流产或死产。出生后，先天性弓形虫病患儿可出现各种先天性畸形，包括小脑畸形、脑积水、脊椎裂、无眼、小眼、腭裂等。也可表现为经典的四联症，即脉络膜视网膜炎、因大脑发育不良所致精神运动障碍（智力障碍、痉挛、肌强直、麻痹）、脑钙化灶和脑积水。眼部病变除脉络膜视网膜炎外，还可表现为眼肌麻痹、虹膜睫状体炎、白内障、视神经炎、视神经萎缩和眼组织缺损等。先天性弓形虫病还有发热、多形性皮疹、肺炎、肝脾肿大、黄疸和消化道症状等临床表现。

（二）获得性弓形虫病

较先天性弓形虫病的表现更为复杂。病情的严重性与机体的免疫功能是否健全有关。

1. 免疫功能正常者患获得性弓形虫病 大多数病人无症状或有颈淋巴结肿大。约10%～20%的病人有临床表现，如发热，全身不适，夜间出汗，肌肉疼痛，咽痛，皮疹，肝、脾肿大，全身淋巴结肿大等。淋巴结肿大较为突出，除浅表淋巴结肿大外，纵隔、肠系膜、腹膜后等深部淋巴结也可肿大，腹腔内淋巴结肿大时可伴有腹痛。肿大的淋巴结质硬，可伴有压痛但不化脓。症状和体征一般持续 1～3 周消失，少数病程可达1年。个别病人可出现持续性高热、单侧视网膜脉络膜炎、一过性肺炎、胸腔积液、肝炎、心包炎、心肌炎、吉兰-巴雷（Guillain-Barre）综合征、颅内占位病变和脑膜脑炎等。

2. 免疫功能缺陷者患获得性弓形虫病　先天性和获得性免疫功能缺陷患者（包括艾滋病患者）感染弓形虫的危险性极大，特别是潜在性感染的复发。在此情况下获得性弓形虫病的淋巴结病变可不明显，可能出现广泛播散和迅速发生的多器官致命性感染。

(1) 中枢神经系统弓形虫感染：可表现为：

1）局灶性脑病：以亚急性方式起病，有脑内占位性病变的表现，如头痛、偏瘫、癫痫发作、视力障碍、神志不清甚至昏迷等。

2）弥漫性脑病：较少见，但起病急，进展迅速。有神志意识障碍、昏迷与脑膜刺激征等脑膜脑炎的表现，缺乏局灶定位体征。

3）脊髓病变：见于艾滋病患者的弓形虫感染，可有一侧或多个肢体的运动障碍和感觉异常。

(2) 肺部弓形虫病：多见于艾滋病的晚期患者。表现为长期发热、咳嗽、呼吸困难等。部分患者可同时合并弓形虫性脑病的表现。

(3) 眼部弓形虫病：主要表现为视网膜脉络膜炎，80%累及黄斑区，其视网膜脉络膜炎可分为陈旧性和再发性两类。有视力减退、眼前黑影飘动、视物变形等表现。

(4) 其他少见的弓形虫病表现：可引起全垂体功能减退、垂体性尿崩症和消化器官受累，出现腹痛、腹泻、腹水，甚至引起急性肝功能衰竭。

【诊断要点】

弓形虫病的临床表现复杂、多样，缺乏特异性，因此以临床表现进行临床诊断的可能性较小。对高危和疑似弓形虫感染的患者，须通过弓形虫感染的病原学或免疫血清学检查来确诊。

（一）病原学检查

1. 弓形虫分离　取血、体液、脑脊液、胎盘或其他感染组织等标本，接种小鼠或用组织培养法分离弓形虫。阳性者可诊断近期弓形虫感染。

2. 弓形虫滋养体或包囊的直接显微镜检查　取各种体液如脑脊液、痰液、胸腹水、支气管肺泡灌洗液、骨髓等涂片，淋巴结、脑活检组织印片及组织切片，用常规染色法或细胞免疫化学法和免疫荧光抗体染色技术检测。在涂片或切片中可见弓形虫呈花环、链条或簇状群体，位于细胞浆内。发现弓形虫滋养体者可诊断为近期弓形虫感染，发现弓形虫包囊者多为慢性感染。

3. 弓形虫DNA检测 用核酸原位杂交检测组织切片中的弓形虫DNA，或用聚合酶链反应（PCR）检测血、体液、脑脊液、支气管肺泡灌洗液、羊水中的弓形虫DNA，有助于弓形虫感染的诊断。特别是应用PCR检测脑脊液、支气管肺泡灌洗液和羊水中弓形虫DNA，分别对脑弓形虫病、肺弓形虫病和先天性弓形虫病的诊断有较大意义。

（二）血清学检查特异性抗体和抗原

是诊断弓形虫病最常用的实验室技术，包括检查特异性IgG、IgM、IgA、IgE等抗体和弓形虫的循环抗原（CAg）。

1. 特异性IgG检测 是最常用的检测项目，特异性IgG通常在弓形虫感染后1～2周左右呈阳性，1～2个月达高峰，随后特异性IgG滴度有所下降，但特异性IgG可长期持续阳性。常用的检测方法有：Sabin-Feldman染色试验（Sabin-Feldman dye test，SFDT）、间接荧光抗体试验（indirect fluoresent antibody test，IFA）、酶联免疫吸附试验（enzyme linked imunosorbent assay，ELISA）、凝集试验（agglutination test，AT，其中差异凝集试验differential agglutination test也称AC/HS试验，有助于急性和慢性感染的鉴别）、特异性IgG亲和试验（IgG avidity test）。

2. 特异性IgM、IgA和IgE检测 这些抗体的检测主要采用ELISA、IFA和免疫吸附凝集试验（immunosorbent agglutination assay，ISAGA）。特异性IgM、IgA和IgE检测均有利于弓形虫近期感染的诊断。对于新生儿和婴幼儿先天性弓形虫感染的诊断，特异性IgA比特异性IgM更为敏感。

3. 特异性抗体检测组合（T. gondii serologic profile，TSP） 这种抗体检测组合包括SFDT、IgM、IgA和IgE的ELISA检测、IgE-ISAGA和AC/HS试验。这种检测的组合，主要用于某些血清学检测怀疑弓形虫感染时的确认试验。

4. 弓形虫循环抗原（CAg）的检测 是近年广泛应用的技术，比特异性抗体出现早，是病原体存在的指标。常用ELISA法，具较高的敏感性和特异性。阳性可诊断人弓形虫急性感染。

（三）其他检查

包括血常规、眼底检查、脑脊液常规和生化检查、头部CT、MRI等影像学检查和组织病理学检查，均可用于弓形虫病的诊断。弓形虫性淋巴结病有其特征性病理改变，因此淋巴结的组织病理检查对弓形虫性淋巴结病有诊断价值。

（四）不同人群中弓形虫病的诊断要点

1. 免疫功能正常者患获得性弓形虫病的诊断 对临床考虑弓形虫病的患者，通常通过血清学方法进行诊断，特异性IgG和IgM阳性可分别诊断为弓形虫的慢性和急性感染。当特异性 IgG 和 IgM 检查结果有疑义时，可行 TSP 确诊。对弓形虫性淋巴结炎，可通过淋巴结的组织病理学检查确诊。弓形虫的病原学诊断措施，对免疫功能正常者患获得性弓形虫病的诊断有意义，但阳性率低。

2. 免疫功能缺陷者患获得性弓形虫病的诊断　免疫功能缺陷病人特异性抗体的阳性率较低，血清学检查不能诊断时，应根据病情取不同的组织或体液进行弓形虫感染有关的病原学检查。如对临床怀疑弓形虫脑病的患者可取脑脊液、脑组织活检标本的印片或涂片，用常规染色法或细胞免疫化学法和免疫荧光抗体染色技术作病原学检查，或应用 PCR 检测弓形虫 DNA。头部 CT、MRI 能协助诊断弓形虫性脑病。

3. 孕妇弓形虫感染的诊断　与免疫功能正常者患弓形虫病的诊断一样，首先在妊娠早期通过特异性 IgG 和 IgM 的检测，明确孕妇有无弓形虫感染，对检测阳性者，应尽早明确是弓形虫近期感染还是慢性感染。特异性 IgM 阳性提示为弓形虫近期感染，应通过 TSP 确诊。初筛怀疑弓形虫近期感染者应 3 周后复查，仍有疑问者也应行 TSP 确诊。一旦确诊为弓形虫近期感染后，应积极抗弓形虫治疗和实施对胎儿弓形虫感染状况的监测。

4. 先天性弓形虫感染的诊断

(1) 先天性弓形虫感染的产前诊断：对诊断为弓形虫近期感染的孕妇，在妊娠 18 周后，可行超声诊断和抽取羊水应用 PCR 检测弓形虫 DNA，对胎儿的先天性弓形虫感染进行产前诊断。

(2) 新生儿及婴幼儿先天性弓形虫感染的诊断：可检测血清特异性 IgA 和 IgM，前者的敏感性高于后者；也可应用蛋白印迹试验（Western blot, WB）检测母体和新生儿特异性 IgG 成分的差别进行诊断；也可采取体液（血液、脑脊液、尿液等）和胎盘组织检测弓形虫 DNA 或通过小鼠接种和细胞培养分离弓形虫，以求诊断。

【治疗原则及方案】

抗弓形虫滋养体的治疗已取得较可靠的疗效，但对消灭弓形虫的包囊则迄今尚未找到有效药物，故近期疗效较好，但复发者较多。

（一）抗弓形虫治疗的主要对象

1. 免疫功能正常而患获得性弓形虫感染有重要器官受累者，如眼弓形虫病、脑弓形虫病；

2. 免疫功能缺陷宿主患急性和隐性弓形虫感染；

3. 先天性弓形虫病患儿；

4. 血清学试验从阴性转为阳性的孕妇（弓形虫近期感染）。

（二）主要抗弓形虫药物

目前公认有效的抗弓形虫药物有乙胺嘧啶、磺胺嘧啶（SD）（或磺胺吡嗪、磺胺二甲嘧啶、复方磺胺甲噁唑）、螺旋霉素、克林霉素和克拉霉素、阿奇霉素、罗红霉素等大环内酯类抗生素，atovaquone 和 dapsone（氨苯砜）等。另外，还有一些药物，如 arprinocid、青蒿素及其衍生物、喷他脒（pentamidine，戊烷脒）、氟喹诺酮类药（trovafloxacin）和 5-氟尿嘧啶等药物，经体内和体外试验均发现有抗弓形虫作用。

（三）常用治疗方案

可采用全国第四届弓形虫病学术研讨会推荐的治疗方案。

1. 免疫功能正常者：可选用下列治疗方案之一：

（1）SD＋乙胺嘧啶：SD 剂量为 80mg/(kg·d)，分 3～4 次口服，首剂加倍。或复方磺胺甲噁唑 2 片/次，每日 2 次，首剂加倍；乙胺嘧啶 25mg/次，每日 2 次，首剂加倍。两种药物用药疗程均为 15 天。

（2）乙酰螺旋霉素：3～4g/d，分 3 次口服，20 天为一疗程。可与磺胺类药物联合应用。

（3）阿奇霉素：5mg/(kg·d)，顿服，首剂加倍，10 天为一疗程。可与磺胺类药物联合应用。

（4）克林霉素：10～30mg/(kg·d)，分 3 次口服，10～15 天为一疗程，可与磺胺类药物联合应用。根据病情需要，上述治疗方案可重复 1～2 个疗程。疗程之间间隔 5～7 日。

2. 免疫功能低下者　可采用上述治疗方案，但疗程宜延长 1 倍。至少使用 2 个疗程。可同时加用 γ 干扰素。

3. 孕妇　孕妇忌用乙胺嘧啶（以防致畸）和磺胺。可选用螺旋霉素、克林霉素和阿奇霉素（剂量和疗程同上）。对妊娠早期的弓形虫病，宜用药两个疗程。妊娠晚期可用药一个疗程。

4. 眼弓形虫病　可选用下列治疗方案之一：

（1）SD＋乙胺嘧啶联合应用，剂量同前，但疗程宜延长至 1 个月或更长。

（2）克林霉素，300mg/次，每日 3 次，至少连服 3 周。炎症累及黄斑区者加用肾上腺糖皮质激素。

第五节　肺孢子虫病

【概述】

肺孢子虫病（pneumocystosis）是卡氏肺孢子虫（pneumocystis *carinii*）

引起的主要累及肺脏的机会性感染。卡氏肺孢子虫长期以来被认为属原虫孢子虫纲，新近基于种系发生的研究将其归属为真菌，同时应归属为真菌性疾病。卡氏肺孢子虫寄生在肺内，粘附于肺泡上皮。在健康宿主中并不引起症状，而在营养不良、虚弱的早产儿或免疫缺陷如艾滋病患者可引起肺炎，即卡氏肺孢子虫肺炎（pneumocystis *carinii* pneumonia，PCP）。PCP 是艾滋病病人最常见的机会性感染。其临床特征为发热、干咳、呼吸急促、呼吸困难和发绀等，症状呈进行性加剧，病死率高。预防应予以呼吸道隔离，避免与免疫缺陷或正在接受免疫抑制药物治疗的患者接触。对易感者可使用预防药物，如复方磺胺甲噁唑、戊脘脒、氨苯砜。

【临床表现】

潜伏期为1～2个月。根据宿主情况可分为两种类型：

（一）流行型或婴幼儿型

多见于早产儿、体质虚弱或有先天性免疫缺陷的婴幼儿，尤其易在孤儿院及居住拥挤环境中发生流行。起病较隐匿，初为厌食、消瘦、腹泻、低热，数周后出现呼吸增快、干咳、呼吸困难、鼻翼扇动、发绀和心动过速等，并进行性加重。患儿虽症状明显而肺部体征轻微。病程十余日至2个月不等。患儿大多死于呼吸衰竭。

（二）散发型

又称儿童-成人型。多见于免疫缺陷的儿童或成人。起病常较急，有发热、干咳、脉速、鼻翼扇动、呼吸急促及发绀。肺部听诊可闻及少量散在干湿啰音，症状与体征的严重程度不成比例，视为本病的临床特点。起病1周后X线摄片显示双侧弥漫性条索状或斑点颗粒状阴影，自肺门向外周扩张，其后融合成结节，呈云雾状。偶有少量胸腔积液。白细胞数正常或稍高，嗜酸性粒细胞计数增高。有明显低氧血症，动脉血 CO_2 分压正常或低下，如不治疗，约100%死于呼吸衰竭，或死于其他感染性并发症，如巨细胞病毒感染、结核、真菌感染或弓形虫病等。

肺外肺孢子虫病在艾滋病发现前甚为少见，近十余年其肺外感染已引起重视，其发生率约1%～3%。肺孢子虫可经血液、淋巴液播散至淋巴结、脾、肝、骨髓、视网膜、皮肤等。

【诊断要点】

（一）临床表现

对免疫缺陷的病人，如出现发热、干咳、进行性呼吸困难、胸部X线检查符合间质性肺炎时，应高度怀疑此病。

（二）病原学检查

检出病原体是确诊依据。痰液或气管分泌物涂片检出率低。吸入含3%氯化钠液的喷雾液5～15分钟，刺激病人剧烈咳嗽后收集痰液，可提高检出率。支气管-肺泡灌洗液沉渣涂片的阳性率可达85%～90%。近年开展经皮肤穿刺吸引和纤维支气管镜肺活检，阳性率可达90%～95%。收集的沉渣涂片和活检标本的传统检查方法采用银染色、亚甲蓝染色及吉姆萨（Giemsa）染色等，均非特异性，有时难以与酵母菌、组织细胞及组织碎片等区分。近年来用其特异性单抗作免疫组化检测抗原，提高了诊断灵敏性与特异性。近年来报道用PCR检测特异性DNA，可获较好效果。

（三）血清抗体检测

用酶联免疫吸附试验、间接荧光试验、免疫印迹试验等检测，因本病多见于免疫缺陷者，其产生抗体的能力较低，且正常人亦有一定抗体水平，故仅靠抗体效价难以做出诊断，尚不能常规用于临床。

（四）鉴别诊断

本病需与粟粒性肺结核、肺真菌病、巨细胞病毒感染以及细菌性支气管肺炎等鉴别。

【治疗原则及方案】

（一）病原治疗

常用的药物有：

1. 复方磺胺甲噁唑（SMZ-TMP） 剂量为TMP 20mg/(kg·d)和SMZ 100mg/(kg·d)，分4次口服或90mg/(kg·d)静脉注射，共2～3周。有效率达70%～80%。病人用该药后易发生中性粒细胞和血小板减少、发热、皮疹、肝炎等，一旦发生较重的副作用可改用戊脘脒。

2. 戊脘脒（pentamidine） 剂量为4mg/(kg·d)，每日肌注1次，共14～21日。艾滋病病人宜延长疗程。戊脘脒气溶吸入疗法可提高在肺组织中的浓度，减少药物的全身吸收，剂量为300mg/次，每日1次。约30%～40%的患者可发生咳嗽和支气管痉挛。本品与SMZ-TMP联合用药不仅不能增强疗效，反而使不良反应明显增多，有体位性低血压、药物热、皮疹、过敏反应、造血系统损害、肾功能损害、心电图异常、低血钙等。少数病人还可出现胰岛素依赖性糖尿病，不良反应多发生在疗程7～14天。

3. 克林霉素与伯氨喹 剂量：前者为450～900mg/次，口服或静注，每6～8小时1次。伯氨喹（基质）为15～30mg/d，两者合用，3周为一个疗程。适用于前两种药物均无效的病人，主要副作用为皮疹，严重者可有发热、中性粒细胞减少、高铁血红蛋白血症，有葡萄糖-6-磷酸脱氢酶缺乏症者可出现溶血。

4. 其他 氨苯砜 100mg/d 与 TMP 20mg/(kg·d) 合用可提高疗效，疗程与 TMP-SMZ 相仿，毒性较低，氨苯砜的主要副作用为高铁血红蛋白血症、皮疹、发热、恶心、呕吐，有葡萄糖-6-磷酸脱氢酶缺乏症者可出现溶血。甲氨蝶呤的脂溶性衍生物三甲曲沙（trimetrexate）对卡氏肺孢子虫双氢叶酸脱氢酶具有较强的抑制作用，剂量为 $45mg/m^2$（成人），主要副作用为骨髓抑制，可同时使用叶酸 20mg/d。其他尚有皮疹、肝功能损害等副作用。一些免疫调节剂，如 α 干扰素、大肠杆菌气溶胶也证实有一定疗效。

5. 肾上腺皮质激素与抗 PCP 药物联合用药 合并用药是治疗 PCP 的重要进展之一。在特异性抗肺孢子虫病治疗开始后 72 小时内，应用肾上腺皮质激素可显著改善预后，降低病死率。可用泼尼松 40mg/次，每日 2 次，共 5 日，其后减量为 40mg/d，共 5 日，再改为 20mg/d，共 10 日，或以甲基泼尼松龙 30mg/次，每日 2 次，40mg/d 及 20mg/d 分别静脉注射 5 日、5 日及 10 日。

艾滋病病人的肺孢子虫病治疗复杂，抗病原治疗的不良反应多见，复发率高，常需多次反复治疗。

（二）一般治疗

病人应卧床休息，给予吸氧、改善通气，注意水和电解质平衡。病前所用的免疫抑制剂应停用或减量。有呼吸衰竭者应予监护及按呼吸衰竭处理。

第六节 隐孢子虫病

【概述】

隐孢子虫病（cryptosporidiasis）是由隐孢子虫寄生在人或其他动物消化道和呼吸道上皮细胞引起的一种人畜共患性疾病。感染人体的仅有微小隐孢子虫一种。主要通过消化道传播，人通过被卵囊污染的食物或饮水感染，其中水源污染常造成暴发性流行。主要临床表现为发热、腹痛、腹泻、体重减轻等症状，可并发胆囊炎和肺部感染。隐孢子虫是导致腹泻的重要寄生虫之一，特别是在婴幼儿腹泻中，已成为一种重要的病原体。

【临床表现】

根据宿主免疫功能状况，本病的临床表现可分为两种类型：

（一）免疫功能正常型

本型病人潜伏期短为 3～8 天，偶可长至数周。

临床表现为自限性腹泻，每天 5～10 次，持续数天后即可自愈，最长可持续 1 个月左右。绝大多数病人有大便量多，为水样便或黏液便，无脓血。常伴有恶心、呕吐、腹痛和低热、全身不适、头痛、食欲下降、虚弱等其他症状。

症状轻重常与粪便中卵囊数量一致。血常规检查：外周血白细胞总数及分类大多正常。婴幼儿感染较重时，可因严重腹泻引起水和电解质紊乱。

（二）免疫功能低下型

如艾滋病患者。本型病人潜伏期不定，症状多而重，持续时间可长达数月甚至直到死亡。病人多有严重无法控制的腹泻与吸收不良。大便呈水样，每天可多达数十次，粪量可达数升，最多者可达十余升。由于严重腹泻，常可伴有明显的水和电解质紊乱和体重下降，还常有发热、咳嗽、气促、呼吸困难等症状。听诊双侧肺底可闻及广泛湿啰音，胸透显示双侧间质性肺炎。严重者可致呼吸衰竭。部分病人可伴发胆囊感染。艾滋病伴隐孢子虫病患者表现为急性胆囊炎或硬化性胆管炎，病人不一定有腹泻，本病可伴胰腺炎、肝炎。从胆汁、胰液或肝活检胆管上皮细胞中找到隐孢子虫即可确诊。播散型隐孢子虫病往往于尸解时发现。

【诊断要点】

（一）临床表现

临床见不明原因水样便腹泻者均应考虑本病，特别是在免疫功能低下的患者，如在病程中出现原发疾病无法解释、排除常见细菌性腹泻者，应考虑本病。

（二）病原学检查

是确诊本病的依据。从粪便、十二指肠引流液、胆汁或活检标本中找到隐孢子虫卵囊。常用金胺酚染色、改良抗酸染色、沙黄-美蓝染色三种方法检查。此外新鲜粪便湿片相差显微镜检查，吉氏染色等均可用于检测。

（三）血清免疫学检查

血清学检测特异性抗隐孢子虫抗体，可采用：

1. 间接荧光抗体法　以卵囊或感染肠黏膜组织作抗原。

2. 酶联免疫吸附试验　以高频声波处理的卵囊或子孢子作为抗原，主要用于流行病学调查，急性期病人血清抗体效价可达1∶40～1∶2560，正常人均＜1∶40。

（四）鉴别诊断

诊断本病时，应注意与霍乱、病毒性胃肠炎、细菌性痢疾和肠阿米巴病相鉴别。

【治疗原则及方案】

（一）病原治疗

本病缺少可靠的特效药物。近年证实螺旋霉素具有一定疗效，可减轻腹泻、缓解病情。在免疫功能低下者，螺旋霉素1～2g/d两周或更长时间可能有效。免疫功能正常者，一般无须病原治疗。由于口服螺旋霉素治疗胆道感染疗效差，可考虑使用静脉制剂。

（二）一般治疗

应按肠道传染病隔离。脱水严重者，应补液及纠正电解质紊乱。经上述治疗后，免疫功能正常型隐孢子虫病多能自愈。对症状严重的免疫功能低下型和婴幼儿患者，则应加强全身支持疗法和对症治疗。使用肾上腺皮质激素或细胞毒性药物的病人，应终止上述药物治疗，病情可缓解。止泻药物均无显效。

第六章 蠕 虫 病

第一节 日本血吸虫病

【概述】

日本血吸虫病（schistosomiasis japonica）是由日本血吸虫（*Schistosoma japonica*）寄生于门静脉系统所引起的疾病。系皮肤与黏膜接触含尾蚴的疫水而感染。主要病变是虫卵沉积于结肠和肝脏等组织，引起虫卵肉芽肿。急性期表现为发热、肝肿大及压痛、腹痛、腹泻和痢疾样便等，血中嗜酸性粒细胞明显增多。慢性期以肝、脾肿大或慢性腹泻为主要表现。晚期主要与肝硬化有关，临床表现有巨脾与腹水等。我国日本血吸虫病主要分布于长江流域及以南地区。但大多数地区已消灭或基本消灭此病。近年来疫情有所回升，成为四大重点防治的传染病之一，值得引起重视。预防措施包括：

1. 早期治疗病人、病牛；

2. 管水，管粪，消灭钉螺；

3. 保护易感人群，如接触疫水时的必要防护和预防性用药，可使用蒿甲醚，每次6mg/kg，每半月一次，共4次，可以预防血吸虫病。

【临床表现】

临床上可分为急性、慢性、晚期血吸虫病与异位损伤。

（一）急性血吸虫病

多有明显的近期血吸虫疫水接触史，发生于夏秋季，以7～9月常见，潜伏期1个月左右（23～73日）。临床表现主要有：

1. 发热　是急性血吸虫病的主要症状，可表现为高热或不规则低热。高热时以间歇热型或弛张热型多见。重型患者也可见稽留热型。发热时伴有畏寒，热退大汗，一般感染中毒症状相对较轻，但重症患者可有意识淡漠、重听、腹胀和相对缓脉等中毒症状。

2. 消化系统症状　可有腹痛、腹泻或腹泻与便秘交替出现，少数患者可有脓血便和腹水。

3. 肝、脾肿大 90%以上的患者有肝脏肿大，压痛；半数病人脾脏轻度肿大。

4. 过敏反应 有荨麻疹、血管神经性水肿、全身淋巴结肿大、外周血嗜酸性粒细胞显著增多等。

5. 呼吸系统表现 大多数病人有轻微咳嗽、咳痰，重型患者可气促，咳血痰。X线胸片可见肺纹理增多，散在点状、粟粒样浸润阴影，边缘模糊，以中下肺为多见。

（二）慢性血吸虫病

多无症状，或有腹痛、腹泻、肝脾肿大等表现。大便每日2～3次，稀便，偶尔带血。重型患者有持续性脓血便伴里急后重。

（三）晚期血吸虫病

根据临床表现可分为巨脾型、腹水型、侏儒型和结肠肉芽肿型。

1. 巨脾型 脾脏进行性肿大，下缘可达盆腔，表面光滑、质硬、有压痛，常伴有脾功能亢进，可发生上消化道出血、腹水。

2. 腹水型 腹水程度轻重不等，病程长短不一，可反复发作，也可持续存在。但腹水大都表现为进行性加剧，以致腹部极度膨隆、下肢水肿、呼吸困难等。常有脐疝、腹壁静脉曲张。有时于脐周可听到连续性血管杂音（克-鲍综合征）。

3. 侏儒型 身材矮小，性器官不发育，类似垂体性侏儒症。

4. 结肠肉芽肿型 患者经常表现有腹痛、腹泻或腹泻与便秘交替出现。有时水样便、血便、黏液脓血便，有时腹胀、肠梗阻。左下腹可触及肿块，有压痛。纤维结肠镜下可见黏膜苍白，增厚，充血水肿，溃疡或息肉，肠狭窄，较易癌变。

（四）异位损害

血吸虫病的异位损害以肺血吸虫病和脑血吸虫病较常见，其他部位如肾、睾丸、卵巢、子宫、心包、腮腺、胃等器官也可发生血吸虫病。

1. 肺血吸虫病 多见于急性血吸虫病患者，表现为轻微咳嗽、咳痰；重型患者可气促，咳血痰。肺部体征不明显，X线胸片可见肺纹理增多，散在点状、粟粒样浸润阴影，边缘模糊，以中下肺为多见。

2. 脑血吸虫病 临床上可分为急性和慢性型。

（1）急性型：常表现为脑膜脑炎样症状，有意识障碍、脑膜刺激征、瘫痪、抽搐、腱反射亢进、锥体束征阳性等。脑脊液检查蛋白质与白细胞增多，以嗜酸性粒细胞增高为主。

（2）慢性型：主要症状有癫痫发作，以局限性癫痫多见。头部CT扫描可见脑实质内单侧多发性高密度阴影，常位于顶叶。

【诊断要点】

（一）流行病学史

血吸虫疫水接触是诊断本病的必要条件。患者曾去过血吸虫疫区并有与血吸虫疫水接触史，对确立诊断有重要的参考价值。

（二）临床特点

有上述各型血吸虫病的临床表现。

（三）实验室检查

1. 血常规检查　以外周血嗜酸性粒细胞增多为特点。急性血吸虫病时，嗜酸性粒细胞显著增高，占外周血白细胞的20%～40%，最高者可达90%。慢性血吸虫病时，嗜酸性粒细胞一般在20%以内。晚期血吸虫病患者有白细胞和血小板减少，也可有不同程度的贫血。

2. 肝功能和肝脏影像学检查　不同临床类型的血吸虫病患者，可有不同程度的肝功能异常。肝脏影像学检查，包括B超检查和CT扫描可有肝纤维化甚至肝硬化的改变。

3. 寄生虫学检查

（1）粪便涂片查血吸虫虫卵；

（2）粪便血吸虫虫卵计数（改良加藤法）；

（3）毛蚴孵化法；

（4）直肠黏膜活检组织压片，显微镜下查血吸虫虫卵。

4. 免疫学检查

（1）血吸虫抗体检查：方法有血吸虫抗原皮内试验、环卵沉淀试验、间接血凝试验、酶联免疫吸附试验和尾蚴膜试验等，应用这些方法可检测针对血吸虫虫体、虫卵、尾蚴抗原的抗体。

（2）血吸虫循环抗原检测：应用酶免疫法检测血吸虫的肠相关抗原、表膜抗原或虫卵的热休克抗原。

对有血吸虫疫水接触史者，实验室检查是明确有无血吸虫病的主要依据。粪便中查出血吸虫卵，毛蚴孵化试验阳性，直肠黏膜活检发现近期变形虫卵，或血中循环抗原阳性者可诊断为现症血吸虫病病人。血吸虫有关抗体阳性时，不能区分现症病人和过去感染，必须结合临床考虑。

（四）鉴别诊断

急性血吸虫病须与伤寒、副伤寒、阿米巴肝脓肿、粟粒性结核、结核性腹膜炎、败血症等鉴别，外周血嗜酸性粒细胞计数有鉴别诊断价值。慢性与晚期血吸虫病肝、脾肿大者，应与慢性病毒性肝炎相鉴别。以腹泻、便血为主要表现者应与慢性细菌性痢疾、阿米巴痢疾、结肠癌等疾病相鉴别。流行区的癫痫患者应考虑脑型血吸虫病的可能。晚期患者应与其他原因引起的肝硬化鉴别。

【治疗原则及方案】

（一）病原治疗

吡喹酮是治疗血吸虫病的首选药物。疗效好，不良反应小，给药方便，可用于各型血吸虫病患者的治疗。常用方法与剂量：

1. 急性血吸虫病 成人：总量按 120mg/kg（最大量按 60kg 计算）；儿童为 140mg/kg，4～6 日疗法，每日剂量分 2～3 次服用。一般病例也可采用每次 10mg/kg，每日 3 次，连续 4 日。

2. 慢性血吸虫病 成人：总剂量 60mg/kg 或每次 10mg/kg（体重以 60kg 为限），每日 3 次，连服 2 日。儿童体重＜30kg 者，总剂量为 70mg/kg，用法同成人。感染严重者可按总量 90mg/kg，分 2 日用完，每日剂量分 3 次口服。

3. 晚期血吸虫病 成人：总剂量 40～60mg/kg，2 日用完，每日剂量分 3 次口服。

吡喹酮的主要不良反应有头痛、乏力、轻度腹痛、恶心、呕吐和食欲减退等。少数病人可有黄疸等肝功能损害，心悸、胸闷，心电图可见短暂的 T 波改变、ST 段下移、早搏、室上性心动过速、房颤等。因此，用药前应做心电图和肝功能检查。对伴有严重心律紊乱或心力衰竭未获控制，晚期血吸虫病伴有腹水、肝、肾功能严重障碍者，一般暂不治疗。对伴有精神病或癫痫的病人，应慎用吡喹酮。

（二）对症治疗

急性血吸虫病患者高热、中毒症状重者，可使用肾上腺糖皮质激素。应补液，保证水、电解质平衡，加强营养及支持疗法。对慢性和晚期血吸虫病患者，应加强营养及支持治疗。对巨脾伴明显脾功能亢进、食管-胃底静脉曲张及有上消化道出血史者，应积极改善全身情况，为外科治疗创造条件。

第二节 并殖吸虫病

【概述】

并殖吸虫病（paragonimiasis）由卫氏并殖吸虫、斯氏并殖吸虫（或称四川并殖吸虫）等寄生于人体所致，属人兽共患的蠕虫病。人和野生动物均能受感染。人因生食或半生食含囊蚴的溪蟹或蝲蛄而感染。其临床表现因虫种不同而异，卫氏并殖吸虫寄生于肺部，或亦有寄生于脑、脊髓、腹部或皮下等处。

斯氏并殖吸虫不能在人体发育成熟，而以童虫幼虫在体内移行，形成游走性包块，而肺部症状轻。包块内仅有童虫，痰中找不到虫卵。

【临床表现】

潜伏期大多为3～6个月，缓慢起病，轻度感染者无症状，中或重度感染时因多个脏器受损，症状复杂多变。

（一）全身性表现

以斯氏并殖吸虫病较多见。畏寒、发热、头昏、食欲不振、盗汗、乏力、腹痛、腹泻等持续2～3周后，出现胸闷、胸痛、咳嗽症状。并有全身性荨麻疹、哮喘发作等过敏症状。外周血白细胞和嗜酸性粒细胞增多。

（二）呼吸系统症状

以卫氏并殖吸虫为常见，晨间干咳较剧，继而多痰，一般每日约50～100ml，痰为白色黏稠且带腥味，痰量增多呈脓性，往往为继发感染所致。咯血多见，可为痰中血丝或一次咯血数百毫升。平时咳铁锈色痰或棕褐色痰，为本病的典型症状。四川并殖吸虫病病人仅部分痰中偶带血丝。胸痛常见，部分患者伴单侧或双侧胸腔积液。胸水呈草黄色或血性，偶为乳白色，亦可呈包裹性积液或遗留胸膜肥厚。

（三）腹部症状

腹痛、腹泻、恶心、呕吐、便血等多见于疾病早期。腹痛部位固定，一般以中、下腹部或右下腹疼痛为常见，偶可并发肠梗阻，当腹腔内囊肿偶向肠内破溃时，即出现棕褐色黏稠脓血样或麻酱样粪便，粪便内可找到虫卵。斯氏并殖吸虫童虫较多侵入肝脏，引起严重损害，肝肿大，质中偏硬，压痛不著，伴肝功能损害及丙种球蛋白增高等。尤以小儿多见。

（四）神经系统症状

脑型并殖吸虫病有颅内压增高症状；脑组织破坏性症状，如瘫痪、感觉消失、失语、偏盲、共济失调等；刺激性症状，如癫痫、头痛、视幻觉、肢体感觉异常等；炎症性症状，如发热、头痛、脑膜刺激征等。脊髓型较少见，可表现为脊髓受压现象、运动障碍、感觉异常、腰痛、坐骨神经痛和排尿、排便困难。呈进行性，最后发生截瘫。以卫氏并殖吸虫较常见。脑型在四川并殖吸虫病时也不少见，以蛛网膜下腔出血为主要表现。

（五）皮肤症状

卫氏并殖吸虫病从感染后2个月到3年，可有1%～20%出现皮下结节，位于下腹部至大腿间，常在皮下深部肌层内，触诊可发现，直径1～2cm，大者较软，不能移动，有压痛，小者质硬，能移动，无压痛。结节内可发现童虫、成虫或虫卵。

皮下包块为四川并殖吸虫的主要临床表现，占 50%～80%。常位于腹部或胸背部、腹股沟、大腿、阴囊、精索、腋窝，甚至颈部与眼睑等，呈游走性；自黄豆、核桃至鸭蛋大，甚至可达 9cm×18cm。包块消退，遗留纤维疤痕。扪及条索状纤维块，系新、老包块相间所致。包块中从未发现虫卵。

（六）其他

如精索、阴囊、睾丸、附睾肿块、心包积液、眼胀痛、视物模糊、充血水肿、眼睑下垂、单眼外突等，以四川并殖吸虫病较多见。

【诊断要点】

（一）流行病学史

流行地区，生食或半生食溪蟹或蝲蛄，或饮用溪流生水史。

（二）临床特点

长期咳嗽，痰呈铁锈色。癫痫，头痛，瘫痪。持续性嗜酸性粒细胞增高，有游走性皮下包块或结节。

（三）实验室检查

1. 血象　外周血白细胞总数可增高或正常，急性期可达 40×10^9/L 以上。嗜酸性粒细胞可达 80%。

2. 虫卵检查　卫氏并殖吸虫病的痰液中可见嗜酸性粒细胞、夏科-雷登结晶与虫卵；粪便中约 15%～40%可找到虫卵，多见于儿童。脑脊髓型患者的脑脊液中偶见虫卵。在胸水或腹水中偶亦可查见虫卵和夏科-雷登结晶。

3. 活体组织检查　皮下结节活检发现嗜酸性肉芽肿、斯氏并殖吸虫的童虫或卫氏并殖吸虫的成虫或虫卵，即可确诊。

4. 免疫学检查

（1）皮内试验：仅作筛查，与血吸虫病及华支睾吸虫病有交叉反应。

（2）ELISA：检查血清抗体，阳性率 98%，与姜片虫病、血吸虫病及囊虫病有轻度交叉。

（3）斑点酶联免疫吸附试验：检测循环抗原，阳性率在 98%以上。

（4）单克隆抗体免疫印迹试验：检测循环抗原，阳性率为 93%。

5. X 线检查

（1）肺部病变：本病的肺部病变以中、下肺野和内侧带较多，约占 90%以上，其中以右下肺野更为常见。肺部 X 线表现因病期早晚有异。

1）浸润期：表现为 1～2cm（最大可达 5cm）大小云絮状、边缘模糊、不均匀、圆形或椭圆形浸润阴影，多位于中下肺野，单侧或双侧，病灶位置变迁较多。

2）囊肿期：大小不一的实质灶或含空泡团块阴影，边缘锐利，圆形或椭圆形，多房性或单房性，并在CT检查时可见囊状阴影间“隧道”。

3）硬结期：血管纹理平行走向增粗、条索状、致密斑点状阴影。

（2）膈肌、胸膜病变：局限性隆起，多见于右侧，胸腔积液、胸膜肥厚、气胸、肺萎缩、纵隔粘连。斯氏并殖吸虫病少见肺部变化，而多见胸腔积液。

（3）脑脊髓型病例可作CT、脑血管造影、脊髓造影等。

（四）鉴别诊断

凡有肺部症状尤其有咯血史和胸水者，应与肺结核及结核性胸膜炎鉴别；脑型并殖吸虫病应与囊虫病鉴别；四川并殖吸虫病并发肝损害应与病毒性肝炎和肝硬化作详细鉴别。

【治疗原则及方案】

（一）吡喹酮

对卫氏和四川并殖吸虫病均有效。对血痰消失及皮下包块消散、胸水消失、痰中虫卵阴转均有效，对脑型病人疗效良好。剂量：25mg/kg，1日3次，连用2～3日或75mg/(kg·d)，分3次口服，连用3日，总剂量为225mg/kg。脑型病人间隔1周，再重复1个疗程。不良反应有头昏、恶心、呕吐、胸闷、心悸或早搏等。

（二）阿苯达唑（丙硫咪唑）

剂量：400mg/d，分2次口服，共7天。仅对轻型斯氏并殖吸虫病例有效，对卫氏并殖吸虫病的疗效尚不清楚。

（三）硫氯酚（bithionol）

口服易吸收，排泄慢，无明显蓄积作用。成人3g/d，儿童50mg/(kg·d)，3次分服，每日或间日服药。肺型并殖吸虫病服药10～15天为1个疗程。脑型重复2～3个疗程，疗效95%以上。不良反应有皮疹及消化道症状。对妊娠及有肝、肾、心等并发症病人，应列为暂缓治疗。

第三节 华支睾吸虫病

【概述】

华支睾吸虫病（clonorchiasis sinensis）是由华支睾吸虫（*clonorchis sinensis*）感染所致的寄生虫病。人因进食未经煮熟含有囊蚴的淡水鱼、虾而被感染。成虫寄生于肝内的中、小胆管，诱发胆管炎症、增厚、管腔变窄，易继发细菌感染而发生胆管炎、胆囊炎和胆石症。主要临床表现为上腹部隐痛、肝肿大、疲乏和精神不振等。可发生胆结石、胰腺炎、肝硬化与胆管上皮癌等并发症。预防本病的重点是加强卫生宣教，不吃未经煮熟的鱼虾。

【临床表现】

潜伏期为1～2个月。

轻度感染者常无症状，仅在粪便中发现虫卵。

感染较重者多缓慢起病，有食欲不振、上腹隐痛与饱胀、轻度腹泻、肝区隐痛、肝肿大、血清ALT活性升高等表现，并有头晕、失眠、疲乏、精神不振、心悸、记忆力减退等神经衰弱症状。偶可因大量成虫堵塞胆总管而出现胆绞痛及阻塞性黄疸。感染较重者也可出现急性华支睾吸虫病，表现为发热、肝区不适、疼痛及末梢血嗜酸性粒细胞增多等现象。

慢性重复感染的严重病例可有肝硬化及门脉高压症，表现为消瘦、贫血、浮肿、肝脾肿大、腹水、黄疸等。

并发症：以急性、慢性胆囊炎、胆管炎和胆石症最为常见。严重者并发门脉性肝硬化，甚至引起食管静脉曲张破裂出血，或因成虫长期堵塞胆管而导致胆汁性肝硬化。亦可发生胆管癌和肝细胞癌。

【诊断要点】

（一）流行病学史

注意患者病前有无进食未经煮熟的淡水鱼或虾的历史。

（二）临床表现

慢性起病，有消化道症状与肝肿大，伴有神经衰弱症状或胆囊炎、胆管炎、胆结石等症状。

（三）实验室检查

皮内试验可作为临床初筛，血清抗华支睾吸虫抗体阳性率较低，不能作为确诊的依据。粪便检查发现华支睾吸虫卵才可作为确诊依据。作粪便虫卵计数有助于了解感染的严重程度及考核治疗效果。

鉴别诊断：本病需与病毒性肝炎、其他原因所致的肝硬化、肝片形吸虫病、异形吸虫、猫后睾吸虫以及横川后殖吸虫感染相鉴别。

【治疗原则及方案】

（一）病原治疗

1. 吡喹酮（praziquantel） 是治疗本病的首选药物，具有疗程短、疗效高、毒性低、反应轻以及在体内吸收、代谢、排泄快等优点。每次15～25mg/kg，每日3次，连服2日，治后3个月粪便虫卵阴转率可达90%以上。

2. 阿苯达唑（albendazole） 治疗华支睾吸虫病亦有很好的效果，剂量为10mg/(kg・d)，分2次口服，疗程7日，总剂量为140mg/kg。粪便虫卵阴转率几乎可达100%。

（二）对症与支持治疗

重度感染兼有营养不良、肝功能异常或肝硬化者，应加强营养，纠正贫血，保护肝脏，以改善全身状况，并及时进行驱虫治疗。

（三）并发症治疗

对急性胆囊炎、胆石症、胆总管炎或胆道梗阻等并发症，应手术治疗，并加用抗菌药物。术后给予驱虫治疗。

第四节 丝虫病

【概述】

丝虫病（filariasis）是指丝虫寄生于人体淋巴系统、皮下组织、腹腔、胸腔、心血管等部位所致的慢性寄生虫病。目前已知对人致病的丝虫共有 8 种。我国仅有班氏丝虫和马来丝虫，寄生于人体淋巴系统而引起疾病，又称淋巴丝虫病（lymphatic filariasis）。本病通过蚊虫传播。主要临床特征有早期淋巴管炎和淋巴结炎，反复发作，慢性期因淋巴管阻塞常发生象皮肿、乳糜尿等。丝虫病呈世界性分布，流行极广，在我国遍及沿海地区及长江流域的 16 个省、自治区、直辖市（包括台湾省）。近年来，由于有效的防治，发病人数已明显减少。

【临床表现】

潜伏期 4 个月至 1 年不等，在流行地区，感染后约半数不出现症状而血中有微丝蚴者，称为“无症状感染者”。

（一）急性期（淋巴组织炎性病变期）

突出表现为周期性寒战，高热，2～3 天自行消退，常伴发急性淋巴管炎和淋巴结炎，淋巴结肿大，疼痛或触痛，多发生于腹股沟、股部、腋窝等处。其次，可发生精索炎、睾丸炎、附睾炎。睾丸及附睾肿大，疼痛。大淋巴管炎症时皮肤可有“离心性红线”，皮内淋巴管炎则呈弥漫性红肿，即“丹毒样皮炎”，肺部由嗜酸性粒细胞浸润而引起咳嗽、哮喘、肺部游走性浸润病变等。

（二）慢性期（淋巴管阻塞性病变期）

由于淋巴管和淋巴结反复发作炎症，最后发生肉芽组织增生及纤维化形成阻塞，使淋巴管和淋巴窦曲张，阻塞致淋巴液流入鞘膜腔形成鞘膜积液，如果肾盂、输尿管的淋巴管受阻、破裂，则可出现乳糜尿。淋巴破入腹腔、胸腔、关节腔出现腹膜炎、胸膜炎、关节炎，其渗出液为乳糜样。晚期丝虫病最重要的表现为象皮肿，多见于下肢，也可见于上肢、阴囊、外阴、乳房等处。长期受阻可致皮肤苔藓样增厚、粗糙，甚至有溃疡或疣状物增生。

【诊断要点】

（一）流行病学史

有流行地区居住史。

（二）临床表现

具有周期性寒战、高热、急性淋巴结炎、淋巴管炎、精索炎、睾丸炎等急性期症状，和鞘膜积液、乳糜尿、象皮肿等慢性期症状。

（三）实验室检查

1. 血常规检查　急性期白细胞总数增加，嗜酸性粒细胞明显增加，可超过20%。

2. 血液微丝蚴检查　晚间10时至次晨2时检出率最高，末梢血查到微丝蚴即可确诊。有厚血片法、鲜血法、浓集法。其次，淋巴液、乳糜尿、乳糜胸水、腹水、心包液、鞘膜积液及骨髓标本中均可检查出微丝蚴，但阳性率较血低。

3. 免疫学检查

（1）皮内试验：注射犬恶丝虫抗原0.05ml于前臂，15分钟后丘疹直径>0.9cm者为阳性，其敏感性和特异性高，阳性率约为90%左右。

（2）间接荧光抗体试验：以成虫切片作抗原，其敏感性达92%～98%，特异性为95%，该法具有高度特异性和敏感性，用于本病的辅助诊断和血清流行病学调查。

（3）酶联免疫吸附试验（ELISA）：该法用于流行病学调查和考核本病的防治效果。

（4）分子生物学检查：DNA杂交试验和PCR可用于微丝蚴血症检查，对血中微丝蚴量少或需作虫种鉴定者尤为适用。有很高的敏感性和特异性。

（四）鉴别诊断

丝虫病引起的淋巴结炎、淋巴管炎、丹毒样皮炎，应与细菌感染引起的相应炎症鉴别；精索炎、附睾炎应与结核引起的相鉴别；乳糜尿、腹腔、胸腔乳糜液，应与腹腔淋巴结核和肿瘤相鉴别。

【治疗原则及方案】

（一）病原治疗

1. 乙胺嗪（海群生）　为首选药物，对微丝蚴有杀灭作用，对马来微丝蚴的疗效优于班氏微丝蚴，较大剂量及较长疗程时，亦能杀死成虫。须间歇多个疗程治疗，才能获得良好疗效。可根据丝虫种类、感染程度和患者对药物耐受程度及体质强弱，选择用药剂量及疗程。

（1）短程疗法：1.5g晚上一次顿服，或0.75g/d，连服2日，用于治疗体质强的马来丝虫病患者。

（2）中程疗法：每日 0.6g，分 2～3 次口服，连服 7 日，适用治疗班氏丝虫病，并可杀灭成虫。

（3）间歇疗法：0.5g，每周 1 次，连服 7 周，总量 3.5g，适用于治疗班氏丝虫病；治疗马来丝虫病，0.3g，每周 1 次，连服 6 周。此法副作用小，适用于体弱、对药物反应较重的患者。但疗程较长。

以上疗法治疗丝虫病均需连续 3 个疗程，每个疗程间隔 1～2 个月。

乙胺嗪本身毒性反应低，主要是因药物杀灭大量微丝蚴引起的过敏反应，可发生消化道反应、过敏反应如畏寒、发热、皮疹、喉头水肿、支气管痉挛等，及局部反应如淋巴管炎、淋巴结炎、附睾炎及皮下结节等。

2. 伊维霉素（ivermectin）为广谱抗线虫药，单剂 400μg/kg，口服，微丝蚴血症减少率可达 90%以上。

3. 呋喃嘧酮（furaphrimidone） 对两种丝虫的微丝蚴和成虫均有效，剂量 20mg/(kg・d)，分 2～3 次，于饭后 30～60 分钟服用，连服 7 日为一疗程。

（二）对症治疗

1. 淋巴结炎和淋巴管炎 可对症处理，可用保泰松 0.2g，每日 2 次。必要时可用泼尼松 5～10mg，每日 3 次，如有细菌感染可加用抗菌药物。

2. 乳糜尿 应适当卧床休息，限制脂肪及蛋白质食物，久治不愈者可试用 12.5%碘化钠或 1%～2%硝酸银 6～10ml 作肾盂内冲洗，有一定效果。

3. 象皮肿和淋巴水肿 采用以绑扎为主的综合疗法，可获一定疗效，效果不好的可采用外科手术治疗。

第五节 旋毛虫病

【概述】

旋毛虫病（trichinosis）是由旋毛虫寄生于人体所致的人畜共患寄生虫病。因食入含有活旋毛虫包囊的肉类以猪肉为主而感染。主要临床表现有发热、水肿和肌肉疼痛等症状。

【临床表现】

潜伏期 2～45 天，多为 10～15 天。潜伏期长短与病情轻重呈负相关；临床症状的轻重则与感染虫量呈正相关。

（一）早期

相当于成虫在小肠阶段。可表现有恶心、呕吐、腹痛、腹泻等，通常轻而短暂。

（二）急性期

幼虫移行时期。起病急，主要表现有发热、水肿、皮疹、肌痛等。发热多伴畏寒，以弛张热或不规则热为常见，多在38～40℃之间，约可持续2周。水肿多与发热同时出现，约可见于80%的病人，主要发生在眼睑、颜面、眼结膜，重者可有下肢甚或全身水肿，进展迅速为其特点，多持续1周左右。

皮疹与发热同时出现，好发于背、胸、四肢等部位。可为斑疹、猩红热样疹或出血疹等。发生率约为20%～70%，部分病人可有指、趾甲下半月形出血改变。

主要侵犯横纹肌，有肌肉疼痛，甚剧，多与发热同时或继于发热、水肿之后出现，病人自觉肌痛或压痛，全身肌肉均可疼痛，但以腓肠肌为甚，皮肤呈肿胀硬结感。重症患者常感咀嚼、吞咽、呼吸、眼的活动均有疼痛。

此外，累及咽喉肌可有吞咽困难和音哑，累及心肌而发生心肌炎，可出现心音低钝、心律失常、奔马律和心功能不全等，可危及生命；侵及中枢神经系统常表现为头痛、脑膜刺激征，甚而抽搐、昏迷、瘫痪等；肺部病变可导致咳嗽和肺部啰音，眼部症状常有畏光、视力模糊和复视等。

（三）恢复期

成囊期所致的症状。病程第3～4周急性症状渐退，而乏力、肌痛、消瘦等症状可持续一段时间。

【诊断要点】

（一）流行病学史

有进食生或未熟的猪肉或其他动物肉类的历史。对吃剩的可疑食物应取材用压片或消化法查包囊。

（二）临床表现

有发热、眼睑水肿、肌肉疼痛等典型症状。

（三）实验室检查

1. 外周血白细胞升高，可达（10～20）$\times 10^9$/L，嗜酸性粒细胞明显升高，最高可达90%。

2. 生化检查　血清肌酸磷酸激酶可显著升高。

3. 病原学检查　在发病10天后，取腓肠肌或三角肌压片检查，发现梭形包囊和活的幼虫则可确诊。取材组织亦可用胃蛋白酶和稀盐酸消化后离心，取沉渣镜检，可提高检出率。

4. 免疫学检查

(1) 血清学检查：以酶联免疫吸附试验（ELISA）、间接血凝试验（IHA）或间接免疫荧光抗体试验（IFA），检测血中特异性抗体，对诊断意义很大。

(2) 血清循环抗原（CAg）检测：用双抗体夹心 ELISA 法检测血清循环抗原，可作为早期及现症诊断，并可作为疗效考核标准。

(3) 皮内试验：可作为临床初筛检查及流行病学调查。

（四）鉴别诊断

本病应与食物中毒感染、钩端螺旋体病、伤寒、风湿病、皮肌炎、结节性动脉周围炎等鉴别。

【治疗原则及方案】

（一）病原治疗

1. 阿苯达唑（albendazole） 亦称丙硫咪唑，为首选药物，对各期旋毛虫均有杀灭作用。剂量为 400～500mg/次，每日 2～3 次口服；儿童：20～25mg/(kg·d)，分 2～3 次口服，疗程 5 天。无任何不良反应，在病原治疗中应注意赫赛麦反应，可以小量药物开始应用或同时给肾上腺皮质激素。

2. 甲苯达唑（mebendazole） 虽疗效亦较佳，但近年已少用。剂量为 200mg/次，日服 2 次，疗程 10 日以上。

（二）一般及对症治疗

急性期应卧床休息，应用退热、镇静、止痛剂及肾上腺皮质激素等，以改善临床症状。

第六节 绦 虫 病

【概述】

绦虫病（taeniasis）是各种绦虫寄生于人体小肠所引起的寄生虫病的总称。常见的有猪带绦虫（*Taenia solium*）和牛带绦虫（*Taenia saginata*），系因分别进食含有活囊尾蚴的猪或牛肉而感染。较常见的还有短膜壳绦虫（*hymenolepis nana*）和长膜壳绦虫，亦称缩小膜壳绦虫（*hymenolipis deminuta*）。短膜壳绦虫虫卵从粪便排出时即有感染性，可直接构成人与人之间的感染；长膜壳绦虫的传染源为家鼠，人因误食含似囊尾蚴的昆虫而感染。

【临床表现】

潜伏期 2～3 个月，即自进食猪带绦虫或牛带绦虫的囊尾蚴至粪便中出现虫体节片的时间。短膜壳绦虫病的潜伏期为 2～4 周。长膜壳绦虫的潜伏期为 18～20 日。

猪带绦虫病（taeniasis suis）与牛带绦虫病（taeniasis bovis）的症状多甚轻微，患者每不自觉，粪便中出现白色带状节片常为最初和唯一症状。牛带绦虫脱落的节片蠕动能力较强，常可自动从肛门排出。半数病人可有上腹隐痛，少数可有消瘦、乏力、食欲亢进等。偶有神经过敏、磨牙、失眠等神经系统症状。猪带绦虫病人因自体感染而同时患有囊虫病者可占2.5%～25%，感染绦虫的时间越长，自体感染的危险性愈大。短膜壳绦虫病或长膜壳绦虫病患者常无症状，重度感染可有腹痛、腹泻、食欲减退、头昏、消瘦等症状。

【诊断要点】

有进食生或未熟的猪、牛肉的历史，粪便中有白色带状节片排出或粪便中找到虫卵，则可确诊带绦虫病。但粪便中虫卵检出率低，粪便中排出的妊娠节片检查，不但可以确诊绦虫病，还可鉴别绦虫种类。膜壳绦虫亦靠粪便中查到虫卵或虫体节片确诊。

【治疗原则及方案】

主要为驱虫治疗，选择的药物有：

（一）吡喹酮（praziquantel，pyquiton）

驱猪带绦虫或牛带绦虫按5～10mg/kg晨空腹服用，在驱除猪带绦虫时，剂量应减少，按5mg/kg计算，以防合并隐匿型脑囊尾蚴病而引起严重反应，并应于服驱虫药后2小时口服硫酸镁，使虫体尽快排出，防止自体感染囊虫病。膜壳绦虫按10～15mg/kg，一次顿服，长膜壳绦虫在服驱虫药后2小时需导泻，疗效可达95%以上。药物主要作用于绦虫颈部表皮，出现空泡，继而破溃；还可使绦虫体肌肉挛缩，致虫体随肠蠕动从粪便排出体外。几乎无副作用。

（二）阿苯达唑（albendazole）

短膜壳绦虫用400mg/次，每日2次，连服3天；长膜壳绦虫用400mg/d，连服3天，疗效亦佳。

第七节 囊尾蚴病（囊虫病）

【概述】

囊尾蚴病（cysticercosis cellulosae）亦称囊虫病（cysticercosis）。是因误食猪带绦虫卵而感染，亦可因肠道内有猪带绦虫寄生而产生自体感染。囊尾蚴主要寄生在皮下组织、肌肉、眼和中枢神经系统，以寄生在脑组织者最为严重。

【临床表现】

潜伏期3个月。依据发病情况，可分为急性期和慢性期。

急性期：感染轻的病人，症状不明显而直接进入慢性期；感染重的病人，急性症状明显，可表现为高热、肌肉疼痛及触痛。

慢性期：依囊尾蚴寄生的部位、感染的程度、寄生时间的久暂、虫体是否存活以及人体的反应不同，其临床表现也各异。

（一）脑型

临床表现复杂多样，可分为以下临床类型：

1. 脑实质型　约占脑囊尾蚴病的80%以上。囊尾蚴常位于大脑皮质表面邻近运动中枢区，临床表现以癫痫最为常见，约半数病人表现为癫痫发作，且为唯一的首发症状，发作频度较低，约3个月左右发作1次，亦有一旦发作便连续发作数次者，发作后可有一过性瘫痪、失语及发作性幻视或单纯性局限性癫痫等。亦常引起颅内高压或精神障碍，颅压增高症状有头痛、恶心、呕吐、视力减退等；精神障碍的表现有表情淡漠、反应迟钝、易激惹、忧郁，甚至发生精神错乱、幻觉等。或因脑组织破坏和皮质萎缩导致痴呆。

2. 脑室型　约占脑囊尾蚴病的10%。囊尾蚴寄生在脑室孔附近，可出现脑脊液循环梗阻、颅压升高等表现。有时表现为活瓣综合征（Brun征），即反复出现体位性剧烈头痛、呕吐等颅压增高症状。

3. 软脑膜型　亦占脑囊尾蚴病的10%，囊尾蚴寄生于软脑膜可引起慢性脑膜炎。寄生部位以颅底及颅后窝部多见，表现为头痛、呕吐、四肢强直、共济失调等症状，发热常不明显，脑神经损伤亦较轻微。若发生粘连性蛛网膜炎，则多有颅压增高、视力减退症状。第四脑室正中孔或侧孔阻塞时，可产生脑积水。

此外，还可表现为兼具上述各型症状的混合型感染，则症状更趋复杂。

（二）脊髓型

表现有截瘫、感觉障碍、大小便潴留等。

（三）皮肤肌肉型

约2/3的囊尾蚴病患者有皮下囊尾蚴结节，在皮下可扪及直径约0.5～1cm大小的圆或椭圆形结节，多在躯干及大腿上端，自数个至数百个不等，质坚韧似骨，具弹力感、无痛、皮色无改变，与周围组织无粘连。结节可分批出现，结节随时间延长而变小变硬，弹性感消失。若大量囊尾蚴寄生于躯干或四肢肌肉内，则可引起假性肌肥大症，表现为四肢肌肉肥大但却软弱无力，甚至行动困难。

（四）眼型

占囊尾蚴病的2%以下，多为单眼感染，最常寄生的部位在玻璃体和视网膜下。位于视网膜下者可引起视力减退，亦常为视网膜脱离的原因之一。位于玻璃体者可自觉眼前有黑影飘动，用裂隙灯检查时可见灰蓝色或灰白色圆形囊泡，周围有金黄色反射圈。囊尾蚴在眼内存在时患者尚可耐受，而虫体死亡产生的强烈刺激可导致色素膜炎、视网膜脉络膜炎。

（五）其他

其他部位如心肌等脏器或组织亦可有囊尾蚴寄生，但均罕见。

【诊断要点】

（一）疑似诊断

1. 在皮下可扪到有弹性、较硬的圆或椭圆形结节，约0.5～1cm直径大小。

2. 无其他原因可查的癫痫发作，若在此病流行区尤其有肠绦虫或查体有典型的皮肤肌肉型囊尾蚴病者，应疑及脑囊虫病。

（二）临床诊断及实验诊断

1. 凡疑似病例，可作皮内试验，亦可作补体结合试验、间接血凝试验、间接免疫荧光抗体法及酶联免疫吸附试验等，检查血清特异性抗体阳性，可作临床诊断。

2. 皮下结节活检或脑手术病理组织检查证实有活囊尾蚴者，可为确诊依据。

3. CT或MRI检查　可帮助作出脑囊尾蚴病的临床诊断。尤其MRI的意义较大，活囊尾蚴结节周围水肿带更清楚，死虫则不清楚，通过T_1、T_2加权可显示出不同的影像，对脑室内或脑室孔部位的病变更易查获。

（三）鉴别诊断

皮肤型囊尾蚴病应与结节性脂膜炎、神经纤维病、脂肪瘤等鉴别。脑囊尾蚴病易与原发性癫痫、颅内肿瘤、结核性脑膜炎、隐球菌性脑膜炎等混淆。可通过影像学和血清学检查等提供鉴别依据。

【治疗原则及方案】

（一）病原治疗

1. 阿苯达唑（albendazole）　为首选药物，14～15mg/(kg·d)，分2次口服，疗程10天。脑型病人剂量需14～20mg/(kg·d)，分2次口服，疗程10天，需2～3个疗程，每疗程间隔14～21天。显效率可达85%以上。治后囊尾蚴结节可变硬缩小，囊液混浊，继而消失，内囊塌陷，头节消失，最后残留纤维组织。不良反应主要有头痛、低热，少数可有视力障碍、癫痫等。个别患者反应较重，可发生过敏性休克或脑疝，原有癫痫者可发作更甚，加重脑水肿，主要与虫体死亡后引起的变态反应及颅压增高有关。这些反应多发生于服药后2～7天，通常持续2～3天。亦有少数于第一疗程结束后7～10天才出现反应。第二疗程的副反应率明显少而轻。

2. 吡喹酮 疗效甚佳，疗程亦短。但不良反应较阿苯达唑严重且发生率高，目前临床上较少选用。具体用量为40～60mg/(kg·d)，分3次口服，连续3天，必要时2～3个月后重复一疗程。

（二）对症治疗

对有颅压增高者，宜先每日静滴20%甘露醇250ml，内加地塞米松5～10mg，连续3日后再开始病原治疗。疗程中亦须应用地塞米松和甘露醇，以防止不良反应发生或加重。癫痫发作频繁者，除上述处理外，可酌情选用地西泮（安定）、异戊巴比妥钠及苯妥英钠等药物。发生过敏性休克者应立即用0.1%肾上腺素1mg，小儿酌减，皮下注射，同时用氢化可的松200～300mg或地塞米松（氟美松）10～20mg加入葡萄糖中静脉滴注和吸氧，并应抗休克治疗。

（三）注意事项

1. 必须住院治疗，皮肤肌肉型囊尾蚴病亦有潜在的脑囊虫病的可能，以防发生严重反应。

2. 临床上发作频繁的癫痫或颅压明显增高的患者，须先行降颅压治疗，必要时需外科施行脑室引流减压术后方能进行药物治疗。

3. 囊虫病患者在病原治疗前须常规检查眼部，排除眼囊虫病。眼囊虫病患者禁止杀虫治疗，必须手术治疗，因活虫被杀死后引起的炎症反应会加重视力障碍，甚至失明。

4. 疑有囊尾蚴致脑室孔堵塞者，药物治疗后局部严重反应会加重脑室孔堵塞，故宜手术治疗。

5. 有痴呆、幻觉和性格改变的晚期患者疗效差，且易发生严重反应，尤其主张用阿苯达唑而不用吡喹酮治疗。

第八节 棘球蚴病（包虫病）

棘球蚴病（echinococcosis）又称包虫病（hydatid disease），是因棘球绦虫的幼虫寄生于人体脏器或组织而引起的人兽共患性寄生虫病。在我国有两种，即细粒棘球蚴病（echinococcosis granulosus）及多房棘球蚴病（echinococcosis multilocularis）。

一、细粒棘球蚴病

【概述】

细粒棘球蚴病又称囊型包虫病（cystic echinococcosis，CE），是因细粒棘球绦虫（*Echinococcus granulosus*）的幼虫寄生于人体肝脏、肺脏、肾脏等脏器或组织而引起的疾病。本病主要见于我国的牧区，如新疆、宁夏、青海、西藏、内蒙、甘肃等地。临床上主要以脏器受虫体的囊肿压迫而出现的症状为主，如包虫囊位于脏器表面而发生破裂时，则可引起过敏性休克，甚或死亡。即使未死，亦可发生播散性棘球蚴病，如腹腔棘球蚴病。本病的传染源是受感染的犬，传播途径主要经口传播。预防应在牧区对犬进行普查普治，以消除传染源。并对流行区居民开展健康教育，加强个人及饮食卫生，加强对水源的保护，防止其虫卵对水源的污染。

【临床表现】

本病的潜伏期因寄生部位而异，在肝脏可长达几年至20年。

（一）肝棘球蚴病

最常见，早期可无任何症状，随着棘球蚴的增长，患者逐渐感肝区不适、上腹胀痛等，检查时发现肝脏肿大，棘球蚴位于肝表面时可触及囊性肿物，有时还可触及包虫震颤。

（二）肺棘球蚴病

也较常见，患者可无明显症状，往往在胸部X线检查时才发现。有时也可出现胸部隐痛、刺激性咳嗽等症状，较大的棘球蚴可引起肺不张。当棘球蚴向支气管破裂时可咳出粉皮样物，有继发性感染时可有发热。

（三）肾棘球蚴病

可无明显症状，较大时可有腰痛，常在B超检查时发现。

（四）脑棘球蚴病

可出现头痛、颅压增高等现象，类似其他颅内占位性病变的症状。

（五）脾棘球蚴病

常无明显症状，脾脏可以肿大，往往在B超检查时发现。

【诊断要点】

（一）流行病学史

患者有在牧区或流行区长期居住或生活史。

（二）临床表现

临床上患者肝脏、肺脏等部位存在囊性占位性病变。

（三）实验室及其他检查

1. 免疫学检查

（1）皮内试验（Casoni 试验）：阳性率可达 96%以上，可作为临床的初筛检查，但可与囊尾蚴病有交叉反应。

（2）血清抗体检测：常用的方法有间接血凝试验（IHA）及酶联免疫吸附试验（ELISA），敏感性及特异性均好，但与囊尾蚴病有交叉反应。

（3）血清循环抗原（CAg）检测：对本病的早期诊断及疗效考核具有重要价值，但阳性率偏低。

2. B 超检查　可见到边缘整齐的液性暗区，其内还有小光团。

3. X 线检查　在肺棘球蚴病时，胸部 X 线检查可见到圆形或椭圆形囊性阴影。

4. CT 扫描或磁共振成像（MRI）　肝区可见到车轮状阴影，头颅 CT 扫描或 MRI 可见到囊性占位性病变。

（四）鉴别诊断

1. 肝棘球蚴病需与肝囊肿、肝血管瘤、阿米巴肝脓肿等病鉴别。

2. 肺棘球蚴病需与肺囊肿、肺大泡等病鉴别。

3. 肾脏棘球蚴病需与肾囊肿等病鉴别。

【治疗原则及方案】

目前囊型棘球蚴病的治疗仍以手术摘除为主，并辅以化疗，但近年来 PAIR 疗法有逐渐取代手术疗法的趋势。

（一）手术疗法

以外科手术摘除肝内棘球蚴囊，术前服用阿苯达唑（albendazole）15～20mg/(kg・d)，或吡喹酮（praziquantel）50mg/(kg・d)，两次分服，共 2 周，以防止手术时可能的播散及术后复发。脑棘球蚴病及肺棘球蚴病的治疗，也以手术为主。

（二）化学疗法

在术后复发而无法再手术或因其他原因，如患者体质过弱或其他疾病而无法手术者，可以进行化学疗法，首选药物为阿苯达唑 15～20mg/(kg・d)，两次分服，连服 30 天为一疗程，间歇两周后重复疗程，共 6～10 个疗程，有效率可达 86.7%，治疗期间应定期复查白细胞总数和分类及 ALT 水平。对腹腔棘球蚴病及肺棘球蚴病的疗效，较肝棘球蚴病者为好。

（三）PAIR 疗法

PAIR 系穿刺、抽吸、注射及再抽吸的治疗方法。疗前服用阿苯达唑，在 B 超下定位，并进行穿刺，抽出部分囊液作检查，然后注入 95%乙醇，再抽液检查，如仍有活的原头蚴，则再注射乙醇，直至连续 3 次阴性为止。有效率达98%，复发率及并发症的发生率均低于外科手术疗法。禁忌证为与胆管连通的棘球蚴，位于肝脏表面的棘球蚴病宜慎用。

二、多房棘球蚴病

【概述】

多房棘球蚴病又称泡型包虫病（alveolar echinococcosis，AE），是因多房棘球绦虫（*Echinococcus multilocularis*）的幼虫寄生于肝脏而引起的疾病。其幼虫仅寄生在肝脏，病变可向周围作浸润性发展，且可转移至肺部和脑部，因此有人称之为"恶性包虫病"。本病已在我国四川北部、甘肃、新疆、宁夏、青海及内蒙的一些地区发现。其传染源主要是受感染的狐、犬和狼，中间宿主为鼠类。人类并非其适宜的中间宿主，因此在人体内的生长发育极为缓慢，往往在感染后10～20年才出现临床症状。本病系经口传播，因此加强个人及饮食卫生，对预防本病十分重要。

【临床表现】

本病的潜伏期很长，可达十多年。早期常无明显症状，患者就诊时往往已属晚期。临床症状有肝区或右季肋部疼痛、食欲不振、腹胀、胆绞痛、消瘦等，约10%～26%的患者出现黄疸。肝脏明显肿大、质硬，表面可呈结节状。部分患者可有脾脏肿大、腹水及其他门脉高压症的征象。

【诊断要点】

（一）流行病学史

患者在流行区居住并有与狐、犬或狼及其皮毛有密切接触史。

（二）临床表现

患者肝脏有明显肿大、质硬，其表面可触及大小不等的结节，但病程发展较缓慢。

（三）实验室检查及其他检查

1. 免疫学检查　皮内试验（Casoni 试验）及血清间接血凝试验（IHA）和 ELISA 阳性，与细粒棘球蚴病有交叉反应。伊藤等发现应用 Em 16 和 Em 18 抗原可鉴别两种棘球蚴病，CE 患者 Em 16 阳性而 Em 18 阴性。

2. B超检查　肝脏病变处可见到密集的光点及大小不等的光团，有中心坏死灶时可见到液性暗区。

3. CT 扫描　可见到肝内实质性占位性肿块，边缘不规则，肿块中心可见到坏死灶，病灶内可见到簇集性斑点状钙化阴影。

（四）鉴别诊断

本病需与原发性肝癌、结节性肝硬化等病鉴别。

【治疗原则及方案】

本病的治疗曾以早期切除病灶及周围组织为主要治疗措施，但近来大剂量阿苯达唑治疗获得了良好疗效。阿苯达唑 20mg/(kg·d)，2 次分服，成人每日总剂量不超过 1g，30 天为一疗程，间歇 2 周再重复疗程，治疗 2～3 年或更长，可获得较好的疗效，且对转移性病灶也有效。治疗期间宜注意末梢血白细胞数及血清 ALT 水平的变化。

第七章　抗菌药物的临床应用

抗菌药物在临床上的应用已逾半个世纪，的确曾使许多严重的感染性疾病的发病率和病死率显著下降，挽救了不少患者的生命；但与此同时，国内外临床上普遍出现细菌耐药性以及耐药菌引起的难治性感染，上述情况与抗菌药物应用过多和滥用直接有关。不适当的抗菌药物应用可导致治疗失败而危及患者生命，或掩盖了典型的临床表现，影响病原菌的检出等而延误正确的治疗，由药物引起的不良反应可导致严重的后果。本节内容主要叙述抗菌药物的合理应用（即在明确指征下选用适宜的抗菌药物、适当的剂量和疗程，以达到杀灭病原微生物、控制感染并尽可能减少不良反应的目的），各医疗单位的药事委员会均应根据本章叙述的原则，制订本单位抗菌药物应用的策略及其处方范围，定期对抗菌药物的使用情况进行审计，经常提供有关药物使用的信息资料，加强医护人员用药知识的培训教育等，防止抗菌药物的不适当应用和滥用，提高临床用药水平。

【临床应用抗菌药物的基本原则】

1. 尽早确立病原学诊断　应尽最大努力分离出病原微生物（主要为细菌），分离和鉴定病原菌后，必须作细菌药物敏感度（简称药敏）试验，并保留细菌标本，以备需要时作联合药敏试验和血清杀菌试验。

2. 熟悉抗菌药物的抗菌活性、药物动力学特性、适应证和不良反应　在未获药敏试验结果前或未分离出病原菌前，可先根据临床诊断推测最可能的病原菌及其对抗菌药的敏感情况，而进行经验治疗。选用药物时，应结合其抗菌活性、药物动力学特性、适应证、不良反应、药源、价格等因素综合考虑。获知药敏结果后，仍应根据经验治疗的效果决定是否调整用药。

3. 按照患者的生理、病理、免疫等状态合理用药。

（1）新生儿体内药物代谢酶系发育尚不完全，其血浆蛋白结合药物的能力较弱，肾小球滤过率较低，对许多药物尤其β内酰胺类和氨基糖苷类药物的排泄较慢，故按体重计算抗菌药物的用量时，其血浓度尤其游离药物浓度比年长儿童和成人为高，药物半衰期也延长。出生1个月内，新生儿的酶系和肾功能不断发育并趋于完善。因此，出生1个月内宜按日龄调整剂量或给药间期。

（2）老年人的血浆白蛋白减少是普遍现象，因此给药后血中游离药物浓度常较高，肾功能也随年龄增长而减退，故采用相同剂量的抗菌药物后，血药浓度较青壮年高，药物半衰期也有延长。故老年人用抗菌药物时，尤其肾毒性药如氨基糖苷类用量宜偏小，并根据肾功能调整剂量。尽可能定期监测血浓度，确保用药安全。

（3）孕妇肝脏易受药物损害，宜避免采用四环素类和红霉素酯化物（如红霉素月桂酸盐）。此外，应注意避免应用可能对胎儿有损害的药物，如链霉素、庆大霉素等氨基糖苷类可能引起胎儿听力损害。

4. 下列情况下抗菌药物的应用要严加控制或尽量避免：

（1）抗菌药物的预防性应用应有明确指征。不适当的预防用药不仅徒劳无益，反易引起耐药菌的继发感染。

（2）皮肤、黏膜等局部应用抗菌药物，应尽量避免采用重要的全身用药，因易导致耐药菌产生或变态反应。主要供局部应用的抗菌药物有新霉素、莫匹罗星、磺胺醋酰钠等。

（3）病毒性感染和发热原因不明者，除病情危重或并发细菌感染外，不宜轻易用抗菌药物。

（4）联合应用抗菌药物必须有明确的指征，如单一抗菌药物不能控制的严重感染、多种细菌引起的混合感染、较长期用药细菌可能产生耐药性者，如结核病。

【抗菌药物的预防性应用】

国外预防用药约占抗菌药物总量的30%～40%。国内尚缺少正确的统计资料，但据估计，实际比例恐远大于上述数字。一般认为，若预防用药的目的在于防止一二种特殊细菌（如金黄色葡萄球菌、草绿色链球菌等）侵入及发生的感染，则可能获得相当效果。若预防目的在于防止多种细菌的侵入，则常劳而无功。现多数学者认为，病毒性疾病、昏迷、休克、心力衰竭、肾病综合征、免疫缺陷者、免疫抑制剂应用、不伴发热的血液病等的预防用药，非但不能获得预期效果，反可招致耐药菌继发感染而不易控制，并增加药物引起的不良反应。因此采用前必须慎重考虑下列问题：

1. 该患者是否必须采用，用后有无产生耐药菌感染的可能；
2. 应用的抗菌药针对哪几种致病菌，这些致病菌的敏感性如何；
3. 预防用药的疗程越短越好，风湿热、结核病等例外；
4. 预防应用的抗菌药物最好是杀菌剂，其不良反应必须少而轻微；
5. 如患者的免疫缺陷情况一时不可逆，或原发病不易治愈，则预防用药尽可能少用或不用，应密切观察，于出现感染征兆时即作各种培养（阳性者测定其药敏），同时及早开始经验用药。

（一）内科、儿科领域的预防用药（见表1）

表1 预防用药在内科、儿科领域中的应用

预防对象或目的	抗菌药物	给药方案
风湿热复发	苄星青霉素	60万～120万U，肌注，每月1次，数年
	红霉素（青霉素过敏者）	0.25～0.5g/d，口服，数年
流行性脑脊髓膜炎	磺胺嘧啶	成人0.5～1.0g，口服，每日2次；儿童0.25～0.5g，口服，每日2次，疗程3日
	利福平	成人400～600mg，儿童10mg/kg，每12小时1次，用4次；1岁以下剂量减半
	环丙沙星	限成人用，750mg，口服，单剂
	头孢曲松	成人250mg，儿童125mg，肌注，单剂
结核病（与排菌患者密切接触的儿童等）	异烟肼	成人300mg/d，儿童5～10mg/(kg·d)，疗程0.5～1年
疟疾（进入疫区者）	乙胺嘧啶加磺胺多辛（周效磺胺）	为复方片剂，成人每次2片，每2周1次
新生儿眼炎	四环素、红霉素或硝酸银	初生时，用0.5%～1%四环素，或0.5%红霉素或眼膏，或1%硝酸银眼药水滴眼
实验中不慎感染布鲁菌属、鼠疫杆菌	四环素加链霉素	用治疗量，42日
	庆大霉素加四环素	用治疗量，14日
菌尿症（孕妇、婴幼儿、老年人等）	复方磺胺甲噁唑、阿莫西林等	用较小治疗量，10～14日
流感嗜血杆菌感染	利福平	20mg/(kg·d)，口服，用4日；婴幼儿未接种菌苗者速予补种
肺孢子虫病（免疫功能缺陷如艾滋病患者）	复方磺胺甲噁唑	每周2日服用复方磺胺甲噁唑，给药日磺胺甲噁唑800mg和甲氧苄啶160mg，每日2次，直至$CD4^+$细胞总数接近正常时停用

（二）外科领域中的预防用药（见表2）

表2 预防用药在外科领域中的应用

预防对象或目的	抗菌药物	给药方案
感染性心内膜炎（风湿性心脏病、先天性心脏病、人工心脏瓣膜患者等）		
1. 口腔、上呼吸道手术或操作	青霉素或阿莫西林	术前青霉素100万U或阿莫西林1g，静注，术后6小时，同量1次

续表

预防对象或目的	抗 菌 药 物	给 药 方 案
2. 尿路手术或导尿	青霉素或阿莫西林，加庆大霉素	术前、后青霉素或阿莫西林的剂量同上；术前加庆大霉素 80mg，缓慢静滴；术后 6 小时同量 1 次
口、咽部大手术	头孢唑林或青霉素	术前头孢唑林 1g，静注；术前青霉素 160 万 U，静注，术后用量，每 8 小时 1 次，共 8 次
头、颈及胸部手术	头孢唑林	用法同上，原有感染者加用相应药物，属治疗范畴
心血管手术		
1. 心脏手术	头孢唑林	术前头孢唑林 1g，静滴；术后同量 1～2 次
2. 周围血管手术	头孢唑林	术前头孢唑林 1g，静滴；术后无须用药
阑尾手术		
穿孔或环疽性阑尾炎	头孢唑林加甲硝唑	术前头孢唑林 1g，甲硝唑 500mg，静滴，术后同量，每 8 小时 1 次，用 4～5 日；属治疗措施，术前头孢唑林 2g，静注，术后可加用 1 次
远端小肠、结肠、直肠手术	头孢西丁	头孢西丁术前 2g，静注，术后可加用 1 次
	头孢唑林加克林霉素（或甲硝唑）	头孢唑林 1g，克林霉素 600mg（或甲硝唑 0.5g），均静滴
胃、十二指肠手术	头孢唑林	术前头孢唑林 1g，静注
胆道手术	头孢唑林	术前头孢唑林 1g，静注
腹部穿刺伤	哌拉西林或庆大霉素，加甲硝唑	术前哌拉西林 2g，静注（庆大霉素 80mg，静滴），甲硝唑 0.5g，静滴；肠穿孔者术后同量，每 8 小时 1 次，共 2～5 日
创伤性血、气胸	头孢唑林	术前头孢唑林 1g，静注；术后同量，每 8 小时 1 次，用 3 次
经阴道子宫切除	头孢唑林加甲硝唑、哌拉西林（单用）	术前头孢唑林 1g 加甲硝唑 0.5g，或单用哌拉西林 2g，静注；术后同量，每 8 小时 1 次，用 2～4 次
剖宫产术	头孢唑林	夹住婴儿脐带后，给产妇头孢唑林 1g，静注
人工关节置换、开放性骨折清创术	头孢唑林	术前头孢唑林 1g，静注；术后同量，每 6 小时 1 次，用 3 次
	万古霉素［致病菌如耐甲氧西林金黄色葡萄球菌（MRSA）］	万古霉素术前 0.5g，静滴；术后同量，每 8 小时 1 次，用 2 次
下肢截除	青霉素或阿莫西林	术前青霉素 200 万 U，或阿莫西林 2g，静注；术后同量，每 6 小时 1 次，用 8 次

续表

预防对象或目的	抗菌药物	给药方案
气性坏疽	青霉素	青霉素80万U静滴；术后同量，每8小时1次，用5日；克林霉素600mg或甲硝唑0.5g，静滴；术后同量，口服，每8小时1次，用5日
	克林霉素或甲硝唑（青霉素过敏者）	
脑外科手术		
1. 脑室分流术	头孢唑林	术前头孢唑林1g，静注；术后同量，每6小时1次，用8次
2. 颅底骨折伴脑脊液漏	青霉素或氨苄西林	术前青霉素240万U（或氨苄西林2g），静滴，术后同量，每6小时1次，直至脑脊液漏停止
泌尿外科手术		
1. 尿路结石手术	哌拉西林	术前哌拉西林2g，静注，术后同量，每8小时1次，用3次
2. 前列腺切除术（经腹）	头孢唑林	术前头孢唑林1g，静滴
3. 前列腺切除术（经尿道）	环丙沙星或哌拉西林	环丙沙星300mg，静滴；或哌拉西林2g，静滴

注：表内剂量均为成人量；头孢唑林可用头孢拉定或头孢呋辛替代

【抗菌药物的联合疗法】

临床上细菌感染大多用一种抗菌药物即可获得控制，联合用药仅见于少数情况。一般用二联即可，三联、四联并无必要，而使不良反应增加。作用机制相同的抗菌药物以不合用为宜，以免增加不良反应，或因竞争同一靶位而出现拮抗现象。

1. 联合疗法的适应证

（1）病原菌未明的严重感染：如病原最可能为细菌引起而病情危重者，在采集有关标本进行细菌培养后即开始抗菌治疗，选用药物的抗菌谱宜广，以后可根据培养与药敏结果调整用药。

（2）单一抗菌药物不能控制的严重感染，如感染性心内膜炎。

（3）单一抗菌药物不能有效控制的多种病原菌混合感染，如肠穿孔所致腹膜炎，致病菌常有需氧菌（如大肠杆菌等）和厌氧菌（如脆弱类杆菌等），应联合用药。

（4）较长期用药可能产生耐药性者，如结核病。

（5）其他：隐球菌脑膜炎可用两性霉素B与氟胞嘧啶，可减少前者剂量，减轻毒性反应。

2. 可能有效的抗菌药物联合应用（见表3）

表3 可能有效的抗菌药物联合应用

病　原	可能有效的抗菌药物联合应用
草绿色链球菌（心内膜炎）	青霉素加链霉素（或庆大霉素）
肠球菌属（心内膜炎或败血症）	青霉素（或氨苄西林）加庆大霉素；或万古霉素加链霉素（或庆大霉素）
甲氧西林敏感金黄色葡萄球菌（MSSA）	苯唑西林（或头孢唑林）加庆大霉素（或阿米卡星），氨苄西林（或阿莫西林）加舒巴坦（或克拉维酸）
耐甲氧西林金黄色葡萄球菌（MRSA）	万古霉素加磷霉素（或利福平）
结核杆菌	利福平和异烟肼，利福平加乙胺丁醇；上述联合加链霉素或吡嗪酰胺
布鲁菌属	四环素加链霉素（或庆大霉素）
绿脓杆菌	氨基糖苷类加哌拉西林，氨基糖苷类加头孢他啶
肺炎杆菌	氨基糖苷类加头孢菌素类
其他革兰阴性杆菌	头孢菌素类（或哌拉西林）加氨基糖苷类，* β内酰胺类加β内酰胺酶抑制剂
各种深部真菌	两性霉素B加氟胞嘧啶
卡氏肺孢子虫	磺胺甲噁唑加甲氧苄啶

注：* 例如替卡西林加克拉维酸，哌拉西林加他唑巴坦，头孢哌酮加舒巴坦

【抗菌药物的投药法】

1. 抗菌药物的给药途径

（1）许多抗菌药物都可以经口服吸收：氯霉素、多西环素、米诺环素、异烟肼、利福平、克林霉素、头孢氨苄、头孢拉定、甲硝唑、氟康唑、氟胞嘧啶、阿莫西林、罗红霉素、复方磺胺甲噁唑、氧氟沙星等，口服后约可吸收给药量的80%～90%以上。口服吸收较差者，有红霉素碱、阿奇霉素、克拉霉素、四环素、头孢呋辛酯、青霉素V、林可霉素、诺氟沙星等。抗菌药物口服后，一般在1～3小时内可达血药峰浓度，尿、胆汁、胸、腹腔、组织脏器等的浓度也可于数小时内达有效水平，因此轻、中度感染均可采用口服法给药。氨基糖苷类、两性霉素B、制霉菌素、多粘菌素类、万古霉素和多数青霉素类、头孢菌素类等口服后极少吸收，不能用以治疗全身性感染，但可选用于某些敏感致病菌所致的肠道感染或肠道手术前准备。青霉素易为胃酸破坏，现多采用耐酸的青霉素V口服。

治疗中等度感染亦可采用肌注给药，一般在肌注后0.5～1小时到达血药峰浓度。重症感染在静脉用药病情改善后也可改为肌注。许多抗菌药物可供肌注，但四环素类、红霉素、万古霉素、两性霉素B等由于刺激性强，宜缓慢滴入静脉内而不宜肌注。

治疗严重感染尤其伴有毒血症或休克时，应采用较大量抗菌药物，每日多次缓慢静注或静滴，以获得较高的血浓度或组织浓度。这对治疗感染性心内膜炎及化脓性脑膜炎患者尤为重要。

（2）局部用药：包括鞘内注射、气溶吸入、滴眼、滴鼻、皮肤和黏膜应用。局部用药应选用：

1）能杀灭或选择性抑制局部细菌的药物。

2）刺激性小，以免损伤局部组织。

3）不易引起过敏反应。

4）宜多采用主要供局部应用的药物，如新霉素、杆菌肽、莫匹罗星、磺胺嘧啶银盐等，少用供全身应用的抗菌药物，以免细菌对这些药物产生耐药性。

5）用于大面积烧伤或创伤时，应注意抗菌药物因创面吸收过多而发生不良反应的可能。

鞘内注射抗菌药物有一定的危险性，现已较少应用。控制化脓性脑膜炎时，以静注较大剂量青霉素类为宜，或选用易渗入脑组织的药物，如氯霉素、磺胺嘧啶、甲硝唑或第3代头孢菌素等。必须采用氨基糖苷类、两性霉素B等时，阿米卡星每次鞘内注入量（成人）以5mg不超过10mg为宜；两性霉素B宜自小剂量开始，首次0.1mg，渐增至每次不超过1mg（成人）为止。用第3代头孢菌素治疗革兰阴性杆菌脑膜炎时，脑脊液内药物浓度可达有效水平，无须鞘内给药。

气溶吸入抗菌药物治疗肺部感染在多数情况下并无必要，但可考虑用于因抗菌药物毒性大而患者不能耐受全身用药者，或慢性支气管炎合并肺部感染经全身用药疗效不著者。常用的气溶吸入药物有氨基糖苷类（庆大霉素、妥布霉素等）、两性霉素B等，抗菌药物全身用药后在胸、腹腔和关节腔内可达较高浓度，故除有包裹性积液或脓液稠厚者外，局部用药并无必要。

2. 给药间隔时间　不论口服、肌注或静注，多数抗菌药物的每日剂量可平分2～3次给予，24小时持续静滴一般并无必要。利福平、异烟肼等用于治疗结核病时，可每日给药1次。目前多数学者主张氨基糖苷类的每日剂量可1次静滴，其临床疗效和安全性与每日给药2～3次者相同，但每日1次给药法不适用于儿童、孕妇及大面积烧伤、大量腹水、心内膜炎等患者。多数氟喹诺酮类、新的大环内酯类由于半衰期较长和较明显的抗生素后效应，给药间隔时间均可延长为12小时。治疗单纯淋球菌性尿道炎（耐青霉素），可单次肌注大观霉素、头孢曲松或单次口服氟喹诺酮类、阿奇霉素等。

3. 剂量　抗菌药物的剂量（见附录）可按体重或体表面积计算。国内大多根据体重计算，成人以50～60kg为准或按标准体重计算；早产儿和新生儿的肝、肾功能尚未发育健全，各种抗菌药物的每日用量需适当减少；儿童的每日用量较成人量相应略增；老年人的剂量则应相应减少。

4. 疗程 抗菌药物的疗程因不同的感染而异，一般宜用药至体温正常、症状消退后72～96小时，但败血症、骨髓炎、感染性心内膜炎、化脓性脑膜炎、伤寒、布鲁菌病、溶血性链球菌咽峡炎、结核病等不在此列。感染性心内膜炎的疗程宜为4～6周，且最好采用杀菌剂。伤寒在热退尽后，宜继续用药2周以防复发。治疗败血症宜用药至症状消退后1～2周，以彻底消除病原菌。布鲁菌病最易复发，四环素与氨基糖苷类联合应用6周，有时需用多个疗程。溶血性链球菌咽峡炎应用青霉素治疗的疗程不宜少于10日，以彻底清除咽部致病菌，防止或减少风湿热的发生。急性鼻窦炎的疗程宜10～14日。慢性前列腺炎因多数抗菌药物不易进入前列腺组织，故疗程需长达1～3个月，采用氟喹诺酮类在前列腺组织中浓度较高，疗程亦需4～6周。各种细菌性肺炎的疗程为2～3周，肺脓肿常需6～8周。

【各类抗菌药物的临床应用】

1. 青霉素类

(1) 抗菌作用：按抗菌谱和抗菌作用特点，本类药物可分为：

1) 主要作用于革兰阳性菌、革兰阴性球菌、嗜血杆菌属及螺旋体等，如青霉素、普鲁卡因青霉素及青霉素V等。

2) 耐青霉素酶青霉素类，如甲氧西林、苯唑西林等，对葡萄球菌产酶株有良好的抗菌作用，对其他细菌的作用不如青霉素。

3) 广谱青霉素类，如氨苄西林、阿莫西林等，其抗菌作用与青霉素基本相同，对肠球菌的作用较强，对流感杆菌及部分肠杆菌科细菌也有良好的作用。

4) 对绿脓杆菌有活性的广谱青霉素类，如替卡西林、羧苄西林、哌拉西林等。

(2) 主要品种与适应证：

1) 青霉素仍为白喉杆菌、各种链球菌属、脑膜炎球菌、厌氧球菌、放线菌和螺旋体等感染的首选用药或选用药物。耐青霉素的肺炎链球菌虽已出现，但究属少数，且大多属中度耐药株，苄星青霉素仅用于风湿热的预防。青霉素V是口服青霉素类，限用于敏感细菌所致的中、轻度感染。

2) 耐酶青霉素国内临床常用者为苯唑西林、氯唑西林，限用于产青霉素酶葡萄球菌感染。

3) 氨苄西林为伤寒杆菌、某些沙门菌属、奇异变形杆菌、李斯特菌属、流感杆菌不产酶株以及肠球菌属等感染的选用药物，阿莫西林的临床应用指征与氨苄西林相同。

4）羧苄西林、替卡西林可用于绿脓杆菌及变形杆菌、革兰阴性厌氧菌等感染，但其活性弱，临床剂量需较大，现已少用。哌拉西林、阿洛西林的抗菌活性明显增强，用于治疗绿脓杆菌、多数肠杆菌科细菌、嗜血杆菌属和某些厌氧菌等感染。

（3）不良反应：

1）过敏反应：在各类药物中，青霉素类抗生素尤其青霉素最易引起各种过敏反应，可表现为过敏性休克（病死率10%～20%）、血清病型反应、即刻型荨麻疹及各种药疹、接触性皮炎等；较少见者还有溶血性贫血、白细胞减少、血小板凝集异常等。药疹尤易发生于应用氨苄西林（阿莫西林）的过程中。

2）毒性反应：青霉素肌注区可发生周围神经炎，大剂量静滴或鞘内注射青霉素可引起青霉素脑病。青霉素偶可引起精神病发作。口服制剂可引起胃肠道反应。某些半合成青霉素在应用过程中，可出现丙氨酸氨基转移酶（ALT）升高、碱性磷酸酶（ALP）升高等。大剂量青霉素类钠盐可导致高钠血症、低钾血症。每100万U青霉素钾盐含钾66.3mg，故不可作快速静注。

3）其他：在应用本类药物过程中尚可出现菌群失调、二重感染、赫赛麦（Herxheimer）反应及治疗矛盾等（后两者出现于治疗梅毒患者过程中）。

（4）注意事项：

1）为避免发生过敏性休克及其他严重过敏反应，用药前应详细询问患者以往青霉素过敏史、其他药物过敏史、过敏性疾患及家属青霉素过敏史等。

2）根据我国卫生部规定，在应用青霉素类药物前（包括全身及局部应用）一律需作青霉素皮肤试验，方法为皮内注射青霉素皮试液（200～500U/ml）0.05ml，20分钟后观察反应，局部红肿范围直径超过1cm者为阳性反应，不可采用青霉素类药物。

3）青霉素注射剂的首次剂量宜在医护人员督导下用药，并观察30分钟才可放行。

4）万一发生过敏性休克时，应分秒必争就地抢救，切忌远道运送，并立即肌注0.1%肾上腺素0.5～1.0ml，病情严重者静脉内给药，需要时本品可重复应用。根据病情可选用血管活性药、扩容剂、肾上腺皮质激素、抗组胺药、葡萄糖酸钙等。喉头水肿严重引起窒息时，应及早作气管切开术。

2. 头孢菌素类

（1）抗菌作用：本类药物均具广谱抗菌作用，根据不同品种的抗菌谱和抗菌作用特点又可分为：

1）第1代头孢菌素：如头孢唑林、头孢拉定、头孢氨苄等。主要作用于革兰阳性球菌包括产酶葡萄球菌，对部分肠杆菌科细菌如大肠杆菌、奇异变形杆菌、沙门菌属、志贺菌属等也有一定活性，对革兰阴性杆菌产生的β内酰胺酶不稳定。

2）第2代头孢菌素：如头孢呋辛、头孢克洛等。对革兰阳性菌的作用与第1代头孢菌素相似或略差，对革兰阴性菌的作用则较强，对革兰阴性杆菌产生的β内酰胺酶较稳定。

3）第3代头孢菌素：如头孢曲松、头孢他啶等。对肠杆菌科细菌有强大作用，某些品种对绿脓杆菌亦具良好作用，但对葡萄球菌的作用较第1代品种差。

4）第4代头孢菌素：抗菌谱比第3代头孢菌素更广，抗菌活性强，对细菌产生的β内酰胺酶更稳定。如头孢吡肟、头孢匹罗等，对革兰阳性菌较第3代头孢为强，对革兰阴性菌的作用与第3代相似。对阴沟杆菌、枸橼酸杆菌、沙雷菌等可能强于第3代头孢菌素。

头孢菌素类的作用机制与青霉素类相同。耐甲氧西林葡萄球菌、肠球菌属、脆弱类杆菌、李斯特菌和不动杆菌属对头孢菌素类常耐药，本类药物对军团菌、支原体属、真菌、衣原体属等亦无作用。

（2）主要品种与适应证：

1）第1代注射用头孢菌素如头孢噻吩（现应用较少）、头孢唑林，主要用于产酶金黄色葡萄球菌感染和其他革兰阳性球菌感染、敏感革兰阴性菌感染。头孢唑林与头孢拉定亦用于预防多种外科手术后感染。口服第1代头孢菌素如头孢氨苄、头孢拉定，主要用于轻中度呼吸道感染、皮肤感染、软组织感染和尿路感染等。

2）第2代头孢菌素用以治疗大肠杆菌、克雷伯菌属、变形杆菌属等肠杆菌科细菌中敏感菌株所致的各种感染，亦可用于流感杆菌、肺炎链球菌、各种链球菌引起的呼吸道感染。常用品种有头孢呋辛、头孢替安等注射剂。口服品种有头孢克洛、头孢呋辛酯等。

3）第3代头孢菌素注射剂主要用于：①肠杆菌科细菌引起的严重全身感染，如败血症、肺炎、骨髓炎等，尤其多重耐药菌感染和院内感染。②病原菌尚未明确的严重感染作为经验用药。③革兰阴性杆菌脑膜炎。④常用品种有头孢噻肟、头孢曲松、头孢唑肟、头孢哌酮、头孢他啶，后两者治疗绿脓杆菌感染有效。⑤头孢曲松单剂用于产酶淋球菌导致的单纯性尿道炎，疗效满意，成人单次肌注250mg。

4）第4代头孢菌素的应用范围与第3代头孢相似。

（3）不良反应及注意事项：头孢菌素的毒性低，不良反应较少，常见者有皮疹、发热等过敏反应，肌注可引起局部疼痛，常须与利多卡因混合注射。

1）第 1 代注射用头孢菌素如头孢噻吩、头孢唑林有潜在的肾毒性，应避免剂量过大，与其他肾毒性药联合应用时（如氨基糖苷类）需注意观察肾功能。

2）应用头孢哌酮时可出现低凝血酶原血症和双硫醒样反应，合用维生素 K_1 可防止出血，用药期间不能饮酒。

3）腹泻在应用头孢哌酮时尤多见，偶见二重感染和假膜性肠炎。

4）大剂量应用偶可发生抽搐等中枢神经系统反应。

5）口服制剂可引起胃肠道反应。

6）5%～10%青霉素类过敏者，对头孢菌素类发生过敏反应，故上述患者宜慎用头孢菌素。

3. 其他β内酰胺类

（1）头霉素类：国内用于临床的品种为头孢西丁和头孢美唑，其化学结构、抗菌作用特点与头孢菌素类相仿，一般将其归入第 2 代头孢菌素中。

头孢西丁的作用特点：

1）对革兰阴性菌的作用较头孢噻吩差。

2）对多数β内酰胺酶稳定，故对某些耐药肠杆菌科细菌的作用较前者为强。流感杆菌、军团菌对本品敏感，肠杆菌属和绿脓杆菌均耐药。

3）厌氧革兰阴性球菌和杆菌、放线菌均对本品敏感，对脆弱类杆菌具中等活性。头孢美唑对革兰阳性球菌和肠杆菌科细菌的作用较头孢西丁强，对脆弱类杆菌的作用略差，其抗菌谱、抗菌作用与头孢西丁相仿。

头孢西丁与头孢美唑主要适用于厌氧菌-需氧菌混合感染，如盆腔炎、腹腔感染、肺脓肿等。不良反应与头孢菌素类相仿。

（2）亚胺培南：为碳青霉烯类抗生素，本品在人体内迅速被肾小管上皮细胞的去氢肽酶-Ⅰ水解失活，临床所用者为亚胺培南与该酶的抑制剂西司他丁 1∶1的复方剂。本品具极广的抗菌谱和强大抗菌活性，对多数革兰阳性球菌、革兰阴性菌、绿脓杆菌和脆弱类杆菌等厌氧菌均具活性，但对 MRSA、屎肠球菌、嗜麦芽窄食单胞菌和黄杆菌属无作用。本品对β内酰胺酶高度稳定，但西司他丁无抗菌作用，对β内酰胺酶亦无抑制作用。

本品主要适用于多重耐药革兰阴性菌引起的严重感染、医院内感染和严重需氧-厌氧菌混合感染。本品不应作为一线抗菌药物，亦不宜用作常规预防用药。常见的不良反应有胃肠道反应、药疹、静脉炎、ALT 一过性增高等，程度大多轻微，应注意个别患者可有癫痫发作，发生率低于 1%。药物剂量较大、肾功能损害、老年或有中枢神经系统疾病患者为诱发因素。因此本品滴注宜慢，每次滴注时间不少于 1 小时，本品亦不宜用于中枢神经系统感染。

(3) 氨曲南：系单环β内酰胺类抗生素。其特点为：

1）对肠杆菌科细菌和绿脓杆菌有良好的抗菌作用。

2）对多种β内酰胺酶稳定。

3）对革兰阳性菌和厌氧菌作用差。

4）与青霉素类和头孢菌素类很少发生交叉过敏反应。

本品适用于革兰阴性杆菌和绿脓杆菌，尤其是对常用药物耐药菌株所致的各种感染。不良反应少而轻微，少数患者可出现药疹、胃肠道不适、ALT增高、静脉炎等。

(4) 拉氧头孢：属氧头孢烯类抗生素。其特点为：

1）抗菌谱、抗菌作用与第3代头孢菌素相仿，尤其对革兰阴性菌的活性强。

2）对金黄色葡萄球菌的活性较头孢噻肟差。

3）对多种β内酰胺酶稳定。

4）对各种厌氧菌和脆弱类杆菌具较强的抗菌活性。

5）主要适应证与第3代头孢菌素相同，本品不宜用于绿脓杆菌感染，但可适用于需氧-厌氧菌混合感染，如腹腔感染、盆腔感染等。

6）不良反应与其他头孢菌素类相仿。本品的化学结构亦具有甲硫四唑侧链，用药期间可引起凝血酶原减少和出血症状，应合用维生素 K_1 防止出血。用药期间不宜饮酒。

(5) β内酰胺类-β内酰胺酶抑制剂复方药物（见表4）：

表4 β内酰胺类-β内酰胺酶抑制剂复方药物

复方制剂	口服	静脉（g）	适应证
氨苄西林-舒巴坦	每片375mg，体内释出		产酶金葡菌、流感杆菌、莫拉卡他菌、产酶肠杆菌科细菌、厌氧菌等感染
氨苄西林	220mg（双酯）	0.5	
舒巴坦	147mg	0.25	
阿莫西林-克拉维酸			同上
阿莫西林	250mg，500mg，875mg	1.0，0.5	
克拉维酸	125mg，125mg，125mg	0.2，0.1	
替卡西林-克拉维酸			产酶肠杆菌科细菌、绿脓杆菌及厌氧菌等感染
替卡西林		0.3	
克拉维酸		0.1，0.2	
哌拉西林-他唑巴坦			同上
哌拉西林		4.0	
他唑巴坦		0.5	
头孢哌酮-舒巴坦			同上
头孢哌酮		0.5	
舒巴坦		0.5	

注：凡复方制剂中含青霉素类者用前均须作皮肤试验

4. 氨基糖苷类

（1）抗菌作用：本类药物抗菌谱广，主要作用于各种需氧革兰阴性杆菌，包括肠杆菌科细菌、绿脓杆菌和某些非发酵菌，多数品种对葡萄球菌有良好作用，部分品种对结核杆菌有良好作用，但厌氧菌对之均耐药，细菌对不同品种间可有部分或完全交叉耐药。主要作用机制为抑制细菌合成蛋白质。本类药物为杀菌剂。

（2）主要品种与适应证：本类药物有链霉素、新霉素、卡那霉素、巴龙霉素、庆大霉素、核糖霉素、妥布霉素、阿米卡星、奈替米星、异帕米星、大观霉素等。链霉素是第1个应用于临床的氨基糖苷类药物，目前主要用于结核病初治病例或土拉菌病患者，与其他药物联合应用治疗布鲁菌病、鼠疫等，与青霉素联合应用治疗草绿色链球菌心内膜炎。卡那霉素与核糖霉素用于革兰阴性杆菌和葡萄球菌感染，对绿脓杆菌无活性。新霉素与巴龙霉素毒性大，一般不作为全身应用，但可口服用于某些肠道感染，巴龙霉素口服用于隐孢子虫腹泻有效，新霉素亦可局部外用。庆大霉素、妥布霉素、奈替米星对各种肠杆菌科细菌和绿脓杆菌严重感染，通常与哌拉西林等半合成青霉素类或头孢菌素类合用。庆大霉素与青霉素（或氨苄西林）联合对肠球菌有协同作用，治疗肠杆菌科细菌或绿脓杆菌中枢神经系统感染时需加用鞘内给药，现已为第3代头孢菌素所取代。阿米卡星对多数氨基糖苷类钝化酶稳定，故适用于对庆大霉素等氨基糖苷类耐药菌所致的感染；在某些医疗单位，细菌对庆大霉素等氨基糖苷类耐药率高时亦可作为一线药物使用。

（3）不良反应：本类药物均具不同程度的耳毒性（包括听神经与前庭神经损害）和肾毒性，偶可出现神经肌肉接头阻滞而引起呼吸停止，其他尚有ALT增高、嗜酸性粒细胞增多、中性粒细胞减少、发热、面部麻木、周围神经炎等。

（4）注意事项：

1）本类药物不宜作为门诊一线用药，亦不宜用于新生儿、孕妇。婴幼儿慎用。

2）用药期间定期检查尿常规、肾功能，注意观察听力和前庭功能改变，一般疗程不宜超过14日。

3）失水、低血压、50岁以上病人及肾功能减退的患者，尽量避免应用或慎用。肾功能减退者必须应用时，应根据肾功能调整用量。

4）用药期间应尽可能同时监测血药浓度，并据以调整用量。

5）避免与其他耳毒性、肾毒性药物、神经肌肉阻滞剂、吸入性麻醉剂等合用。本类药物应避免与半合成青霉素同瓶滴注，因后者可使本类药物的活性降低（阿米卡星受影响较小）。

5. 四环素类

（1）抗菌作用：抗菌谱广，多年来四环素曾是国内临床应用最普遍的抗生素，目前金黄色葡萄球菌和肠杆菌科细菌对本品已大多耐药。但本类药物对嗜血杆菌属、淋球菌、脑膜炎球菌、鼻疽假单胞菌、耶尔森菌属、胎儿弯曲菌、布鲁菌属、军团菌属、霍乱弧菌、立克次体属、衣原体属、支原体属和多种厌氧菌仍有良好作用。细菌对半合成四环素的耐药程度较天然四环素类为轻。其作用机制主要是抑制细菌合成蛋白质。

（2）主要品种：天然四环素类包括金霉素、土霉素、四环素和去甲金霉素四种，半合成四环素有多西环素、甲烯土霉素和米诺环素。目前临床上主要应用四环素、多西环素和米诺环素。替加环素为米诺环素的衍生物，目前正在进行临床试验。

（3）适应证：

1）作为首选药：本类药物可用于治疗各种衣原体感染、立克次体病、回归热、布鲁菌病（联合治疗）和霍乱。

2）作为选用药：本类药物可用于治疗支原体肺炎、兔热病、炭疽、鼠疫（联合治疗）。

3）此外，本类药物亦可用于敏感菌引起的淋球菌性尿道炎、胆道感染、尿路感染和金黄色葡萄球菌所致的皮肤、软组织感染。

（4）不良反应与注意事项：

1）口服本类药物可引起胃肠道反应。

2）本类药物有肝毒性，剂量过大或孕妇应用易引起，故肝功能不全者及孕妇不宜采用。

3）本类药物可加重尿毒症，肾功能损害者不宜使用，但多西环素仍可安全使用。

4）可引起牙齿黄染和影响骨骼发育，故孕妇、乳妇和7岁以下儿童均不宜采用。

5）米诺环素可引起眩晕、耳鸣等前庭功能紊乱症状。驾驶员及高空作业者不宜应用。

6）此外，本类药物可引起药疹、日光皮炎（去甲金霉素和多西环素较多见），偶见粒细胞减少、婴幼儿发生颅压增高、二重感染等。

7）避免与制酸剂及含钙、镁、铝等阳性离子的药物同服，因可与四环素类络合而影响其吸收。

6. 氯霉素类

(1) 抗菌作用：本类药物为广谱抑菌剂，对革兰阴性菌的作用较对革兰阳性菌强。氯霉素对流感杆菌、奈瑟菌属、伤寒沙门菌及多数肠杆菌科细菌作用良好；对各种厌氧菌包括脆弱类杆菌的作用良好；此外对螺旋体、支原体属、立克次体属、衣原体属等均具相当作用。甲砜霉素的抗菌谱、抗菌作用与氯霉素基本相似，但对多数肠杆菌科细菌和金黄色葡萄球菌的作用较差。本类药物抑制细菌合成蛋白质。

(2) 主要品种：本类药物主要为氯霉素与甲砜霉素，由于两者均具明显的骨髓抑制作用，故临床应用受限制。

(3) 适应证：

1) 细菌性脑膜炎和脑脓肿，尤其是由流感杆菌产酶株、肺炎链球菌、脑膜炎球菌所致者，以及青霉素过敏者有上述感染时。

2) 伤寒及其他沙门菌属感染。

3) 厌氧菌感染、立克次体病等。

4) 细菌性眼部感染。

(4) 不良反应：

1) 本类药物对骨髓有明显抑制作用，可引起贫血、白细胞及血小板减少，与剂量有关。此外偶有再生障碍性贫血，与剂量、疗程无关，多由口服引起。病死率可达50%，甲砜霉素很少引起再生障碍性贫血。

2) 灰婴综合征系血药浓度异常增高引起的循环衰竭，多见于早产儿、新生儿。

3) 视神经炎、中毒性精神病等，发生率低。

4) 其他如皮疹、各种过敏反应及消化道反应等。

(5) 注意事项：

1) 正确掌握适应证，一般感染不轻易选用本品。

2) 一般成人每日剂量不超过2g。

3) 早产儿、新生儿、妊娠后期及乳妇均不宜选用。

4) 疗程中应定期检查血常规及血小板。应用氯霉素时，肝功能损害者应避免应用或减量；肾功能损害时不必减量，应注意骨髓毒性。但应用甲砜霉素者，在肾功能损害时应调整剂量，肝功能损害时不必减量。

5) 氯霉素具抑制肝内药物代谢酶的作用，与苯妥英钠、甲苯磺丁脲、双香豆素等同用时，可使这些药物的血浓度增高。与环磷酰胺同用时，减弱后者的疗效。

7. 大环内酯类

(1) 抗菌作用：本类药物应用于临床者有14元环大环内酯类，如红霉素、克拉霉素等；15元环衍生物如阿奇霉素；16元环衍生物如麦迪霉素、乙酰螺旋霉素等。其抗菌谱和抗菌作用可以红霉素为代表，主要作用于需氧革兰阳性菌、革兰阴性球菌和厌氧球菌。对支原体属、衣原体属、军团菌属等也有良好作用。其余品种的抗菌谱、抗菌作用均与之基本相仿或略有强弱不同。新的大环内酯类尤其阿奇霉素、克拉霉素，对流感杆菌、卡他莫拉菌、淋球菌及支原体属、衣原体属等细胞内病原体的作用增强。本类药物主要抑制细菌蛋白质合成。

（2）主要品种与适应证：红霉素常作为青霉素过敏患者的替代用药而用于下列细菌感染：

1）化脓性链球菌、肺炎链球菌等所致的呼吸道感染。

2）链球菌引起的猩红热、疏松结缔组织炎。

3）白喉及带菌者。

4）炭疽、破伤风、气性坏疽、放线菌病。

5）梅毒、李斯特菌病等。

红霉素尚可用于：

1）肺炎支原体、肺炎衣原体、鹦鹉热衣原体、溶脲脲原体等所致的呼吸道、泌尿生殖系感染、回归热、Q热，局部可应用于沙眼衣原体结膜炎。

2）厌氧菌和需氧菌等引起的口腔感染。

3）葡萄球菌属等引起的疖、痈，棒状杆菌属引起的红癣。

4）空肠弯曲菌肠炎。

5）军团病、百日咳等。

红霉素是治疗军团病、弯曲菌肠炎的首选药物。其余14元环衍生物尚有交沙霉素、克拉霉素、罗红霉素、地红霉素等；16元环衍生物有麦迪霉素、螺旋霉素、乙酰螺旋霉素、柱晶白霉素、乙酰麦迪霉素等。其临床应用适应证与红霉素基本相同。上述品种除红霉素和柱晶白霉素同时有口服剂和静脉用针剂外，其余均为口服剂，故全身症状较重者仍宜采用红霉素静滴。最近已有阿奇霉素和克拉霉素注射剂上市。

（3）不良反应及注意事项：

1）口服制剂以胃肠道反应多见，尤以红霉素为显著，严重反应少见。

2）静脉给药常见引起血栓性静脉炎。

3）应用红霉素酯化物可致肝毒性和肝功能异常，偶可引起药疹与药物热。

4）与茶碱、卡马西平、华法林等合用时，后者的血浓度可增高而产生不良反应，必要时需调整剂量。

8. 林可霉素和克林霉素

(1) 抗菌作用：林可霉素与克林霉素的抗菌谱相同。

1) 两者对金黄色葡萄球菌、肺炎链球菌、溶血性链球菌等革兰阳性球菌具强大抗菌作用；但耐甲氧西林葡萄球菌、肠球菌属对之耐药，多数白喉杆菌、破伤风杆菌、产气荚膜杆菌等敏感。

2) 革兰阴性杆菌对之均耐药。细菌对林可霉素与克林霉素呈完全交叉耐药，克林霉素的抗菌作用较前者强4～8倍。

3) 各种厌氧菌包括脆弱类杆菌及多数放线菌属对本类药敏感。其作用机制是抑制细菌蛋白质的合成。

(2) 各种品种与适应证：两者的适应证基本相同，主要用于金黄色葡萄球菌等革兰阳性球菌感染和厌氧菌感染，因其在骨组织中浓度较高，故尤其适用于金黄色葡萄球菌引起的骨髓炎、化脓性关节炎。克林霉素口服吸收较完全，故采用口服制剂时以克林霉素为宜。

(3) 不良反应与注意事项：

1) 胃肠道反应，口服多见；偶可引起肠道菌群失调和艰难梭菌引起的假膜性肠炎。

2) 其他偶有皮疹、药物热、ALT增高、中性粒细胞增高等，林可霉素大剂量静脉快速给药可引起血压下降和心电图变化。

3) 原有肝病者慎用，新生儿与孕妇不宜选用。

9. 多肽类

(1) 万古霉素与去甲万古霉素：两者的抗菌谱、抗菌作用、适应证和不良反应基本相仿，对各种革兰阳性球菌与杆菌均具强大抗菌作用，尤其耐甲氧西林葡萄球菌和肠球菌属，对艰难梭菌有良好作用。

临床仅用于严重革兰阳性菌感染，如败血症、心内膜炎等；为耐甲氧西林葡萄球菌（金黄色葡萄球菌及表皮葡萄球菌）严重感染的首选药物；口服本品对艰难梭菌所致的假膜性肠炎亦有良好疗效。

本品特点：

1) 有一定耳毒性，可影响听力，大剂量、长疗程、老年或肾功能不全者易发生。

2) 本品亦有一定的肾毒性。

3) 偶可引起皮疹，面、颈、上身及上肢皮肤潮红（红人综合征），应减慢滴速；静脉给药易引起血栓性静脉炎。

4) 肾功能不全者、老年人、新生儿与早产儿不宜选用，必须应用时需严格调整剂量并监测血药浓度，血峰浓度不宜超过25mg/L。疗程一般不宜超过14日，用药期间需定期复查尿常规、肾功能和注意听力改变。

10. 利福霉素类　国内本类药物用于临床者有利福平、利福定、利福喷汀。利福定虽曾用于结核病的治疗，但因质量不稳定现已少用。利福平是本类药物中应用最广者，对结核杆菌有高度抗菌活性，对麻风杆菌、革兰阳性和阴性球菌均有强大作用，包括对产酶及耐甲氧西林葡萄球菌和粪肠球菌亦具有相当作用，肠杆菌科细菌对本品敏感性较差。细菌对利福霉素类各品种有明显交叉耐药性，单独应用本类药物时细菌极易产生耐药性，故通常与其他药物联合应用。利福定和利福喷汀的抗菌谱和抗菌作用基本相仿。

临床上以利福平的应用最广：

1）是治疗结核病联合用药的主要组成药物之一，对各型肺结核和肺外结核均有良好效果；利福喷汀的血半衰期长（30 小时），可每周用药 2 次。

2）本类药物也是麻风联合化学治疗中的主要药物。

3）利福平亦可用于治疗严重金黄色葡萄球菌感染，尤其对耐甲氧西林菌株所致感染作为联合用药之一。

4）利福平眼膏、眼药水对沙眼衣原体结膜炎有效。本品不宜局部用于细菌性皮肤感染。

本类药物毒性低，用药后可出现消化道反应，肝肿大、ALT 增高等肝毒性症状；大剂量间歇疗法偶可出现“流感样症候群”。服药期间应定期测定肝功能，服药期间患者尿、粪、痰、泪可呈红色，不影响治疗。

11. 合成抗菌药

（1）呋喃类：特点为：

1）抗菌谱广，对许多需氧革兰阳性及阴性菌均具抗菌作用，但对绿脓杆菌无活性。

2）口服后血药浓度低，组织渗透性差，不宜用于较重感染，呋喃妥因主要用于治疗细菌性下尿路感染，对上尿路感染疗效不佳；呋喃唑酮可用于细菌性痢疾和旅游者腹泻；呋喃西林供局部外用于伤口、创面、皮肤等感染。

3）对本类药物过敏者禁用，新生儿及肝、肾功能不全者禁用。

（2）孟德立胺：为乌洛托品与孟德立酸结合的盐，口服后在酸性尿中分解为甲醛而对各种革兰阴性杆菌起杀菌作用，临床上口服治疗革兰阴性杆菌所致的下尿路感染。用药时宜同服维生素 C 使尿酸化，偶有恶心、呕吐等胃肠反应。

（3）磺胺药及甲氧苄啶：磺胺药的抗菌谱广，对许多革兰阳性球菌、肠杆菌科细菌等具良好抗菌作用；但近年来细菌对磺胺药的耐药菌株明显增多，使其应用显著减少。甲氧苄啶对肠杆菌科细菌亦有良好作用，两者对绿脓杆菌均无效。磺胺药与甲氧苄啶联合后可对细菌的叶酸代谢产生双重阻断作用，而具协同作用。

目前临床常用有：

1）磺胺嘧啶、磺胺甲噁唑两者与甲氧苄啶的复方制剂，口服或静脉用两者的复方制剂治疗尿路感染、流行性脑膜炎（单用磺胺嘧啶），也用于治疗呼吸道感染、肠道感染、伤寒和其他沙门菌属感染、霍乱等。对奴卡菌病、肺孢子虫病也有良好疗效。

2）长效磺胺（磺胺林、磺胺多辛）与甲氧苄啶合用治疗间日疟及恶性疟。

3）局部用磺胺嘧啶银和醋酸磺胺米隆；预防和治疗烧伤创面继发感染；磺胺醋酰钠滴眼治疗结膜炎和沙眼；口服水杨酸偶氮磺吡啶治疗原发性溃疡性结肠炎。

磺胺药可引起皮疹、药物热等过敏反应及溶血性贫血、粒细胞减低、肝脏损害、肾脏损害、头痛、乏力、消化道反应等。甲氧苄啶可引起贫血、白细胞及中性粒细胞减低等，故用药时应注意：①妊娠期、乳妇及新生儿不宜应用。②肝、肾功能不全者禁用，老年人慎用。③长期大剂量口服时应多饮水，加服碳酸氢钠碱化尿液，疗程中定期复查血常规、尿常规。④与口服降糖药、巴比妥类同用可增加后两者的作用，与酸性药合用可增加肾毒性。

12. 喹诺酮类

（1）抗菌作用：最早应用的萘啶酸用于革兰阴性杆菌尿路感染，现已少用。吡哌酸对革兰阴性杆菌和绿脓杆菌有抗菌作用，可用于尿路感染和肠道感染。20 世纪 80 年代上市的氟喹诺酮类药物，其作用特点为：

1）抗菌谱广，对各种革兰阴性杆菌和绿脓杆菌具强大抗菌作用。

2）对金黄色葡萄球菌等革兰阳性菌也有良好作用。

3）有的品种（氧氟沙星、环丙沙星等）对结核杆菌和其他分枝杆菌、军团菌、淋球菌、衣原体属、支原体属也有一定作用。各种上市品种中以环丙沙星的作用最强，细菌对不同品种有相当程度的交叉耐药性。

（2）目前临床普遍采用的各种氟喹诺酮类有氧氟沙星、左氧氟沙星、环丙沙星、培氟沙星、洛美沙星、氟罗沙星、伊诺沙星和诺氟沙星等，前三者除口服剂外还有供静脉用注射剂。新近用于治疗的还有加替沙星、莫西沙星、吉米沙星等。

临床适应证基本相似：

1）泌尿生殖系感染：如单纯性、复杂性尿路感染、淋病、前列腺炎等。

2）呼吸道感染：尤其革兰阴性杆菌所致者。

3）细菌性痢疾、伤寒及沙门菌属感染。

4）骨、关节感染，皮肤软组织感染。本类药物主要用于革兰阴性杆菌所致者，对耐甲氧西林葡萄球菌作用差。此外，某些品种亦可用于沙眼衣原体和支原体等感染。

5）新近用于临床的左氧氟沙星，用量约为氧氟沙星的一半；洛美沙星和氟罗沙星的半衰期较长（分别为7小时及14小时），可每日给药1～2次。

（3）不良反应：本类药物的不良反应较轻，发生率为5%～10%（可达20%或以上）。常见者有胃肠道反应、头痛、头昏、失眠、皮疹及光感皮炎等；偶见ALT、血肌酐及尿素氮增高。少见的严重反应可有神志改变、癫痫样发作、视力减退、幻视、幻觉。大剂量可有结晶尿。幼龄动物可致软骨损害，但临床未发现。

（4）注意事项：

1）孕妇、乳妇及16岁以下儿童不宜选用。

2）有中枢神经疾患或癫痫史者不用。

3）避免与制酸剂等含钙、镁、铝离子的药物合用，以免影响其吸收。

4）许多品种与茶碱类、咖啡因、华法林等合用，可使上述药物的血浓度增高，引起不良反应，应注意观察。

13．甲硝唑及替硝唑　两者的抗菌作用相似，对各种革兰阴性、阳性厌氧菌及脆弱类杆菌均具良好作用，对溶组织阿米巴原虫亦具杀灭作用。临床上主要用于各种厌氧菌感染和肠道、肠外阿米巴病。本类药物对需氧菌无作用。有需氧菌混合感染时，应联合应用其他有效抗菌药。替硝唑的抗厌氧菌作用较强，血半衰期亦较长。

不良反应以胃肠道反应最为常见，大剂量应用时有头痛、眩晕，偶有肢体麻木、多发性神经炎或皮疹、白细胞减少等。

用药须注意：

（1）孕妇不宜应用，有中枢神经病变者不用。

（2）有肝脏病或肾功能减退者需适当调整剂量。

14．抗真菌药

（1）两性霉素B：对新型隐球菌、皮炎芽生菌、组织胞浆菌属、球孢子菌属、孢子丝菌属、念珠菌属等均具抗菌活性，部分曲菌属、皮肤和毛发癣菌多数耐药。本品主要与真菌细胞膜上的甾醇结合，损伤膜的通透性，致重要物质外漏而导致真菌死亡。本品主要用于深部真菌病的治疗。成人最高单次剂量不超过1mg/kg，开始静滴时用1～5mg（或每次0.02～0.1mg/kg），以后根据患者的耐受情况，每日或隔日增加5mg，至每次0.7mg/kg为一般治疗量。累积总量1.5～3.0g，疗程1～3个月，视病情及疾病种类而定。本品静滴时可发生寒战、高热、头痛、恶心等，在疗程中可出现蛋白尿、血尿、不同程度的肾功能损害、肝功能损害、贫血、低血钾、心律失常、皮疹等；鞘内注射可引起头痛、发热、颈项强直、下肢痛、尿潴留等。两性霉素 B 含脂质复合物的临床疗效与两性霉素 B 去氧胆酸盐相仿，但副反应较后者低。

注意事项：

1）定期随访血常规、尿常规、肝功能、肾功能、血钾、心电图等。

2）原有肾功能损害者应减量应用，严重肝病禁用。

3）静滴前可给予小量肾上腺皮质激素及解热镇痛药。鞘内给药首次 0.05～0.1mg，逐渐递增，最大量每次不超过 1mg。局部用药尚有气溶吸入、滴眼或外用等。

（2）氟胞嘧啶：对隐球菌属、念珠菌属和球拟酵母菌等有较高活性，对着色真菌、少数曲菌有一定作用。主要阻断敏感真菌核酸的合成。单用时真菌易对之产生耐药性，故常与两性霉素 B 联合用于敏感真菌所致深部真菌病的治疗。本品口服可发生恶心、呕吐、腹痛、腹泻、皮疹、白细胞或血小板减少、肝功能损害等不良反应，偶见头痛、幻觉、精神错乱等。

注意事项：

1）孕妇不宜应用。

2）避免与骨髓抑制药合用。

3）肾功能损害者减量，并进行血药浓度监测。

（3）吡咯类抗真菌药：

1）咪唑组：其中克霉唑、咪康唑和益康唑主要作为局部用药，酮康唑口服应用较多。

2）三唑组：常用者有氟康唑和伊曲康唑。本类药物有广谱抗真菌作用，对深部、浅部真菌病的致病菌均具抗菌活性。其作用为直接损伤真菌的细胞膜，使细胞内重要物质外漏致真菌死亡。克霉唑、益康唑、咪康唑主要用于局部用药，治疗皮肤癣菌或皮肤、黏膜念珠菌感染。酮康唑、伊曲康唑、氟康唑口服用于敏感真菌感染，后者尚可静脉给药。本类药物口服可引起恶心、呕吐、腹泻、皮疹、肝功能异常等。尤以酮康唑对肝功能的损伤最明显，可引起肝坏死，近年问世的还有伏立康唑。

（4）棘白菌素类：现已上市有卡泊芬净，具广谱抗菌活性，对曲霉念珠菌属等有良好作用，对隐球菌作用差。

附录一　常用抗菌药物的剂量与用法

常用抗菌药物的剂量与用法

抗菌药物	口服		肌注		静注或静滴	
	成人	儿童	成人	儿童	成人	儿童
青霉素（G）			80万～200万U分3～4次	2.5万～5万U/kg分3～4次	200万～1 000万U分2～4次	5万～20万U/kg分2～4次
普鲁卡因青霉素（G）			40万～160万U分1～2次	40万～80万U/kg分1～2次		
苄星青霉素（G）			60万～120万U每月1～2次	30万～60万U/kg每月1～2次		
青霉素（V）	1～2克分4次	25～50mg/kg分4次				
苯唑西林	2～6g分4～6次	50～100mg/kg分4～6次	4～6g分4次	50～100mg/kg分4次	4～12g分2～4次	50～200mg/kg分2～4次
氯唑西林	2～6g分4～6次	50～100mg/kg分4～6次	4～6g分4次	50～100mg/kg分4次	4～8g分2～4次	50～200mg/kg分2～4次
双氯西林	2～3g分4次	40～60mg/kg分4次				
氨苄西林	2～4g分4次	50～100mg/kg分4次	4～6g分4次	100～150mg/kg分2～4次	4～12g分2～4次	100～200mg/kg分2～4次
阿莫西林	1.5～4g分3～4次	40～80mg/kg分3～4次				
羧苄西林			4～8g分4次	100～200mg/kg分4次	10～30g分4次	200～600mg/kg分4次
替卡西林			4～6g分3～4次	50～150mg/kg分3～4次	12～24g分2～4次	200～400mg/kg分2～4次
哌拉西林			4～8g分4次	100～150mg/kg分4次	8～16g分4次	100～300mg/kg分4次
美洛西林			100mg/kg分4次	100mg/kg分4次	200～250mg/kg分4次	200～250mg/kg分4次

续表

抗菌药物	口服		肌注		静注或静滴	
	成人	儿童	成人	儿童	成人	儿童
美西林			1.6～2.4g 分4次	30～50mg/kg 分4次	1.6～2.4g 分4次	30～60mg/kg 分4次
头孢噻吩			2～6g 分4次	50～150mg/kg 分4次	4～8g 分4次	100～150mg/kg 分4次
头孢氨苄	1～2g 分4次	20～40mg/kg 分4次				
头孢羟氨苄	1～2g 分2次	20～40mg/kg 分2次				
头孢唑林			2～4g 分2～4次	40～80mg/kg 分2～4次	4g 分2～4次	50～100mg/kg 分2～4次
头孢拉定	1～2g 分3～4次	20～40mg/kg 分3～4次	2～4g 分3～4次	50～100mg/kg 分3～4次	4～6g 分2～4次	50～150mg/kg 分2～4次
头孢呋辛			2.25g 分3次	30～60mg/kg 分3～4次	3～6g 分2～4次	50～100mg/kg 分2～4次
头孢呋辛酯	0.5～1g 分2次	0.25～0.5mg/kg 分2次				
头孢克洛	1～2g 分4次	20～40mg/kg 分4次				
头孢丙烯	0.5～1g 分2次	15～30mg/kg 分2次				
头孢替安			1～2g 分2～4次	50～100mg/kg 分2次	4～6g 分2～4次	50～100mg/kg 分2～4次
头孢孟多			2～4g 分2～4次	100～150mg/kg 分2次	6～12g 分3～4次	100～150mg/kg 分3～4次
头孢噻肟			2～6g 分3～4次	50～100mg/kg 分3～4次	2～8g 分2～4次	50～150mg/kg 分2～4次
头孢唑肟			2～4g 分4次	40～150mg/kg 分4次	2～8g 分4次	40～150mg/kg 分4次
头孢曲松			0.5～2g 分1～2次	50～80mg/kg 分2次	1～4g 分2次	50～100mg/kg 分2次
头孢哌酮			2～4g 分2次	50～100mg/kg 分2～3次	3～9g 分3次	100～200mg/kg 分2～3次
头孢他定			1.5～3g 分3次	50～100mg/kg 分3次	2～6g 分2～3次	100～200mg/kg 分2～3次

续表

抗菌药物	口服		肌注		静注或静滴	
	成人	儿童	成人	儿童	成人	儿童
头孢克肟	0.4～1g 分2次	8mg/kg 分2次				
头孢布烯	0.4～0.8g 分1～2次	8mg/kg 分2次				
头孢地尼	0.3～0.6g 分3次					
头孢吡肟					2～4g 分2次	
头孢匹罗					2～4g 分2次	
头孢地秦			1～2g 分2次		2～4g 分2次	60mg/kg 分1～2次
头孢西丁			3g 分3～4次		3～8g 分3～4次	50～150mg/kg 分3～4次
头孢美唑			1～4g 分2次		3～8g 分2次	50～150mg/kg 分2～4次
亚胺培南			1～2g 分3～4次		2～3g 分2～4次	30～60mg/kg 分3次
美罗培南					1～4g 分2～3次	30～60mg/kg 分2～3次
帕尼培南					1～2g 分2～4次	30～40mg/kg 分2～4次
氨曲南			2～4g 分2～3次	40～80mg/kg 分3～4次	3～8g 分2～3次	60～150mg/kg 分3～4次
拉氧头孢					1～4g 分2～4次	40～80mg/kg 分2～4次
氟氧头孢					1～4g 分2～4次	60～80mg/kg 分3～4次
阿莫西林/克拉维酸	1.5～3g 分3～4次					
替卡西林/克拉维酸					9.3～9.6g 分3次	
氨苄西林/舒巴坦			1.5～6g 分2～3次	150mg/kg 分2～3次	6～12g 分2～3次	150mg/kg 分2～3次

续表

抗菌药物	口服		肌注		静注或静滴	
	成人	儿童	成人	儿童	成人	儿童
头孢哌酮/舒巴坦			2～3g 分2次	50～100mg/kg 分2次	4～6g 分2～3次	100mg/kg 分2～3次
哌拉西林/三唑巴坦					4.5g 每日3次	10mg/kg 每日3次
链霉素	2～4g 分4次	50～80mg/kg 分4次	0.75～1.5g 分1～2次	15～3mg/kg 分2次		
庆大霉素	240～640mg 分4次	5～10mg/kg 分4次	3～5mg/kg 分4次	3～5mg/kg 分4次	3～5mg/kg 分4次	3～5mg/kg 分4次
卡那霉素	2～4g 分4次	40～80mg/kg 分4次	1～1.5g 分2～3次	20mg/kg 分2次		
妥布霉素			3～5mg/kg 分3次	3～5mg/kg 分3次	3～5mg/kg 分3次	3～5mg/kg 分3次
阿米卡星			15mg/kg 分2～3次	15mg/kg 分2次	0.8～1.2g 分2次	15mg/kg 分2次
奈替米星			4～6mg/kg 分2～3次	4～6mg/kg 分2～3次	4～6mg/kg 分2～3次	4～6mg/kg 分2～3次
依替米星					200～300mg/kg 分2次	
异帕米星					400mg 分1～2次	
核糖霉素			1～2g 分2次	20～40mg/kg 分2次		
新霉素	1～4g 分4次	25～80mg/kg 分4次				
巴龙霉素	30～50mg 分4次	30～50mg/kg 分4次				
小诺霉素			120～240mg/kg 分4次		120～240mg/kg 分4次	
大观霉素			2g 单次			
四环素、土霉素	1～2g 分4次	20～50mg/kg 分4次				
甲烯土霉素	600mg 分2～4次	10mg/kg 分2次				

续表

抗菌药物	口服		肌注		静注或静滴	
	成人	儿童	成人	儿童	成人	儿童
多西环素	100～200mg 分1～2次	2～4mg/kg 分2次				
米诺环素	100～200mg 分1～2次	2～4mg/kg 分2次				
氯霉素	1.5～3g 分4次	25～50mg/kg 分4次	1.5～3g 分2～3次	25～50mg/kg 分2次	2～3g 分2次	25～50mg/kg 分2次
甲砜霉素	1.5～3g 分4次	25～50mg/kg 分4次				
红霉素	0.75～1.5g 分3～4次	20～40mg/kg 分3～4次			20～30mg/kg，分2次	20～30mg/kg，分2次
麦迪霉素	0.8～1.2g 分3～4次	20～30mg/kg 分3～4次				
螺旋霉素	2～3g 分2～4次	50mg/kg 分2～4次				
乙酰螺旋霉素	0.8～1.2g 分3～4次	20～30mg/kg 分3～4次				
交沙霉素	800～1200mg 分3～4次	30mg/kg 分3～4次				
乙酰麦迪霉素	0.6g 分3次	20～40mg/kg 分3～4次				
罗红霉素	300mg 分2次	5～10mg/kg 分2次				
克拉霉素	0.5～1g 分2次	15mg/kg 分2次				
阿奇霉素	（首剂）500mg 顿服 250mg 顿服（第2～5d）	10mg/kg，顿服 5mg/kg，顿服				
林可霉素	1.5～2g 分3～4次	30～60mg/kg 分3～4次	1.2～1.8g 分2～3次	15～30mg/kg 分2～3次	1.2～2.4g 分2～3次	15～30mg/kg 分2～3次
克林霉素	0.6～1.8g 分2～3次	10～30mg/kg 分3～4次	0.6～1.8g 分2～3次	20～30mg/kg 分2～3次	0.6～1.8g 分2～3次	20～30mg/kg 分2～3次
万古霉素	1～2g 分2～4次				1～2g 分2～4次	20～40mg/kg 分2～4次

续表

抗菌药物	口服		肌注		静注或静滴	
	成人	儿童	成人	儿童	成人	儿童
去甲万古霉素	1.6g 分2～4次				0.8～1.6g 分2～4次	16～32mg/kg 分2～4次
磷霉素	2～4g 分2～4次	50～100mg/kg 分2～3次			6～16g 分2～4次	200～300mg/kg 分2～4次
吡哌酸	1～2g 分2～4次					
诺氟沙星	600～800mg 分2～3次					
培氟沙星	400～800mg 分2次				400～800mg 分2次	
依诺沙星	400～800mg 分2次					
氧氟沙星	400～800mg 分2次					
环丙沙星	0.5～1.5g 分2～3次				200～400mg 分2次	
氟罗沙星	400mg 1次服					
洛美沙星	400～600mg 分1～2次					
左氧氟沙星	200～400mg 分2～3次				200～400mg 分2次	
托氟沙星	300～600mg 分2～3次					
司氟沙星	首剂400mg顿服 以后200mg，qd					
磺胺甲噁唑	2g，分2次	50～60mg/kg 分2次			2g，分2次	
磺胺嘧啶	首剂2g 以后2g分2次				首剂50mg/kg 以后100mg/kg 分2次	同成人量
磺胺甲氧吡嗪	0.5～1g 每2～3d 1次	10～20mg/kg 每2～3d 1次				
磺胺多辛	首日1g 以后0.5g qw或biw	15～20mg/kg qw或biw				

续表

抗菌药物	口服		肌注		静注或静滴	
	成人	儿童	成人	儿童	成人	儿童
复方磺胺甲噁唑	4片分2次	1/10片/kg分2次				4支，分2次
复方磺胺嘧啶	4片分2次	1/10片/kg分2次				
甲氧苄啶	200～400mg分2次	2～5mg/kg分2次				
呋喃妥因	200～400mg分4次	5～7mg/kg分4次				
呋喃唑酮	0.3～0.4g分3～4次	5～7mg/kg分3～4次				
甲硝唑	0.6～1.5g分3次	15～22.5mg/kg分3次			1.0～1.5g分2～3次	15～30mg/kg分2～3次
替硝唑	首剂2g，以后1～2g，分2次				800～1 600mg分2次	
利福平	450～900mg分1～2次	10～20mg/kg分1～2次				
利福喷汀	600mg/次 biw					
异烟肼	4～6mg/kg顿服或分2～3次	5～10mg/kg分2～3次			5～10mg/kg qd	同成人量
乙胺丁醇	15～20mg/kg顿服	10～15mg/kg顿服				
对氨水杨酸	150～200mg/kg，分3～4次	200mg/kg分3～4次				
吡嗪酰胺	20～35mg分3～4次	20～35mg/kg分3～4次				
乙硫异烟胺	0.5～0.75g分2～3次	10～15mg/kg分2～3次				
卷曲霉素			1g qd	15mg/kg qd		
环丝氨酸	0.75～1.0g顿服	15mg/kg顿服				
氨苯砜	100mg顿服					
氯法齐明	300mg每月1次或50～100mg，qd					

续表

抗菌药物	口服		肌注		静注或静滴	
	成人	儿童	成人	儿童	成人	儿童
两性霉素 B					0.1～0.7mg/kg，从 1～5mg 开始逐渐增大	同成人量
两性霉素 B 脂质复合物					5mg/kg，qd 滴速 2.5mg/(kg·h)	同成人量
两性霉素 B 脂质体					3～5mg/kg，qd 滴注 2h 以上	同成人量
两性霉素 B 胆固醇复合物					3～4mg/kg，qd 滴注 1mg/(kg·h)	同成人量
氟胞嘧啶	100～150mg/kg，分 3～4 次	100～150mg/kg，分 3～4 次				
酮康唑	200～400mg/kg 顿服或分 2 次	50～200mg/kg，分 2 次				
咪康唑	1.5～3g 分 3 次	125mg bid 或 qid			0.6～1.2g 分 3 次	
氟康唑	100～200mg 顿服				200～400mg 分 2 次	
伊曲康唑	200～400mg 分 2 次				第 1. 2 日 200mg bid，以后 200mg qd	
制霉菌素	200 万～400 万 U 分 3～4 次	5 万～10 万 U/kg，分 3～4 次				

附录二　传染病的潜伏期、隔离期与观察期

传染病的潜伏期、隔离期与观察期

	潜伏期		隔离期	接触者观察期及处理
	常见	最短-最长		
病毒性肝炎				
甲型	30日左右	15～45日	自发病之日起3周	密切接触者检疫45日，每周检查ALT 1次，以便早期发现，接触1周内注射丙种球蛋白
乙型	60～90日	30～180日	急性期最好隔离至HBsAg阴转。恢复期不阴转者按HBsAg携带者处理。HBsAg阳性患者，应调离接触食品或托幼工作。不能献血	对乙肝密切接触者应规范化接种乙肝疫苗，一般不需隔离
丙型	40日左右	15～180日	HCV RNA阳性患者，应调离接触食品或托幼工作。不能献血	接触者一般不须隔离
丁型	重叠感染 同时感染	3～4周 6～12周	同乙型肝炎	同乙型肝炎
戊型	40日左右	10～75日	同甲型肝炎	密切接触者应医学观察60日。注射丙种球蛋白无预防效果
流行性感冒	1～3日	数小时至4日	热退后2日解除隔离	大流行时，集体单位应进行检疫，出现发热等症状时应早期隔离
麻疹	8～12日	6～18日	隔离期自发病之日起至退疹时或出疹后5日	密切接触而未进行疫苗接种的儿童检疫21日，并注射丙种球蛋白。曾接受被动免疫者检疫28日
风疹	18日	14～21日	出疹后5日解除隔离	不检疫
水痘	14～16日	10～24日	隔离至水痘疱疹完全结痂为止，但不得少于发病后14日	医学观察3周，免疫力低者可应用丙种球蛋白

续表

	潜伏期		隔离期	接触者观察期及处理
	常见	最短-最长		
流行性腮腺炎	14～21日	8～30日	隔离至腮腺肿大完全消退，约3周左右	成人一般不检疫，但幼儿园、托儿所及部队中密切接触者应检疫3周
脊髓灰质炎	5～14日	3～35日	自发病之日起隔离40日，第1周为呼吸道及消化道隔离。第2周以后为消化道隔离	密切接触者应医学观察20日。观察期可用活疫苗快速免疫
艾滋病	15～60日	9日至10年以上	HIV感染者及艾滋病患者均应隔离至HIV或P24从血液中消失。禁止献血	密切接触者或性伴侣应医学观察2年
狂犬病	4～8周	5日至10年以上	病程中隔离治疗	被狂犬或狼咬伤者应进行医学观察，观察期间应注射免疫血清及狂犬病疫苗
传染性非典型肺炎	4～7日	2～21日	隔离期3～4周	接触者隔离3周
流行性乙型脑炎	10～14日	4～21日	隔离至体温正常	不检疫
肾综合征出血热	7～14日	4～46日	隔离期10日	不检疫
登革热	5～8日	3～19日	隔离至起病后7日	不检疫
病毒性肠炎	1～3日	1～10日	症状消失后解除隔离	不检疫
流行性斑疹伤寒	10～12日	5～23日	彻底灭虱后隔离至体温正常后12日	密切接触者灭虱后检疫观察15日
地方性斑疹伤寒	1～2周	4～18日	隔离至症状消失	不检疫
恙虫病	10～14日	4～20日	不需隔离	不检疫
霍乱	1～3日	数小时至6日	腹泻停止后2日，隔日送大便培养1次，连续3次阴性后解除隔离	密切接触者或疑似患者应检疫5日，并连续送粪培养3次，若阴性可解除隔离观察
伤寒 副伤寒甲、乙 副伤寒丙	8～14日 6～10日 1～3日	3～23日 2～15日	临床症状消失后5日起间歇送粪培养，3次阴性后解除隔离。无培养条件时，体温正常15日解除隔离	密切接触者医学观察：伤寒23日，副伤寒15日。饮食行业人员观察期间应送粪培养1次，阴性后方能工作
沙门菌食物中毒	2～24小时	数小时至3日	症状消失后连续2～3次粪便培养阴性后解除隔离	同食者医学观察1～2日

续表

	潜伏期		隔离期	接触者观察期及处理
	常见	最短-最长		
阿米巴痢疾	7～14日	4日～1年	症状消失后连续3次粪检未找到滋养体或包囊，可解除隔离	接触者不隔离，但从事饮食工作者发现本病时，其他人员应作粪检，发现溶组织阿米巴滋养体或包囊者，应调离饮食工作
猩红热	2～5日	1～12日	发病后6日	儿童接触者应作咽培养，可疑者隔离治疗
流行性脑脊髓膜炎	2～3日	1～7日	症状消失后3日，但不少于发病后1周	医学观察7日，密切接触的儿童可服磺胺或利福平预防
白喉	2～4日	1～7日	隔离至症状消失后连续2次鼻咽分泌物培养阴性	医学观察7日
百日咳	7～10日	2～20日	症状发生后30日或发病后40日解除隔离	医学观察21日，观察期间幼儿可用红霉素等预防
鼠疫				
腺鼠疫	2～4日	1～8日	腺鼠疫隔离至淋巴结肿大完全消退。肺鼠疫在临床症状消失后，痰连续培养6次阴性，方能解除隔离	密切接触者检疫9日
肺鼠疫	1～3日	数小时至3日		
炭疽	1～5日	12小时至12日	皮肤炭疽隔离至创口痊愈，痂皮脱落。其他类型患者症状消失后，分泌物或排泄物连续培养2次阴性方能取消隔离	密切接触者医学观察8日，肺炭疽患者接触者可应用抗生素预防
钩端螺旋体病	10日左右	2～28日	隔离至痊愈	密切接触者不检疫，但有疫水接触者医学观察2周，观察期间可注射青霉素作预防性治疗
布鲁菌病	2周	7日至1年以上	急性期临床症状消失后解除隔离	不检疫
疟疾				
间日疟	13～15日	2日～1年	病愈后疟原虫检查阴性解除隔离	不检疫
三日疟	21～30日	14～45日		
恶性疟	7～12日	7～15日		
卵形疟	13～15日			

续表

	潜伏期		隔离期	接触者观察期及处理
	常见	最短-最长		
内脏利什曼病	3～5个月	10日至9年	隔离至症状消失，原虫检查阴性	不检疫
丝虫病				
班氏丝虫病	约1年		不需隔离，但需防蚊、灭蚊	不检疫
马来丝虫病	约3个月		不需隔离，但需防蚊、灭蚊	不检疫

附录三　常用的消毒方法

消毒（disinfection）是指用化学、物理、生物的方法，杀灭或消除环境中的致病微生物，达到无害化。消毒是传染病防治工作中的重要环节，是切断传染病传播途径的有效措施之一，借以阻断和控制传染的发生。

一、消毒的种类

（一）疫源地消毒

是指对目前存在或曾经存在传染源的地区进行消毒。其目的是杀灭由传染源排到外界环境中的病原体。疫源地消毒又可分为：

1. 终末消毒　当患者出院、转移、痊愈或死亡后，对其原居住地进行的最后一次彻底的消毒。消毒范围除对病人所处环境、接触物品和排泄物消毒外，还包括病人治愈后出院前的一次自身消毒或病人死后的尸体消毒处理。

2. 随时消毒　指对传染源的排泄物、分泌物及其所污染的物品及时进行消毒。

（二）预防性消毒

是指未发现传染源，对可能受病原体污染的场所、物品和人体所进行的消毒措施。如饮水消毒、餐具消毒、手术室和医护人员手的消毒等。

二、消毒的方法

（一）消毒方法的分类

根据消毒杀灭微生物的种类的作用强弱，可将各种物理和化学消毒方法分为灭菌、高效、中效、低效四种消毒方法。具有不同消毒效果的化学消毒剂也分为高效、中效和低效消毒剂。

1. 灭菌法　可杀灭外界环境中的一切微生物。该类消毒方法有热力、电离辐射、微波等物理消毒法，应用高效消毒剂，如醛类（甲醛、戊二醛）、环氧乙烷、过氧化氢等的消毒方法。

2. 高效消毒法　可以杀灭一切致病性微生物。主要消毒方法有紫外线消毒法。应用臭氧、含氯消毒剂等进行消毒的方法。

3. 中效消毒法　可杀灭除细菌芽胞以外的各种微生物。主要消毒方法有超声波消毒法。应用中效消毒剂，如碘类消毒剂（包括碘伏、碘酊、洗必泰碘等）、磺类、醇类、酚类和某些含氯消毒剂的消毒。

4. 低效消毒法 只能消灭细菌繁殖体和亲脂病毒。此类物理消毒方法有通风换气、冲洗等。低效消毒剂有季铵盐类（如新洁尔灭）、胍类（如洗必泰）消毒剂等。

（二）常用消毒方法

1. 物理消毒法 包括机械、热、光、电、微波、辐射等。在医疗工作中常用有：

（1）热力灭菌法。包括：

1）煮沸消毒：该法简单易行，可杀死细菌繁殖体，但细菌芽胞耐热力较强，不易杀灭。本法可用于处理传染病人的剩余食物、污染的棉织品、食具及金属、玻璃等制品。煮沸10分钟即可，但对乙型肝炎病毒污染的物品，应延长至15～20分钟。

2）高压蒸气灭菌：效果较可靠，适用耐热和耐潮物品。通常压力为98kPa，温度为121～126℃，15～20分钟即能彻底杀灭细菌芽胞。

3）预真空型压力蒸气灭菌和脉动真空压力蒸气灭菌方法：这是新型灭菌法，先使灭菌器形成负压，再导入蒸气，能加强蒸气对消毒物品的穿透力，2分钟内能杀灭芽胞，物品亦能迅速干燥。

4）巴氏消毒法：方法有二，一种利用热水灭菌，一种利用蒸气进行消毒。温度一般为65～75℃，10～15分钟，但不能杀死芽胞。此外，尚有流动蒸气消毒、干热灭菌法、火烧等。

（2）辐射消毒法：在医院中也较常用，可分为：

1）非电离辐射：包括紫外线、红外线和微波。紫外线常用于室内空气消毒和一般物品的表面消毒，为低能量电磁波辐射，光波波长在250～265nm之间，杀菌作用最强，有广谱杀菌作用，但紫外线穿透力差，对真菌孢子效果最差，细菌芽胞次之，对乙型肝炎病毒无效。直接照射人体能发生皮肤红斑、紫外线眼炎和臭氧中毒等。红外线和微波主要依靠产热杀菌。

2）电离辐射：有γ射线和高能电子束两种。可在常温下对不耐热物品灭菌，又称“冷灭菌”，有广谱杀菌作用，剂量易控制，灭菌效果可靠，但设备昂贵，对人及物品有一定损害作用。国外多用于精密医疗器械、生物医学制品（人工器官、移植器官等）和一次性医用产品等的灭菌。

2. 化学消毒法

（1）常用的化学消毒剂：

1）含氯消毒剂：其常用有漂白粉、次氯酸钠、氯胺及二氯异氰尿酸钠等。

2）氧化消毒剂：如过氧乙酸、过氧化氢、臭氧、高锰酸钾等。

3）醛类消毒剂：常用的有甲醛和戊二醛。

4）杂环类气体消毒剂：主要有环氧乙烷、环氧丙烷等。

5）碘类消毒剂：常用有2.5％碘酊和0.5％碘伏。

6）醇类消毒剂：主要有75％乙醇及异丙醇。

7）其他消毒剂：有酚类，如石炭酸、来苏等；季铵盐类，为阳离子表面活性剂，如新洁尔灭、消毒净和洗必泰等。

（2）气体消毒剂的使用：

1）甲醛气体消毒和灭菌：甲醛是一种灭菌剂，对所有的微生物都有杀灭作用，包括细菌繁殖体、芽胞、真菌和病毒。甲醛气体灭菌效果可靠，使用方便，对消毒、灭菌物品无损害。可用于对湿、热敏感、易腐蚀的医疗用品的灭菌。使用甲醛消毒、灭菌，必须在甲醛消毒、灭菌箱中进行，将被消毒物品分开摊放或挂起，调节消毒箱内的温、湿度，使温度达54℃±2℃，相对湿度为70％～90％，消毒按100mg/L，灭菌按500mg/L计算甲醛用量，加热使其产生甲醛气体，密闭消毒箱，作用3小时以上，消毒完毕，可蒸发25％氨水去除甲醛气味。

2）环氧乙烷气体灭菌：环氧乙烷穿透力强，不损害消毒的物品，且具有杀菌力强、杀菌谱广等特点。故大多数不宜用一般方法消毒的物品均可用环氧乙烷消毒和灭菌。例如，电子仪器、光学仪器、医疗器械、书籍、文件、皮毛、棉、化纤、塑料制品、木制品、陶瓷及金属制品、橡胶制品、内镜、透析器和一次性使用的诊疗物品等。由于环氧乙烷易燃、易爆，且对人有毒，所以必须在密闭的环氧乙烷灭菌器内进行。

（3）液体化学消毒剂使用：

1）戊二醛：具有广谱、高效杀菌作用。对金属腐蚀性小，受有机物影响小。其灭菌浓度为2％以上。常用剂型有：2％碱性戊二醛，2％强化酸性戊二醛和2％中性戊二醛。适用于不耐热的医疗器械和精密仪器等消毒与灭菌。灭菌处理常用浸泡法（浸泡10小时以上）。消毒处理可采用浸泡法（一般细菌繁殖体消毒浸泡10分钟，肝炎病毒消毒浸泡30分钟）和擦拭法。

2）过氧乙酸：具有广谱、高效、低毒、对金属及织物有腐蚀性，受有机物影响大，稳定性差等特点。其浓度为16％～20％（W/V）。适用于耐腐蚀物品、环境及皮肤等的消毒与灭菌。常用消毒方法有：浸泡（0.1％～0.5％）、擦拭（0.1％～0.5％）、喷洒（0.2％～0.4％）等。由于过氧乙酸不稳定，应贮存于通风阴凉处，用前应测定有效含量，原液浓度低于12％时禁止使用。临用前根据有效成分含量用灭菌蒸馏水将过氧乙酸稀释成所需浓度使用。

3）过氧化氢：具有广谱、高效、速效、无毒、对金属及织物有腐蚀性，受有机物影响很大，纯品稳定性好，稀释液不稳定等特点。适用于丙烯酸树脂制成的外科埋植物，隐形眼镜、不耐热的塑料制品、餐具、服装、饮水等消毒和口腔含漱、外科伤口清洗。常用浓度为3％过氧化氢。

4）二氧化氯：具有广谱、高效、速效杀菌作用。对金属有腐蚀性，对织物有漂白作用，消毒效果受有机物影响很大，二氧化氯活化液和稀释液不稳定。适用于医疗卫生、食品加工、餐（茶）具、饮水及环境表面等消毒。消毒液需在使用前配置，先在二氧化氯稳定液中加活化剂，然后用灭菌蒸馏水将二氧化氯稀释成所需浓度。常用浸泡、擦拭、喷洒等方法进行消毒。消毒液的浓度根据消毒对象的不同选用100～1 000mg/L不等的浓度。

5）含氯消毒剂：具有广谱、速效、低毒或无毒、对金属有腐蚀性、对织物有漂白作用，受有机物影响很大，粉剂稳定而水剂不稳定等特点。常用的含氯消毒剂有：液氯：含氯量＞99.5％（V/V）；漂白粉：含有效氯25％（W/W）；漂白粉精：含有效氯80％（W/W）；三合二：含有效氯56％（W/W）；次氯酸钠：工业制备的含有效氯10％（W/W）；二氯异氰尿酸钠，含有效氯60％（W/W）；三氯异氰尿酸，含有效氯85％～90％（W/W）；氯化磷酸三钠：含有效氯26％（W/W）。适用于餐（茶）具、环境、水、疫源地等消毒。常用的消毒方法有浸泡、擦拭、喷洒与干粉消毒等方法。

6）乙醇：具有中效、速效、无毒、对皮肤黏膜有刺激性、对金属无腐蚀性，受有机物影响很大，易挥发、不稳定等特点。其含量为95％（V/V）。适用于皮肤、环境表面及医疗器械的消毒等。常用浸泡和擦拭等方法进行消毒。消毒用乙醇溶液浓度为75％。

7）碘伏：具有中效、速效、低毒、对皮肤黏膜无刺激并无黄染、对铜、铝、碳钢等二价金属有腐蚀性，受有机物影响很大，稳定性好等特点。适用于皮肤、黏膜等的消毒。常用浸泡、擦拭等方法进行消毒。根据消毒对象的不同选用含有效碘250～5 000mg/L不等的碘伏。

8）洗必泰（氯已定）：具有低效、速效、对皮肤黏膜无刺激性、对金属和织物无腐蚀性，受有机物影响很大，稳定性好等特点。适用于外科洗手消毒、手术部位皮肤消毒、黏膜消毒等。常用浸泡、擦拭和冲洗等方法进行消毒。根据消毒对象的不同选用500～5 000mg/L不等的洗必泰消毒剂。

三、消毒效果检查

消毒效果检查的方法有：

1. 物理测试法　是通过仪表来测试消毒时的温度、压力及强度等。

2. 化学指示剂测试法　其颜色变化能指示灭菌时所达到的温度。

3. 生物指示剂测试法　利用非致病菌芽胞作为指示菌以测定灭菌效果。

4. 自然菌采样测定法　用于表面消毒效果检查。

5. 无菌检查法　检查样品中的需氧菌、厌氧菌及真菌，除阳性对照外，其他各管不得有菌生长。

四、医院主要用品的灭菌和消毒

医院消毒是预防和控制医院内感染和医院内传染病传播的主要措施。应遵照卫生部颁发的《医院消毒技术规范》执行。现将医院消毒原则和常用医疗器具的消毒措施简述如下。

（一）医院用品的危险性分类

按照物品污染后造成危害的程度，将其分为如下三类：

1. 高度危险性物品　这类物品是穿过皮肤或黏膜而进入无菌的组织或器官内部的器材，或与破损的组织、皮肤黏膜密切接触的器材和用品，例如，手术器械和用品、穿刺针、输血器材、输液器材、注射的药物和液体、透析器、血液和血液制品、导尿管、膀胱镜、腹腔镜、脏器移植物和活体组织检查钳等。

2. 中度危险性物品　这类物品仅和皮肤黏膜相接触，而不进入无菌的组织内。例如，体温表、呼吸机管道、胃肠道内镜、气管镜、麻醉机管道、压舌板、喉镜、口罩、便器、餐具、牙具等。

3. 低度危险性物品　虽有微生物污染，但一般情况下无害。只有当受到一定量致病菌污染时才造成危害的物品。这类物品和器材仅直接或间接地和健康无损的皮肤黏膜相接触。例如，生活卫生用品和病人、医护人员生活和工作环境中的物品。例如：毛巾、面盆、痰盂（杯）、地面、墙面、桌面、床面、被褥、一般诊断用品（听诊器、听筒、血压计等）等。

（二）医院消毒中选择消毒、灭菌方法的原则

1. 根据物品污染后的危害程度选择消毒、灭菌方法

（1）凡是高度危险的物品，必须选用灭菌法（灭菌剂或灭菌器）灭菌。

（2）凡是中度危险性物品，一般情况下达到消毒即可，可选用中效消毒法或高效消毒法，如内镜、体温表等必须达到高效消毒，需采用高效消毒方法消毒。而另一些，如便器、卫生洁具等用中效消毒方法即可。

（3）凡是低度危险性物品，一般可用低效消毒方法，或只作一般的清洁处理即可，仅在特殊情况下，才作特殊的消毒要求。例如当传染病病原体污染时，必须针对污染微生物的种类选用有效的消毒方法。

2. 根据污染微生物的种类和数量选择消毒、灭菌方法和使用剂量

(1) 对受到致病性芽胞菌、真菌孢子和抵抗力强、危险程度大的病毒污染的物品，选用高效消毒法或灭菌法。

(2) 对受到致病性细菌和真菌、亲水病毒、螺旋体、支原体、衣原体污染的物体，选用中效以上的消毒法。

(3) 对受到一般细菌和亲脂病毒污染的物品，可选用中效或低效消毒法。

(4) 杀灭被有机物保护的微生物时，应加大消毒剂的使用剂量。

(5) 消毒物品上微生物污染特别严重时，应加大处理剂量和延长消毒时间。

3. 根据消毒物品的性质选择消毒方法　选择消毒方法时要考虑的，一是要保护消毒物品不受损坏，二是使消毒方法易于发挥作用。

(1) 耐高温、耐湿物品和器材，应首选压力蒸气灭菌或干热灭菌。

(2) 怕热、忌湿和贵重物品，应选择甲醛或环氧乙烷气体消毒、灭菌。

(3) 器械的浸泡灭菌，应选择对金属基本无腐蚀性的灭菌剂。

(4) 选择表面消毒方法，应考虑表面性质：光滑表面应选择紫外线消毒器近距离照射，或液体消毒剂擦拭。多孔材料表面可采用喷雾消毒法。

(三) 常用医疗器具的消毒

1. 手术器械和用品的消毒　所有手术器械和用品均应采取压力蒸气、快速和蒸气灭菌器、环氧乙烷气体和戊二醛等强而有效的消毒方法进行灭菌处理。手术器械和用品的灭菌首选压力蒸气灭菌措施，对于不耐热的手术器械和用品采用环氧乙烷气体和戊二醛浸泡灭菌。

2. 注射器材的灭菌　尽可能的采用一次性注射、输液器具。对非一次性使用的注射、输液器具均应进行严格的灭菌处理。注射器、输液器用后，首先，使用科室应将针筒、针头、输液胶管、头皮针管分别浸泡于可杀灭乙肝病毒的消毒液内，可选用1 000～2 000mg/L含氯消毒剂，1 000mg/L二氧化氯或0.5%过氧乙酸，30～60分钟，针筒、针头孔、胶管内不应有气体，然后进行清洗和压力蒸气灭菌。

3. 内镜的消毒与灭菌　根据内镜在人体使用部位的不同和对消毒方法耐受程度，分别采用消毒或灭菌方法。

(1) 腹腔镜、关节镜、脑室镜、膀胱镜等进入人体无菌部位或经外科切口进入人体的内镜，以及进入破损黏膜的内镜附件（如活检钳等），根据实用性能的要求，可分别采用压力蒸气、环氧乙烷气体和戊二醛浸泡灭菌。

(2) 喉镜、气管镜、支气管镜、胃镜、肠镜、乙状结肠镜、直肠镜等进入人体自然通道与管腔黏膜接触的内镜。在使用前根据内镜类型要求进行消毒或

灭菌处理。2%中性或碱性戊二醛，可用于各种纤维内镜（如：气管镜、支气管镜、胃镜、肠镜等）和喉镜的消毒及膀胱镜、腹腔镜、关节镜的灭菌。消毒需浸泡2分钟，灭菌需浸泡10小时。内镜在每天使用前与使用后需浸泡30分钟；每个病人使用后需浸泡20分钟（胃肠道镜、呼吸道镜）；结核、艾滋病、肝炎病人使用后需浸泡45分钟。

4. 一般诊疗用品的消毒 一般常规使用的诊疗用品，包括接触皮肤及浅表体腔、黏膜的器材，如压舌板、听诊器、体温表、血压计、扩阴器、开口器、舌钳、胃肠减压器、吸引器、引流瓶等。

（1）耐热、耐湿诊疗用品的消毒：可采用煮沸、干热和微波消毒。煮沸消毒时应在加热至沸腾后开始计算时间，一般煮沸20分钟，被肝炎或结核杆菌污染的诊疗用品煮沸30分钟，方可达到消毒目的。

（2）不耐热诊疗用品的消毒：可采用含氯消毒剂、含碘消毒剂、过氧化物类消毒剂、二氧化氯、双长链季铵盐消毒剂和戊二醛溶液浸泡或擦拭消毒，或采用甲醛、环氧乙烷气体消毒。

附录四　免疫预防接种

免疫预防接种

	性质	接种对象	初种剂量与方法	免疫期与复种	保存与有效期
麻疹活疫苗	活/自/病毒	主要为8个月以上的易感儿童	三角肌附着处皮下注射0.2ml，注射丙种球蛋白后，至少1~3个月才能注射	免疫期4～6年，7岁加强1次	2～10℃暗处保存，冻干疫苗有效期1年，液体疫苗2个月，开封后1小时内用完
水痘减毒活疫苗	活/自/病毒	1～2岁儿童和免疫功能低下的高危人群	上臂皮下注射0.5ml，可与其他儿童期疫苗同时使用，但须在不同部位。15岁以上间隔6～10周2次注射	免疫力随接种时间推移而降低	2～8℃保存，有效期2年
风疹减毒活疫苗	活/自/病毒	12个月至14岁及青春期少女、育龄期妇女，接种3个月内避免妊娠	三角肌处皮下注射0.5ml，可与其他儿童期疫苗同时使用，但须在不同部位	10～28天产生抗体，维持10～20年	2~8℃或0℃以下保存，有效期1.5年
腮腺炎减毒活疫苗	活/自/病毒	8月龄以上的易感者	三角肌处皮下注射0.5ml	免疫期10年	2~8℃或0℃以下保存，有效期1.5年
麻疹、腮腺炎、风疹减毒活疫苗	活/自/病毒	8月龄以上的易感儿童	三角肌处皮下注射0.5ml	免疫期11年，11～12岁可复种	2~8℃避光保存
脊髓灰质炎糖丸活疫苗	活/自/病毒	3个月至4岁	生后3个月始口服三联混合疫苗，间隔1个月，冬春季服苗，温开水送服	免疫期3～5年，4岁加强1次	－20℃保存，有效期2年，2～10℃保存5个月，20～22℃保存12日，30～32℃保存2日

续表

	性质	接种对象	初种剂量与方法	免疫期与复种	保存与有效期
甲型肝炎减毒活疫苗	活/自/病毒	1岁以上儿童/成人	上臂皮下注射，一次1.0ml，注射过丙种球蛋白者，需8周后注射	保护期4年以上	2～8℃暗处保存，有效期3个月，-20℃以下，有效期1年
甲型肝炎灭活疫苗	死/自/病毒	1岁以上儿童，成人	1～18岁0.5ml，19岁以上1.0ml，三角肌内注射	14天产生保护性抗体，维持1年，在6～12个月加强免疫，可保护20年	2～8℃保存，有效期3年，严禁冻结
乙型肝炎疫苗(重组酵母疫苗)	自/抗原	新生儿及易感者	全程免疫：5～10μg按生后0、1、6个月各肌内注射1次，新生儿首次应在生后12小时内注射，部位以三角肌为宜。HBsAg、HBeAg均阳性母亲的新生儿，生后12小时内和1个月龄各肌注HBIG 100 IU，生后2、3、6个月再注射乙肝疫苗10μg	全程免疫后抗体生成不佳者，可加大剂量或再加强免疫1次	2～8℃暗处保存，有效期2年，严禁冻结
甲型流感疫苗	活/自/病毒	主要为健康成人	疫苗按1∶5生理盐水稀释后，每侧鼻孔喷入25ml，稀释后4小时内用完	免疫期6～10个月	2～10℃暗处保存，冻干疫苗有效期1年，液体疫苗3个月
流行性乙型脑炎疫苗	死/自/病毒	6个月至10岁	皮下注射2次，间隔7～10日，6～12月龄每次0.25ml，1～6岁每次0.5ml。7～15岁每次1.0ml，16岁以上每次2.0ml	免疫期1年，以后每年加强注射	2～10℃暗处保存，冻干疫苗有效期1年，液体疫苗3个月
肾综合征出血热双价疫苗	死/自/病毒	流行区易感人群及其他高危人群	0，7，28天注射3次，每次1ml，高危人群6～12个月后，加强1针		4℃保存，有效期28个月

续表

	性质	接种对象	初种剂量与方法	免疫期与复种	保存与有效期
森林脑炎疫苗	死/自/病毒	流行区的人群及来自非流行区的人员	皮下注射2次，间隔7～10天，2～6岁、7～9岁、10～15岁、16岁以上，每次分别为0.5ml、1.0ml、1.5ml和2.0ml	免疫期1年，以后每年加强注射1次，剂量同初种	2～10℃暗处保存，有效期9个月，25℃以下有效期1个月
人用狂犬病疫苗（地鼠肾组织培养人用疫苗）	死/自/病毒	被狂犬或其他患狂犬病动物咬、抓伤及被患者唾液污染伤口者	于咬伤当日和3、7、14、30日各注射2ml，5岁以下1ml，2岁以下0.5ml，严重咬伤者可在注射疫苗前先注射抗狂犬病血清	免疫期3个月，全程免疫后3～6个月，再次被咬伤需加强注射2次，间隔1周，剂量同左，若超过6个月再被咬伤则需全程免疫	2～10℃暗处保存，有效期液体疫苗6个月，冻干疫苗1年
冻干黄热病疫苗	活/自/病毒	出国到黄热病流行区或从事黄热病研究人员	以无菌生理盐水5ml，溶解冻干疫苗，皮下注射1次0.5ml，水溶液保持低温，1小时内用完	免疫期10年	－20℃保存有效期1.5年，2～10℃有效期6个月
流行性斑疹伤寒疫苗	死/自/立克次体	流行地区的人群	皮下注射3次，每次间隔5～10日，14岁以下分别为0.3～0.4ml、0.6～0.8ml、0.6～0.8 ml，15岁以上分别为0.5、1.0、1.0ml	免疫期1年，以后每年加强免疫1次，剂量同第3次	2～10℃暗处保存，有效期1年，不得冻结
Q热疫苗	死/自/立克次体	畜牧、屠宰、制革、肉、乳加工及实验室、医院工作人员	皮下注射3次，每次间隔7日，剂量分别为0.25、0.5、1.0ml		2～10℃暗处保存
卡介苗	活/自/细菌	初生儿及结核菌素试验阴性的儿童	于出生后24～48h内皮内注射0.1ml	免疫期5～10年	2～10℃保存液体疫苗的有效期6个月，冻干疫苗有效期1年

续表

	性质	接种对象	初种剂量与方法	免疫期与复种	保存与有效期
霍乱菌苗	死/自/细菌	根据疫苗，重点为水陆口岸人员、环境卫生、饮食业、医务、防疫人员及水上居民点	皮下注射2次，间隔7～10日，6岁以下0.2ml，7～14岁0.3ml，15岁以上0.5ml，第2针分别为初次的倍量，应在流行前1个月完成	免疫期3～6个月，以后每年加强注射1次，剂量同第2针	2～10℃暗处保存，有效期3年
伤寒、副伤寒甲、乙三联菌苗	死/自/细菌	用于水陆口岸及沿线的人员及部队、环卫、饮食服务人员	皮下注射3次，间隔7～10日，1～6岁0.2、0.3、0.3ml，7～14岁0.3、0.5、0.5ml，15岁以上0.5、1.0、1.0ml	免疫期1年，以后每年加强注射1次，剂量同第3针	2～10℃暗处保存，有效期1年
霍乱、伤寒、副伤寒甲、乙四联菌苗	死/自/细菌	同上	同上	同上	同上
流脑A群多糖疫苗	死/自/细菌	15岁以下儿童及少年，流行区成人	皮下注射1次，25～50μg	免疫期0.5～1年	2～10℃保存，有效期1年
布鲁菌菌苗	活/自/细菌	畜牧、兽医、屠宰、皮毛加工、疫区防疫及有关实验人员	儿童：上臂外侧皮肤上滴1滴菌苗，其上皮肤划成“井”字痕，划痕长1cm，成人划2个“井”字，间距2～3cm，严禁注射	免疫期1年，需每年接种1次	2～10℃保存，有效期1年
鼠疫菌苗	活/自/细菌	重点用于流行区的人群，非流行区人群接种10天后才可进入疫区	皮下法：一次注射，15岁以上1ml，7～14岁0.5ml，6岁以下0.3ml；划痕法：(菌液浓度与上不同)15岁以上3滴，7～14岁2滴，6岁以下1滴，在每滴处各划一个“井”	同上	同上

续表

性质	接种对象	初种剂量与方法	免疫期与复种	保存与有效期	
			字，两滴之间隔 2～3cm，皮下法难以形成对空气感染的免疫		
炭疽菌苗	活/自/细菌	牧民、屠宰、兽医和皮毛加工人员	皮肤划痕法：滴 2 滴菌苗于上臂外侧，间距 3～4cm，于其上划“井”字，痕长 1～1.5cm，严禁注射	同上	2～10℃暗处保存，有效期 2 年，25℃以下有效期 1 年
钩端螺旋体菌苗（单价或多价）	死/自/螺旋体	流行区人群	三角肌处皮下注射 2 次，间隔 7～10 天，14～60 岁 0.5、1.0 ml，7～13 岁减半，1 年后加强 1 针，剂量同第 2 针	接种后 1 个月产生免疫，维持 1 年	2～8℃保存，有效期 1 年
吸附精制破伤风血清	自/类毒素	发生创伤机会较多的人群	全程免疫：第一年肌内注射 2 次，间隔 4～8 周，第二年 1 次，剂量均为 0.5ml	免疫期 5～10 年，每 10 年加强注射 1 次 0.5ml	25℃以下暗处保存，有效期 3.5 年，不可冻结
百白破混合制剂（百日咳菌苗、白喉、破伤风类毒素）	死/自/细菌和类毒素	3 个月至 7 岁	全程免疫：第一年肌内注射 2 次，间隔 4～8 周，第二年 1 次，剂量均为 0.5ml	免疫期同单价制品，全程免疫后不再用百白破混合制剂，加强免疫用白、破或百、白二联制剂	2～10℃保存，有效期 1.5 年
吸附精制白喉类毒素	自/类毒素	6～12 岁	皮下注射 2 次，每次 0.5ml，间隔 4～8 周	免疫期 3～5 年，翌年加强 1 次 0.5ml，以后每 3～5 年注射 1 次 0.5ml	25℃以下暗处保存，有效期 3.5 年，不可冻结
精制白喉抗毒素	被/抗毒素	白喉患者，密切接触又未受过白喉类毒素免疫者	治疗：依病情决定，3 万～10 万 U，肌内或静脉滴注；预防：皮下或肌内注射 1	免疫期 3 周	2～10℃保存，液体制品有效期 2～3 年，冻干制品 3～5 年

续表

	性质	接种对象	初种剂量与方法	免疫期与复种	保存与有效期
			次1 000～2 000U，亦可同时与白喉类毒素0.5ml分两处注射		
精制破伤风抗毒素	被/抗毒素	破伤风患者及创伤后有患破伤风危险的人	治疗：新生儿24小时内1次或分次肌注2万～10万U，余者不分年龄均为5万～20万U，肌内或静脉注射，以后视病情决定追加用量及间隔时间；预防：不分年龄均为1 500～3 000U/次，皮下或肌内注射，伤势严重者剂量加倍	免疫期3周	2～10℃暗处保存，液体制品有效期3～4年，冻干制品5年
多价精制气性坏疽抗毒素	被/抗毒素	受伤后有发生气性坏疽的可能者及气性坏疽患者	预防：皮下或肌内注射1次1万U；治疗：3万～5万U静脉注射，同时适量注射于伤口周围组织内，以后视病情而定	免疫期3周	同上
精制肉毒抗毒素	被/抗毒素	肉毒中毒或可疑有肉毒中毒者	治疗：1万～2万U肌内或静脉注射，以后视病情决定；预防：1 000～2 000U皮下或肌内注射1次	免疫期3周	同上
精制抗狂犬病血清	被/免疫血清	被患狂犬病的动物咬伤者	成人0.5～1.0ml/kg，儿童0.5～1.5ml/kg半量肌注，半量伤口局部注射，愈早应用愈好	免疫期3周	同上
乙型肝炎免疫球蛋白（HBIG）	被/免疫球蛋白	HBsAg阳性（尤其伴有HBeAg阳性）	新生儿生后12小时内和1个月龄各肌注1次，每次1ml	免疫期2个月	2～10℃有效期2年

续表

	性质	接种对象	初种剂量与方法	免疫期与复种	保存与有效期
		母亲所生新生儿，医源性或意外受HBsAg阳性血污染者	（100 IU）；医源性污染后，被污染者血清抗-HBs＜10mIU/ml或抗-HBs水平不详，应立即肌内注射HBIg200～400IU，并同时在不同部位注射乙肝疫苗20μg，按0、1、6程序注射3针		
人丙种球蛋白	被/球蛋白	丙种球蛋白缺乏患者，麻疹或甲型肝炎密切接触者	治疗：丙种球蛋白缺乏症，每次肌注0.5ml/kg；预防麻疹0.05～0.15ml/kg 1次肌注（不超过6ml）；预防甲型肝炎：儿童0.05～0.1ml/kg，1次肌注，成人为3ml	免疫期3周	同上

注：活：活疫（菌）苗；死：灭活疫（菌）苗；自：自动免疫；被：被动免疫

附：儿童计划免疫程序

起始免疫月（年）龄	疫　苗
出生	卡介苗
	乙肝疫苗
1月龄	乙肝疫苗
2月龄	脊髓灰质炎三价混合疫苗
3月龄	脊髓灰质炎三价混合疫苗、百白破混合制剂
4月龄	脊髓灰质炎三价混合疫苗、百白破混合制剂
5月龄	百白破混合制剂
6月龄	乙肝疫苗
8月龄	麻疹疫苗
1.5～2岁	百白破混合制剂
4岁	脊髓灰质炎三价混合疫苗
7岁	麻疹疫苗，吸附精制白喉、破伤风二联类毒素

附录五　中华人民共和国传染病防治法

第一章　总　　则

第一条　为了预防、控制和消除传染病的发生与流行，保障人体健康和公共卫生，制定本法。

第二条　国家对传染病防治实行预防为主的方针，防治结合、分类管理、依靠科学、依靠群众。

第三条　本法规定的传染病分为甲类、乙类和丙类。

甲类传染病是指：鼠疫、霍乱。

乙类传染病是指：传染性非典型肺炎、艾滋病、病毒性肝炎、脊髓灰质炎、人感染高致病性禽流感、麻疹、流行性出血热、狂犬病、流行性乙型脑炎、登革热、炭疽、细菌性和阿米巴性痢疾、肺结核、伤寒和副伤寒、流行性脑脊髓膜炎、百日咳、白喉、新生儿破伤风、猩红热、布鲁氏菌病、淋病、梅毒、钩端螺旋体病、血吸虫病、疟疾。

丙类传染病是指：流行性感冒、流行性腮腺炎、风疹、急性出血性结膜炎、麻风病、流行性和地方性斑疹伤寒、黑热病、包虫病、丝虫病，除霍乱、细菌性和阿米巴性痢疾、伤寒和副伤寒以外的感染性腹泻病。

上述规定以外的其他传染病，根据其暴发、流行情况和危害程度，需要列入乙类、丙类传染病的，由国务院卫生行政部门决定并予以公布。

第四条　对乙类传染病中传染性非典型肺炎、炭疽中的肺炭疽和人感染高致病性禽流感，采取本法所称甲类传染病的预防、控制措施。其他乙类传染病和突发原因不明的传染病需要采取本法所称甲类传染病的预防、控制措施的，由国务院卫生行政部门及时报经国务院批准后予以公布、实施。省、自治区、直辖市人民政府对本行政区域内常见、多发的其他地方性传染病，可以根据情况决定按照乙类或者丙类传染病管理并予以公布，报国务院卫生行政部门备案。

第五条　各级人民政府领导传染病防治工作。

县级以上人民政府制定传染病防治规划并组织实施，建立健全传染病防治的疾病预防控制、医疗救治和监督管理体系。

第六条　国务院卫生行政部门主管全国传染病防治及其监督管理工作。县级以上地方人民政府卫生行政部门负责本行政区域内的传染病防治及其监督管理工作。

县级以上人民政府其他部门在各自的职责范围内负责传染病防治工作。

军队的传染病防治工作，依照本法和国家有关规定办理，由中国人民解放军卫生主管部门实施监督管理。

第七条　各级疾病预防控制机构承担传染病监测、预测、流行病学调查、疫情报告以及其他预防、控制工作。

医疗机构承担与医疗救治有关的传染病防治工作和责任区域内的传染病预防工作。城市社区和农村基层医疗机构在疾病预防控制机构的指导下，承担城市社区、农村基层相应的传染病防治工作。

第八条　国家发展现代医学和中医药等传统医学，支持和鼓励开展传染病防治的科学研究，提高传染病防治的科学技术水平。

国家支持和鼓励开展传染病防治的国际合作。

第九条　国家支持和鼓励单位和个人参与传染病防治工作。各级人民政府应当完善有关制度，方便单位和个人参与防治传染病的宣传教育、疫情报告、志愿服务和捐赠活动。

居民委员会、村民委员会应当组织居民、村民参与社区、农村的传染病预防与控制活动。

第十条　国家开展预防传染病的健康教育。新闻媒体应当无偿开展传染病防治和公共卫生教育的公益宣传。

各级各类学校应当对学生进行健康知识和传染病预防知识的教育。

医学院校应当加强预防医学教育和科学研究，对在校学生以及其他与传染病防治相关人员进行预防医学教育和培训，为传染病防治工作提供技术支持。

疾病预防控制机构、医疗机构应当定期对其工作人员进行传染病防治知识、技能的培训。

第十一条　对在传染病防治工作中做出显著成绩和贡献的单位和个人，给予表彰和奖励。

对因参与传染病防治工作致病、致残、死亡的人员，按照有关规定给予补助、抚恤。

第十二条　在中华人民共和国领域内的一切单位和个人，必须接受疾病预防控制机构、医疗机构有关传染病的调查、检验、采集样本、隔离治疗等预防、控制措施，如实提供有关情况。疾病预防控制机构、医疗机构不得泄露涉及个人隐私的有关信息、资料。

卫生行政部门以及其他有关部门、疾病预防控制机构和医疗机构因违法实施行政管理或者预防、控制措施，侵犯单位和个人合法权益的，有关单位和个人可以依法申请行政复议或者提起诉讼。

第二章 传染病预防

第十三条 各级人民政府组织开展群众性卫生活动，进行预防传染病的健康教育，倡导文明健康的生活方式，提高公众对传染病的防治意识和应对能力，加强环境卫生建设，消除鼠害和蚊、蝇等病媒生物的危害。

各级人民政府农业、水利、林业行政部门按照职责分工负责指导和组织消除农田、湖区、河流、牧场、林区的鼠害与血吸虫危害，以及其他传播传染病的动物和病媒生物的危害。

铁路、交通、民用航空行政部门负责组织消除交通工具以及相关场所的鼠害和蚊、蝇等病媒生物的危害。

第十四条 地方各级人民政府应当有计划地建设和改造公共卫生设施，改善饮用水卫生条件，对污水、污物、粪便进行无害化处置。

第十五条 国家实行有计划的预防接种制度。国务院卫生行政部门和省、自治区、直辖市人民政府卫生行政部门，根据传染病预防、控制的需要，制定传染病预防接种规划并组织实施。用于预防接种的疫苗必须符合国家质量标准。

国家对儿童实行预防接种证制度。国家免疫规划项目的预防接种实行免费。医疗机构、疾病预防控制机构与儿童的监护人应当相互配合，保证儿童及时接受预防接种。具体办法由国务院制定。

第十六条 国家和社会应当关心、帮助传染病病人、病原携带者和疑似传染病病人，使其得到及时救治。任何单位和个人不得歧视传染病病人、病原携带者和疑似传染病病人。

传染病病人、病原携带者和疑似传染病病人，在治愈前或者在排除传染病嫌疑前，不得从事法律、行政法规和国务院卫生行政部门规定禁止从事的易使该传染病扩散的工作。

第十七条 国家建立传染病监测制度。

国务院卫生行政部门制定国家传染病监测规划和方案。省、自治区、直辖市人民政府卫生行政部门根据国家传染病监测规划和方案，制定本行政区域的传染病监测计划和工作方案。

各级疾病预防控制机构对传染病的发生、流行以及影响其发生、流行的因素，进行监测；对国外发生、国内尚未发生的传染病或者国内新发生的传染病，进行监测。

第十八条　各级疾病预防控制机构在传染病预防控制中履行下列职责：

（一）实施传染病预防控制规划、计划和方案；

（二）收集、分析和报告传染病监测信息，预测传染病的发生、流行趋势；

（三）开展对传染病疫情和突发公共卫生事件的流行病学调查、现场处理及其效果评价；

（四）开展传染病实验室检测、诊断、病原学鉴定；

（五）实施免疫规划，负责预防性生物制品的使用管理；

（六）开展健康教育、咨询，普及传染病防治知识；

（七）指导、培训下级疾病预防控制机构及其工作人员开展传染病监测工作；

（八）开展传染病防治应用性研究和卫生评价，提供技术咨询。

国家、省级疾病预防控制机构负责对传染病发生、流行以及分布进行监测，对重大传染病流行趋势进行预测，提出预防控制对策，参与并指导对暴发的疫情进行调查处理，开展传染病病原学鉴定，建立检测质量控制体系，开展应用性研究和卫生评价。

设区的市和县级疾病预防控制机构负责传染病预防控制规划、方案的落实，组织实施免疫、消毒、控制病媒生物的危害，普及传染病防治知识，负责本地区疫情和突发公共卫生事件监测、报告，开展流行病学调查和常见病原微生物检测。

第十九条　国家建立传染病预警制度。

国务院卫生行政部门和省、自治区、直辖市人民政府根据传染病发生、流行趋势的预测，及时发出传染病预警，根据情况予以公布。

第二十条　县级以上地方人民政府应当制定传染病预防、控制预案，报上一级人民政府备案。

传染病预防、控制预案应当包括以下主要内容：

（一）传染病预防控制指挥部的组成和相关部门的职责；

（二）传染病的监测、信息收集、分析、报告、通报制度；

（三）疾病预防控制机构、医疗机构在发生传染病疫情时的任务与职责；

（四）传染病暴发、流行情况的分级以及相应的应急工作方案；

（五）传染病预防、疫点疫区现场控制，应急设施、设备、救治药品和医疗器械以及其他物资和技术的储备与调用。

地方人民政府和疾病预防控制机构接到国务院卫生行政部门或者省、自治区、直辖市人民政府发出的传染病预警后，应当按照传染病预防、控制预案，采取相应的预防、控制措施。

第二十一条 医疗机构必须严格执行国务院卫生行政部门规定的管理制度、操作规范，防止传染病的医源性感染和医院感染。

医疗机构应当确定专门的部门或者人员，承担传染病疫情报告、本单位的传染病预防、控制以及责任区域内的传染病预防工作；承担医疗活动中与医院感染有关的危险因素监测、安全防护、消毒、隔离和医疗废物处置工作。

疾病预防控制机构应当指定专门人员负责对医疗机构内传染病预防工作进行指导、考核，开展流行病学调查。

第二十二条 疾病预防控制机构、医疗机构的实验室和从事病原微生物实验的单位，应当符合国家规定的条件和技术标准，建立严格的监督管理制度，对传染病病原体样本按照规定的措施实行严格监督管理，严防传染病病原体的实验室感染和病原微生物的扩散。

第二十三条 采供血机构、生物制品生产单位必须严格执行国家有关规定，保证血液、血液制品的质量。禁止非法采集血液或者组织他人出卖血液。

疾病预防控制机构、医疗机构使用血液和血液制品，必须遵守国家有关规定，防止因输入血液、使用血液制品引起经血液传播疾病的发生。

第二十四条 各级人民政府应当加强艾滋病的防治工作，采取预防、控制措施，防止艾滋病的传播。具体办法由国务院制定。

第二十五条 县级以上人民政府农业、林业行政部门以及其他有关部门，依据各自的职责负责与人畜共患传染病有关的动物传染病的防治管理工作。

与人畜共患传染病有关的野生动物、家畜家禽，经检疫合格后，方可出售、运输。

第二十六条 国家建立传染病菌种、毒种库。

对传染病菌种、毒种和传染病检测样本的采集、保藏、携带、运输和使用实行分类管理，建立健全严格的管理制度。

对可能导致甲类传染病传播的以及国务院卫生行政部门规定的菌种、毒种和传染病检测样本，确需采集、保藏、携带、运输和使用的，须经省级以上人民政府卫生行政部门批准。具体办法由国务院制定。

第二十七条 对被传染病病原体污染的污水、污物、场所和物品，有关单位和个人必须在疾病预防控制机构的指导下或者按照其提出的卫生要求，进行严格消毒处理；拒绝消毒处理的，由当地卫生行政部门或者疾病预防控制机构进行强制消毒处理。

第二十八条　在国家确认的自然疫源地计划兴建水利、交通、旅游、能源等大型建设项目的，应当事先由省级以上疾病预防控制机构对施工环境进行卫生调查。建设单位应当根据疾病预防控制机构的意见，采取必要的传染病预防、控制措施。施工期间，建设单位应当设专人负责工地上的卫生防疫工作。工程竣工后，疾病预防控制机构应当对可能发生的传染病进行监测。

第二十九条　用于传染病防治的消毒产品、饮用水供水单位供应的饮用水和涉及饮用水卫生安全的产品，应当符合国家卫生标准和卫生规范。

饮用水供水单位从事生产或者供应活动，应当依法取得卫生许可证。

生产用于传染病防治的消毒产品的单位和生产用于传染病防治的消毒产品，应当经省级以上人民政府卫生行政部门审批。具体办法由国务院制定。

第三章　疫情报告、通报和公布

第三十条　疾病预防控制机构、医疗机构和采供血机构及其执行职务的人员发现本法规定的传染病疫情或者发现其他传染病暴发、流行以及突发原因不明的传染病时，应当遵循疫情报告属地管理原则，按照国务院规定的或者国务院卫生行政部门规定的内容、程序、方式和时限报告。

军队医疗机构向社会公众提供医疗服务，发现前款规定的传染病疫情时，应当按照国务院卫生行政部门的规定报告。

第三十一条　任何单位和个人发现传染病病人或者疑似传染病病人时，应当及时向附近的疾病预防控制机构或者医疗机构报告。

第三十二条　港口、机场、铁路疾病预防控制机构以及国境卫生检疫机关发现甲类传染病病人、病原携带者、疑似传染病病人时，应当按照国家有关规定立即向国境口岸所在地的疾病预防控制机构或者所在地县级以上地方人民政府卫生行政部门报告并互相通报。

第三十三条　疾病预防控制机构应当主动收集、分析、调查、核实传染病疫情信息。接到甲类、乙类传染病疫情报告或者发现传染病暴发、流行时，应当立即报告当地卫生行政部门，由当地卫生行政部门立即报告当地人民政府，同时报告上级卫生行政部门和国务院卫生行政部门。

疾病预防控制机构应当设立或者指定专门的部门、人员负责传染病疫情信息管理工作，及时对疫情报告进行核实、分析。

第三十四条　县级以上地方人民政府卫生行政部门应当及时向本行政区域内的疾病预防控制机构和医疗机构通报传染病疫情以及监测、预警的相关信息。接到通报的疾病预防控制机构和医疗机构应当及时告知本单位的有关人员。

第三十五条 国务院卫生行政部门应当及时向国务院其他有关部门和各省、自治区、直辖市人民政府卫生行政部门通报全国传染病疫情以及监测、预警的相关信息。

毗邻的以及相关的地方人民政府卫生行政部门，应当及时互相通报本行政区域的传染病疫情以及监测、预警的相关信息。

县级以上人民政府有关部门发现传染病疫情时，应当及时向同级人民政府卫生行政部门通报。

中国人民解放军卫生主管部门发现传染病疫情时，应当向国务院卫生行政部门通报。

第三十六条 动物防疫机构和疾病预防控制机构，应当及时互相通报动物间和人间发生的人畜共患传染病疫情以及相关信息。

第三十七条 依照本法的规定负有传染病疫情报告职责的人民政府有关部门、疾病预防控制机构、医疗机构、采供血机构及其工作人员，不得隐瞒、谎报、缓报传染病疫情。

第三十八条 国家建立传染病疫情信息公布制度。

国务院卫生行政部门定期公布全国传染病疫情信息。省、自治区、直辖市人民政府卫生行政部门定期公布本行政区域的传染病疫情信息。

传染病暴发、流行时，国务院卫生行政部门负责向社会公布传染病疫情信息，并可以授权省、自治区、直辖市人民政府卫生行政部门向社会公布本行政区域的传染病疫情信息。公布传染病疫情信息应当及时、准确。

第四章 疫情控制

第三十九条 医疗机构发现甲类传染病时，应当及时采取下列措施：

（一）对病人、病原携带者，予以隔离治疗，隔离期限根据医学检查结果确定；

（二）对疑似病人，确诊前在指定场所单独隔离治疗；

（三）对医疗机构内的病人、病原携带者、疑似病人的密切接触者，在指定场所进行医学观察和采取其他必要的预防措施。

拒绝隔离治疗或者隔离期未满擅自脱离隔离治疗的，可以由公安机关协助医疗机构采取强制隔离治疗措施。

医疗机构发现乙类或者丙类传染病病人，应当根据病情采取必要的治疗和控制传播措施。

医疗机构对本单位内被传染病病原体污染的场所、物品以及医疗废物，必须依照法律、法规的规定实施消毒和无害化处置。

第四十条　疾病预防控制机构发现传染病疫情或者接到传染病疫情报告时，应当及时采取下列措施：

（一）对传染病疫情进行流行病学调查，根据调查情况提出划定疫点、疫区的建议，对被污染的场所进行卫生处理，对密切接触者，在指定场所进行医学观察和采取其他必要的预防措施，并向卫生行政部门提出疫情控制方案；

（二）传染病暴发、流行时，对疫点、疫区进行卫生处理，向卫生行政部门提出疫情控制方案，并按照卫生行政部门的要求采取措施；

（三）指导下级疾病预防控制机构实施传染病预防、控制措施，组织、指导有关单位对传染病疫情的处理。

第四十一条　对已经发生甲类传染病病例的场所或者该场所内的特定区域的人员，所在地的县级以上地方人民政府可以实施隔离措施，并同时向上一级人民政府报告；接到报告的上级人民政府应当即时作出是否批准的决定。上级人民政府作出不予批准决定的，实施隔离措施的人民政府应当立即解除隔离措施。

在隔离期间，实施隔离措施的人民政府应当对被隔离人员提供生活保障；被隔离人员有工作单位的，所在单位不得停止支付其隔离期间的工作报酬。

隔离措施的解除，由原决定机关决定并宣布。

第四十二条　传染病暴发、流行时，县级以上地方人民政府应当立即组织力量，按照预防、控制预案进行防治，切断传染病的传播途径，必要时，报经上一级人民政府决定，可以采取下列紧急措施并予以公告：

（一）限制或者停止集市、影剧院演出或者其他人群聚集的活动；

（二）停工、停业、停课；

（三）封闭或者封存被传染病病原体污染的公共饮用水源、食品以及相关物品；

（四）控制或者扑杀染疫野生动物、家畜家禽；

（五）封闭可能造成传染病扩散的场所。

上级人民政府接到下级人民政府关于采取前款所列紧急措施的报告时，应当即时作出决定。

紧急措施的解除，由原决定机关决定并宣布。

第四十三条　甲类、乙类传染病暴发、流行时，县级以上地方人民政府报经上一级人民政府决定，可以宣布本行政区域部分或者全部为疫区；国务院可以决定并宣布跨省、自治区、直辖市的疫区。县级以上地方人民政府可以在疫区内采取本法第四十二条规定的紧急措施，并可以对出入疫区的人员、物资和交通工具实施卫生检疫。

省、自治区、直辖市人民政府可以决定对本行政区域内的甲类传染病疫区实施封锁；但是，封锁大、中城市的疫区或者封锁跨省、自治区、直辖市的疫区，以及封锁疫区导致中断干线交通或者封锁国境的，由国务院决定。

疫区封锁的解除，由原决定机关决定并宣布。

第四十四条 发生甲类传染病时，为了防止该传染病通过交通工具及其乘运的人员、物资传播，可以实施交通卫生检疫。具体办法由国务院制定。

第四十五条 传染病暴发、流行时，根据传染病疫情控制的需要，国务院有权在全国范围或者跨省、自治区、直辖市范围内，县级以上地方人民政府有权在本行政区域内紧急调集人员或者调用储备物资，临时征用房屋、交通工具以及相关设施、设备。

紧急调集人员的，应当按照规定给予合理报酬。临时征用房屋、交通工具以及相关设施、设备的，应当依法给予补偿；能返还的，应当及时返还。

第四十六条 患甲类传染病、炭疽死亡的，应当将尸体立即进行卫生处理，就近火化。患其他传染病死亡的，必要时，应当将尸体进行卫生处理后火化或者按照规定深埋。

为了查找传染病病因，医疗机构在必要时可以按照国务院卫生行政部门的规定，对传染病病人尸体或者疑似传染病病人尸体进行解剖查验，并应当告知死者家属。

第四十七条 疫区中被传染病病原体污染或者可能被传染病病原体污染的物品，经消毒可以使用的，应当在当地疾病预防控制机构的指导下，进行消毒处理后，方可使用、出售和运输。

第四十八条 发生传染病疫情时，疾病预防控制机构和省级以上人民政府卫生行政部门指派的其他与传染病有关的专业技术机构，可以进入传染病疫点、疫区进行调查、采集样本、技术分析和检验。

第四十九条 传染病暴发、流行时，药品和医疗器械生产、供应单位应当及时生产、供应防治传染病的药品和医疗器械。铁路、交通、民用航空经营单位必须优先运送处理传染病疫情的人员以及防治传染病的药品和医疗器械。县级以上人民政府有关部门应当做好组织协调工作。

第五章 医疗救治

第五十条 县级以上人民政府应当加强和完善传染病医疗救治服务网络的

建设，指定具备传染病救治条件和能力的医疗机构承担传染病救治任务，或者根据传染病救治需要设置传染病医院。

第五十一条　医疗机构的基本标准、建筑设计和服务流程，应当符合预防传染病医院感染的要求。

医疗机构应当按照规定对使用的医疗器械进行消毒；对按照规定一次使用的医疗器具，应当在使用后予以销毁。

医疗机构应当按照国务院卫生行政部门规定的传染病诊断标准和治疗要求，采取相应措施，提高传染病医疗救治能力。

第五十二条　医疗机构应当对传染病病人或者疑似传染病病人提供医疗救护、现场救援和接诊治疗，书写病历记录以及其他有关资料，并妥善保管。

医疗机构应当实行传染病预检、分诊制度；对传染病病人、疑似传染病病人，应当引导至相对隔离的分诊点进行初诊。医疗机构不具备相应救治能力的，应当将患者及其病历记录复印件一并转至具备相应救治能力的医疗机构。具体办法由国务院卫生行政部门规定。

第六章　监 督 管 理

第五十三条　县级以上人民政府卫生行政部门对传染病防治工作履行下列监督检查职责：

（一）对下级人民政府卫生行政部门履行本法规定的传染病防治职责进行监督检查；

（二）对疾病预防控制机构、医疗机构的传染病防治工作进行监督检查；

（三）对采供血机构的采供血活动进行监督检查；

（四）对用于传染病防治的消毒产品及其生产单位进行监督检查，并对饮用水供水单位从事生产或者供应活动以及涉及饮用水卫生安全的产品进行监督检查；

（五）对传染病菌种、毒种和传染病检测样本的采集、保藏、携带、运输、使用进行监督检查；

（六）对公共场所和有关单位的卫生条件和传染病预防、控制措施进行监督检查。

省级以上人民政府卫生行政部门负责组织对传染病防治重大事项的处理。

第五十四条　县级以上人民政府卫生行政部门在履行监督检查职责时，有权进入被检查单位和传染病疫情发生现场调查取证，查阅或者复制有关的资料和采集样本。被检查单位应当予以配合，不得拒绝、阻挠。

第五十五条 县级以上地方人民政府卫生行政部门在履行监督检查职责时，发现被传染病病原体污染的公共饮用水源、食品以及相关物品，如不及时采取控制措施可能导致传染病传播、流行的，可以采取封闭公共饮用水源、封存食品以及相关物品或者暂停销售的临时控制措施，并予以检验或者进行消毒。经检验，属于被污染的食品，应当予以销毁；对未被污染的食品或者经消毒后可以使用的物品，应当解除控制措施。

第五十六条 卫生行政部门工作人员依法执行职务时，应当不少于两人，并出示执法证件，填写卫生执法文书。

卫生执法文书经核对无误后，应当由卫生执法人员和当事人签名。当事人拒绝签名的，卫生执法人员应当注明情况。

第五十七条 卫生行政部门应当依法建立健全内部监督制度，对其工作人员依据法定职权和程序履行职责的情况进行监督。

上级卫生行政部门发现下级卫生行政部门不及时处理职责范围内的事项或者不履行职责的，应当责令纠正或者直接予以处理。

第五十八条 卫生行政部门及其工作人员履行职责，应当自觉接受社会和公民的监督。单位和个人有权向上级人民政府及其卫生行政部门举报违反本法的行为。接到举报的有关人民政府或者其卫生行政部门，应当及时调查处理。

第七章 保障措施

第五十九条 国家将传染病防治工作纳入国民经济和社会发展计划，县级以上地方人民政府将传染病防治工作纳入本行政区域的国民经济和社会发展计划。

第六十条 县级以上地方人民政府按照本级政府职责负责本行政区域内传染病预防、控制、监督工作的日常经费。

国务院卫生行政部门会同国务院有关部门，根据传染病流行趋势，确定全国传染病预防、控制、救治、监测、预测、预警、监督检查等项目。中央财政对困难地区实施重大传染病防治项目给予补助。

省、自治区、直辖市人民政府根据本行政区域内传染病流行趋势，在国务院卫生行政部门确定的项目范围内，确定传染病预防、控制、监督等项目，并保障项目的实施经费。

第六十一条 国家加强基层传染病防治体系建设，扶持贫困地区和少数民族地区的传染病防治工作。

地方各级人民政府应当保障城市社区、农村基层传染病预防工作的经费。

第六十二条　国家对患有特定传染病的困难人群实行医疗救助，减免医疗费用。具体办法由国务院卫生行政部门会同国务院财政部门等部门制定。

第六十三条　县级以上人民政府负责储备防治传染病的药品、医疗器械和其他物资，以备调用。

第六十四条　对从事传染病预防、医疗、科研、教学、现场处理疫情的人员，以及在生产、工作中接触传染病病原体的其他人员，有关单位应当按照国家规定，采取有效的卫生防护措施和医疗保健措施，并给予适当的津贴。

第八章　法 律 责 任

第六十五条　地方各级人民政府未依照本法的规定履行报告职责，或者隐瞒、谎报、缓报传染病疫情，或者在传染病暴发、流行时，未及时组织救治、采取控制措施的，由上级人民政府责令改正，通报批评；造成传染病传播、流行或者其他严重后果的，对负有责任的主管人员，依法给予行政处分；构成犯罪的，依法追究刑事责任。

第六十六条　县级以上人民政府卫生行政部门违反本法规定，有下列情形之一的，由本级人民政府、上级人民政府卫生行政部门责令改正，通报批评；造成传染病传播、流行或者其他严重后果的，对负有责任的主管人员和其他直接责任人员，依法给予行政处分；构成犯罪的，依法追究刑事责任：

（一）未依法履行传染病疫情通报、报告或者公布职责，或者隐瞒、谎报、缓报传染病疫情的；

（二）发生或者可能发生传染病传播时未及时采取预防、控制措施的；

（三）未依法履行监督检查职责，或者发现违法行为不及时查处的；

（四）未及时调查、处理单位和个人对下级卫生行政部门不履行传染病防治职责的举报的；

（五）违反本法的其他失职、渎职行为。

第六十七条　县级以上人民政府有关部门未依照本法的规定履行传染病防治和保障职责的，由本级人民政府或者上级人民政府有关部门责令改正，通报批评；造成传染病传播、流行或者其他严重后果的，对负有责任的主管人员和其他直接责任人员，依法给予行政处分；构成犯罪的，依法追究刑事责任。

第六十八条　疾病预防控制机构违反本法规定，有下列情形之一的，由县级以上人民政府卫生行政部门责令限期改正，通报批评，给予警告；对负有责任的主管人员和其他直接责任人员，依法给予降级、撤职、开除的处分，并可以依法吊销有关责任人员的执业证书；构成犯罪的，依法追究刑事责任：

（一）未依法履行传染病监测职责的；

（二）未依法履行传染病疫情报告、通报职责，或者隐瞒、谎报、缓报传染病疫情的；

（三）未主动收集传染病疫情信息，或者对传染病疫情信息和疫情报告未及时进行分析、调查、核实的；

（四）发现传染病疫情时，未依据职责及时采取本法规定的措施的；

（五）故意泄露传染病病人、病原携带者、疑似传染病病人、密切接触者涉及个人隐私的有关信息、资料的。

第六十九条 医疗机构违反本法规定，有下列情形之一的，由县级以上人民政府卫生行政部门责令改正，通报批评，给予警告；造成传染病传播、流行或者其他严重后果的，对负有责任的主管人员和其他直接责任人员，依法给予降级、撤职、开除的处分，并可以依法吊销有关责任人员的执业证书；构成犯罪的，依法追究刑事责任：

（一）未按照规定承担本单位的传染病预防、控制工作、医院感染控制任务和责任区域内的传染病预防工作的；

（二）未按照规定报告传染病疫情，或者隐瞒、谎报、缓报传染病疫情的；

（三）发现传染病疫情时，未按照规定对传染病病人、疑似传染病病人提供医疗救护、现场救援、接诊、转诊的，或者拒绝接受转诊的；

（四）未按照规定对本单位内被传染病病原体污染的场所、物品以及医疗废物实施消毒或者无害化处置的；

（五）未按照规定对医疗器械进行消毒，或者对按照规定一次使用的医疗器具未予销毁，再次使用的；

（六）在医疗救治过程中未按照规定保管医学记录资料的；

（七）故意泄露传染病病人、病原携带者、疑似传染病病人、密切接触者涉及个人隐私的有关信息、资料的。

第七十条 采供血机构未按照规定报告传染病疫情，或者隐瞒、谎报、缓报传染病疫情，或者未执行国家有关规定，导致因输入血液引起经血液传播疾病发生的，由县级以上人民政府卫生行政部门责令改正，通报批评，给予警告；造成传染病传播、流行或者其他严重后果的，对负有责任的主管人员和其他直接责任人员，依法给予降级、撤职、开除的处分，并可以依法吊销采供血机构的执业许可证；构成犯罪的，依法追究刑事责任。

非法采集血液或者组织他人出卖血液的，由县级以上人民政府卫生行政部门予以取缔，没收违法所得，可以并处十万元以下的罚款；构成犯罪的，依法追究刑事责任。

第七十一条　国境卫生检疫机关、动物防疫机构未依法履行传染病疫情通报职责的，由有关部门在各自职责范围内责令改正，通报批评；造成传染病传播、流行或者其他严重后果的，对负有责任的主管人员和其他直接责任人员，依法给予降级、撤职、开除的处分；构成犯罪的，依法追究刑事责任。

第七十二条　铁路、交通、民用航空经营单位未依照本法的规定优先运送处理传染病疫情的人员以及防治传染病的药品和医疗器械的，由有关部门责令限期改正，给予警告；造成严重后果的，对负有责任的主管人员和其他直接责任人员，依法给予降级、撤职、开除的处分。

第七十三条　违反本法规定，有下列情形之一，导致或者可能导致传染病传播、流行的，由县级以上人民政府卫生行政部门责令限期改正，没收违法所得，可以并处五万元以下的罚款；已取得许可证的，原发证部门可以依法暂扣或者吊销许可证；构成犯罪的，依法追究刑事责任：

（一）饮用水供水单位供应的饮用水不符合国家卫生标准和卫生规范的；

（二）涉及饮用水卫生安全的产品不符合国家卫生标准和卫生规范的；

（三）用于传染病防治的消毒产品不符合国家卫生标准和卫生规范的；

（四）出售、运输疫区中被传染病病原体污染或者可能被传染病病原体污染的物品，未进行消毒处理的；

（五）生物制品生产单位生产的血液制品不符合国家质量标准的。

第七十四条　违反本法规定，有下列情形之一的，由县级以上地方人民政府卫生行政部门责令改正，通报批评，给予警告，已取得许可证的，可以依法暂扣或者吊销许可证；造成传染病传播、流行以及其他严重后果的，对负有责任的主管人员和其他直接责任人员，依法给予降级、撤职、开除的处分，并可以依法吊销有关责任人员的执业证书；构成犯罪的，依法追究刑事责任：

（一）疾病预防控制机构、医疗机构和从事病原微生物实验的单位，不符合国家规定的条件和技术标准，对传染病病原体样本未按照规定进行严格管理，造成实验室感染和病原微生物扩散的；

（二）违反国家有关规定，采集、保藏、携带、运输和使用传染病菌种、毒种和传染病检测样本的；

（三）疾病预防控制机构、医疗机构未执行国家有关规定，导致因输入血液、使用血液制品引起经血液传播疾病发生的。

第七十五条　未经检疫出售、运输与人畜共患传染病有关的野生动物、家畜家禽的，由县级以上地方人民政府畜牧兽医行政部门责令停止违法行为，并依法给予行政处罚。

第七十六条　在国家确认的自然疫源地兴建水利、交通、旅游、能源等大型建设项目，未经卫生调查进行施工的，或者未按照疾病预防控制机构的意见采取必要的传染病预防、控制措施的，由县级以上人民政府卫生行政部门责令限期改正，给予警告，处五千元以上三万元以下的罚款；逾期不改正的，处三万元以上十万元以下的罚款，并可以提请有关人民政府依据职责权限，责令停建、关闭。

第七十七条 单位和个人违反本法规定，导致传染病传播、流行，给他人人身、财产造成损害的，应当依法承担民事责任。

第九章 附 则

第七十八条 本法中下列用语的含义：

（一）传染病病人、疑似传染病病人：指根据国务院卫生行政部门发布的《中华人民共和国传染病防治法规定管理的传染病诊断标准》，符合传染病病人和疑似传染病病人诊断标准的人。

（二）病原携带者：指感染病原体无临床症状但能排出病原体的人。

（三）流行病学调查：指对人群中疾病或者健康状况的分布及其决定因素进行调查研究，提出疾病预防控制措施及保健对策。

（四）疫点：指病原体从传染源向周围播散的范围较小或者单个疫源地。

（五）疫区：指传染病在人群中暴发、流行，其病原体向周围播散时所能波及的地区。

（六）人畜共患传染病：指人与脊椎动物共同罹患的传染病，如鼠疫、狂犬病、血吸虫病等。

（七）自然疫源地：指某些可引起人类传染病的病原体在自然界的野生动物中长期存在和循环的地区。

（八）病媒生物：指能够将病原体从人或者其他动物传播给人的生物，如蚊、蝇、蚤类等。

（九）医源性感染：指在医学服务中，因病原体传播引起的感染。

（十）医院感染：指住院病人在医院内获得的感染，包括在住院期间发生的感染和在医院内获得出院后发生的感染，但不包括入院前已开始或者入院时已处于潜伏期的感染。医院工作人员在医院内获得的感染也属医院感染。

（十一）实验室感染：指从事实验室工作时，因接触病原体所致的感染。

（十二）菌种、毒种：指可能引起本法规定的传染病发生的细菌菌种、病毒毒种。

（十三）消毒：指用化学、物理、生物的方法杀灭或者消除环境中的病原微生物。

（十四）疾病预防控制机构：指从事疾病预防控制活动的疾病预防控制中心以及与上述机构业务活动相同的单位。

（十五）医疗机构：指按照《医疗机构管理条例》取得医疗机构执业许可证，从事疾病诊断、治疗活动的机构。

第七十九条　传染病防治中有关食品、药品、血液、水、医疗废物和病原微生物的管理以及动物防疫和国境卫生检疫，本法未规定的，分别适用其他有关法律、行政法规的规定。

第八十条　本法自2004年12月1日起施行。

68枚